Ronald A. Ruden

Wenn Vergangenes nicht vergeht

dgvt Verlag

Ronald A. Ruden

Wenn Vergangenes nicht vergeht

Seelische Traumatisierung

Ursachen und Behandlung

Deutsche Herausgabe von

Servatia Geßner-van Kersbergen

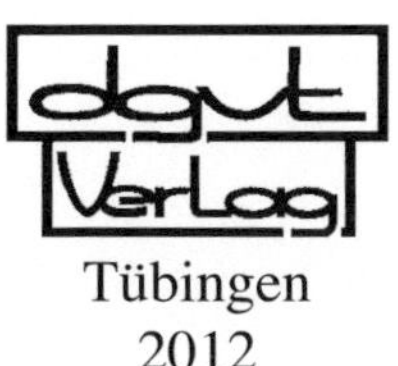

Tübingen
2012

Aus dem Amerikanischen übersetzt von Dr. Immo Fiebrig, München

Die Originalausgabe erschien unter dem Titel:
When the past is always present: emotional traumatization, causes, and cures

Meiner Frau Jax und meiner Tochter Jamie gewidmet,
ihre Liebe bildet das Fundament meines Lebens.

Bibliografische Information der Deutschen Nationalbibliothek
Die Deutsche Nationalbibliothek verzeichnet diese Publikation in der Deutschen Nationalbibliografie; detaillierte bibliografische Daten sind im Internet über http://dnb.d-nb.de abrufbar.

Im Sudhaus
Hechinger Straße 203
72072 Tübingen

E-Mail: dgvt-Verlag@dgvt.de
Internet: www.dgvt-Verlag.de

Umschlagbild: Jean Léon Gérôme, „Ödipuss“ (1867/68)
Umschlaggestaltung: Die Kavallerie GmbH, Tübingen
Layout: VMR, Monika Rohde, Leipzig
Belichtung: KOPP – desktopmedia, Nufringen
Druck: Druckerei Deile GmbH, Tübingen
Bindung: Großbuchbinderei Thalhofer GmbH & Co. KG, Schönaich

ISBN 978-3-87159-273-7

Inhalt

3 Ur-Emotionen und Überleben

4 Gedächtnis und Emotion

5 Das Encodieren einer traumatischen Erinnerung

Vorwort zur deutschen Ausgabe

Als ich zusammen mit Maarten Aalberse den Band *Die Lösung liegt in deiner Hand! Von der Energetischen Psychologie zur bifokalen Achtsamkeit – Emotionsregulation und Neurowissenschaften* zusammenstellte, der 2012 im dgvt-Verlag erschien, war ursprünglich auch ein Beitrag von Ronald Ruden über seinen „Havening"-Ansatz dabei vorgesehen. Es wurde dann aber deutlich, dass dieser Ansatz und insbesondere das vom Autor vorgestellte Modell der Neurobiologie und Biochemie von Trauma und der Auflösung von Trauma sich hervorragend für einen eigenen Band eignet. Ronald Ruden hatte zu diesem Zeitpunkt sein Buch *When the Past is always Present* gerade abgeschlossen und so bot sich die Chance, seine aktuellen Ergebnisse zur Traumabehandlung auch hier im dgvt-Verlag zu veröffentlichen.

Ronald Ruden beschreibt in dem Band *Wenn Vergangenes nicht vergeht – Seelische Traumatisierung – Ursachen und Behandlung* nicht nur seine verwendete Methode, sondern gibt auch einen exzellenten Überblick und Einblick in eine neurobiologisch fundierte traumatherapeutische Behandlung, die auf Exposition und gleichzeitigen sensorischen Interventionen beruht. Die sichere zwischenmenschliche Verbindung als gegenteilige Erfahrung von Trauma und Isolation und die Verankerung im sicheren Hier und Jetzt kann der Patient durch die empathische Begleitung durch den Therapeuten im Prozess der Auflösung von Trauma erleben.

Mit *Wenn Verganges nicht vergeht – Seelische Traumatisierung – Ursachen und Behandlung* kann nun die Reihe der Publikationen im dgvt-Verlag wie *Energetische Psychotherapie – integrativ. Hintergründe, Praxis, Wirkhypothesen*, herausgegeben von Christof Eschenröder und Claudia Wilhelm-Gößling, mit Beiträgen von David Feinstein und Fred Gallo und das oben genannte *Die Lösung liegt in deiner Hand! Von der Energetischen Psychologie zur bifokalen Achtsamkeit – Emotionsregulation und Neurowissenschaften* weiter fortgesetzt werden.

Berlin, im September 2012 *Servatia Geßner-van Kersbergen*

Vorwort des Herausgebers der Reihe „Psychosocial Stress Series"

Seit über 30 Jahren sind bahnbrechende Erkenntnisse in der Erforschung und Behandlung traumatisierter Menschen in der Buchreihe Routledge (ursprünglich Brunner/Mazel) *Psychosocial Stress Series* veröffentlicht worden. Sie begann mit *Stress Disorders Among Vietnam Veterans* (1978).

Das vorliegende Buch [mit dem Originaltitel] *When the Past Is Always Present: Emotional Traumatization, Causes, and Cures* stellt eine willkommene Ergänzung dieser langjährigen Buchreihe dar. Ich kannte die Arbeit des Autors Ronald Ruden (MD, PhD), Internist und klinischer Forscher aus New York City, aufgrund seiner Artikel, die zwischen 2005 und 2009 in der Zeitschrift *Traumatology* veröffentlicht wurden. Sämtliche seiner viel gelesenen Publikationen wurden von dem Redaktionsausschuss und den Fachrezensenten als bedeutsame Beiträge zur Behandlung von Traumata eingestuft.

Für die Routledge-Reihe hatte ich Dr. Ruden ein Buchkonzept vorgeschlagen, das für Fachleute mit wenig Zeit zum Lesen gedacht war. Sie sollten das Buch in die Hand nehmen und schnell den Inhalt sich aneignen können. Die beschriebenen therapeutischen Verfahrensweisen sollten praktisch anwendbar sein, um den Klienten unmittelbar helfen zu können. Der Verlag und ich sind der einhelligen Meinung, dass dem Autor diese Aufgabe gelungen ist.

Manch einer, der dieses Buch liest, wird mit einer Portion Skepsis reagieren – genauso wie anfänglich die meisten *Traumatology*-Gutachter. Sie wie auch die Gutachter, die den Projektvorschlag zu diesem Buch und das Schlussmanuskript rezensiert haben, erfassten die Tragweite dieses neuen Paradigmas und begannen, die positiven Auswirkungen dieser Neuorientierung zu schätzen.

Dr. Ruden präsentiert uns hier eine neurobiologische Theorie zur Wirksamkeit einer bestimmten Expositionstherapie. Sie beinhaltet das emotionale Wiedererleben eines Traumas in Kombination mit sensorischer Stimulierung. Die dahinterstehende Theorie bildet eine Synthese aus Erkenntnissen der Evolutionsbiologie und aktuellen neurowissenschaftlichen Forschungsergebnissen. Sie bietet eine Erklärung für den mysteriösen Erfolg eigenartiger und immer noch kontrovers diskutierter alternativer Therapieverfahren. Wichtiger noch: Der Autor liefert Hinweise für das Erkennen bestimmter Symptome, die Folge einer Traumatisierung sein könnten. Einmal erkannt, vermag der Therapeut deren traumatische Ursache zu ermitteln, so dass das Ereignis beim Patienten in Erinnerung gebracht und behandelt werden kann. Dr. Ruden geht mit seinen Erkenntnissen noch einen Schritt weiter und postuliert eine mit der

Neurobiologie übereinstimmende Therapie, die er Havening nennt. Dieses kuriose Wort, das vom Begriff *haven* [engl.: Hafen, Zufluchtsort] abgeleitet ist, bedeutet „an einen sicheren Ort bringen". Dr. Ruden und andere Experten sind der Meinung, dass die Fähigkeit, einen sicheren Ort zu finden, während man ein emotional intensives Ereignis erlebt, die Grundlage sowohl für die Vermeidung als auch für die De-Encodierung einer traumatischen Erinnerung bildet.

Wie ist das möglich? Warum sollte das funktionieren? Dieses Buch führt in das Prinzip der psychosensorischen Therapie ein – die Nutzung sensorischer Inputs, um ein emotional traumatisiertes Gehirn zu transformieren. Bevor der Begriff „Traumatisierung" in diesem Kontext definiert wird, beschreibt Dr. Ruden die Mindestbedingungen, die aus einem Ereignis überhaupt ein traumatisch encodiertes machen können. Die Folgen der Encodierung werden anschließend beleuchtet. Die Biologie der Traumabehandlung umreißt Dr. Ruden ganz allgemein. Anschließend zeigt er dem Leser im Einzelnen, wie Havening dem Gehirn vermittelt, es sei ein sicherer Ort gefunden worden. Die Interventionen führen zu einer Heilung der direkten Folgen von Traumatisierung. Für Dr. Ruden bedeutet Heilung, dass Stimuli, die zuvor zur Freisetzung von Stresssubstanzen geführt hatten und das Wiedererleben eines Teils oder sämtlicher abgespeicherter traumatischer Ereignisse möglich machten, nicht mehr wirken. Er erreicht dies ohne Arzneimittel und ohne Gesprächstherapie.

Für die Buchreihe *Psychosocial Stress Series* – die älteste Buchreihe ihrer Art im Bereich von traumatischem oder systemischem Stress – bedeutet dieses Buch eine enorme Bereicherung. Auch wenn sicher nicht das letzte Wort gefallen ist, bietet das Buch einen alternativen Ansatz, der traumatische Erinnerungen wirklich Vergangenheit werden lässt.

Charles Figley, PhD
Herausgeber der Buchreihe
New Orleans, Louisiana

Vorwort

Das Gebiet der Psychotherapie wird für den Rest dieses Jahrhunderts durch einen einzigen Ansatz beherrscht sein. Dieser Ansatz heißt Neuroplastizität, hervorgegangen aus tief greifenden Durchbrüchen im Verständnis der biologischen Grundlagen menschlicher Emotionen, Gedanken und Motivationen. Das Gehirn verändert sich ständig, lernt, entwickelt sich weiter und das in einer Weise, die noch vor wenigen Jahrzehnten unvorstellbar war. Der Neurologe Norman Doidge (MD)* der Columbia University fasst dies folgendermaßen zusammen:

> Zu den wichtigsten Erkenntnissen der vergangenen 400 Jahre hinsichtlich der Funktionsweise des Gehirns gehört die Entdeckung, dass das menschliche Gehirn seine eigene Struktur verändern kann. Es funktioniert mittels Gedanken und Erfahrungen. Es schaltet seine eigenen Gene ein, um die neuronale Verschaltung zu verändern, es reorganisiert sich selbst und wandelt seine Funktionsweise.

Die Freudsche „Redekur" nutzte die Einsichten sowie die Enthüllung unbewusster Motivationen. Dies erreichte man im Rahmen der therapeutischen Beziehung, mitsamt Übertragungen und Gegenübertragungen und ihrer zu leistenden Analyse. Manchmal führte dies zu tief greifenden Veränderungen des Verhaltens und der Auffassung von Lebensglück. Häufig jedoch brachten die Gespräche lediglich umfassendere Erkenntnisse hinsichtlich der Ursachen der eigenen Misere. Einhundert Jahre später sind wir in der Lage, viele jener neurologischen Veränderungen zu identifizieren und können dadurch Depressionen, Phobien, generalisierte Angststörungen, Zwangsstörungen, posttraumatische Belastungsstörungen (PTBS) und eine Vielzahl anderer psychiatrischer Störungen überwinden. Wünschenswerte Veränderungen in der Hirnbiochemie zu ermöglichen, bedeutet einen Triumph über Einsicht, Willenskraft und therapeutischen Rapport.

So geht es mit Riesenschritten voran. Welche Therapien sind in der Lage, die neurologischen Fundamente von Problemen am wirksamsten und nichtinvasiv zu verändern, die man mit Willenskraft allein nicht überwinden kann? Unter den vielversprechendsten dieser neuen klinischen Verfahrensweisen befinden sich die Nachfolger von Roger Callahans Gedankenfeldtherapie (Thought Field Therapy, TFT). Beklopfte man einfach bei traumatisierten Patienten Akupunkturpunkte auf der Haut, während sie mit Stress verbundene Erinnerungen oder einen Auslöser (Trigger) ins Bewusstsein brachten, so geschah

---

* Norman Doidge (2010). *The Brain That Changes Itself*. Victoria Australia: Scribe Publications.

etwas dem Anschein nach Erstaunliches. Die Erinnerung oder der emotionale Auslöser verlor seine Fähigkeit, Kampf-oder-Flucht-Reaktionen zu aktivieren, die Menschen zuvor in ihren traumabedingten Stresserkrankungen gefangen gehalten hatten. Während erste Fallberichte auf ausgesprochene Skepsis stießen, untermauern mittlerweile neue kontrollierte klinische Studien diese Behauptungen. 47 von 50 Waisenkindern aus Ruanda galten 12 Jahre lang als PTBS-belastetet, nachdem ihre Eltern während des Genozids 1994 auf grausame Weise umgebracht worden waren. Nach nur einer TFT-Sitzung lagen sie nicht mehr über dem PTBS-Schwellenwert, entsprechend der Bewertung durch die Betreuer der Kinder. Auch wurden sie nicht mehr von wiederkehrenden Albträumen, Flashbacks, Konzentrationsschwierigkeiten, Aggression, Rückzug, Bettnässen oder anderen PTBS-Symptomen geplagt. Bei Nachsorgeuntersuchungen ein Jahr später waren diese Besserungen immer noch gegeben. Männliche Jugendliche mit Missbrauchserfahrung zeigten vergleichbare Besserungen. Nach nur einer Einzelsitzung mit Klopfinterventionen auf Akupunkturpunkten lagen 100 % der Patienten aus der Behandlungsgruppe, die anfänglich diagnostisch im PTBS-Bereich eingestuft waren, unter dem PTBS-Schwellenwert. Patienten auf einer Warteliste der Vergleichsgruppe zeigten keinerlei Veränderungen. Andere Studien berichten über ähnliche Ergebnisse.

Wie ist dies möglich? Diese Frage hat den Autor dieses Buches die letzten sechs Jahre in fruchtbarer Weise beschäftigt. Dr. Ruden, Arzt und promoviert in organischer Chemie, arbeitete früh in seiner Berufskarriere mit dem Nobelpreisträger E. J. Corey an der Harvard-Universität zusammen. Es ging dabei um die Erforschung von Computermodellen für die chemische Synthese. Nach nunmehr drei Jahrzehnten internistisch-medizinischer Tätigkeit und nachdem er sich mit seinem Buch *The Craving Brain* als eine der führenden Autoritäten erwiesen hat, wie neurowissenschaftliche Erklärungsmodelle die Behandlung von Erkrankungen verbessern können – beispielsweise bei Süchten oder Übergewicht –, hat seine berufliche Laufbahn eine ungewöhnliche Wende genommen.

Ich hatte Dr. Ruden getroffen, als er sich gerade frisch mit dem in diesem Buch diskutierten Ansatz befasste. Er erzählte mir im Vertrauen, dass er sich einen beachtlichen Ruf hinsichtlich der schnellen und wirksamen Behandlung von Süchten aufgebaut hatte und mit diesem Ansatz überzeugendere Behandlungsergebnisse erzielte als mit irgendeinem anderen Instrument, das ihm zur Verfügung stand. Die Anwendung wäre zudem täuschend einfach.

Wie kann bei Patienten das Beklopfen ihres Körpers langjährige und schwerwiegende psychiatrische Störungen auflösen? Die bisherigen Erklärungsmodelle reichten tausende Jahre zurück zur Akupunkturtheorie oder zu postulierten „Gedankenfelder“, die weder detektiert noch gemessen werden können. Außergewöhnliche Ergebnisse wurden erzielt – jedoch ohne schlüssige wissenschaftliche Erklärung, was Dr. Ruden äußerst verwunderte. Dieses Buch ist das Resultat jener anfänglichen Verwunderung.

Mit *When the Past Is Always Present: Emotional Traumatization, Causes, and Cures* hat Dr. Ruden nichts Geringeres gemacht, als die Landkarten der östlichen Heilkunst mit ihren schwer nachvollziehbaren Schriften über Energiefelder, Energiezentren und Energieleitbahnen neu zu zeichnen – und zwar mit den präzisen Begriffen eines Neurologen und in einer Sprache, die dem Verständnis therapeutischer Veränderung dient. Diese monumentale Errungenschaft wird als bahnbrechendes Referenzwerk für entscheidende neurochemische Mechanismen stehen, mit denen wir uns in eine Zukunft bewegen, in der die hier präsentierten Techniken die tragenden Säulen der Psychotherapie und Heilkunst darstellen werden. Die ersten acht Kapitel bieten eine lobenswerte erste Ausformulierung der neurologischen Grundlagen traumabasierender Störungen und ihrer Behandlung sowie eine Ausführung darüber, wie die vorgestellten Methoden den Heilungsprozess mit einer bisher unübertroffenen Wirksamkeit zuwege bringen.

Die Art und Weise, *wie* diese Methoden anzuwenden sind, sowie die besten Protokolle und notwendigen Bestandteile einer Intervention werden allesamt kontrovers diskutiert. Der ursprüngliche Ansatz nutzte spezifische Akupunkturpunkte. Diese wurden stimuliert, indem man sie in einer vorgegebenen Reihenfolge beklopfte. Mittlerweile sind über zwei Dutzend eigenständige Varianten entwickelt worden, jede für sich mit einem eigenen Befürworter, eigener Literatur und eigenem Fortbildungsangebot. Viele dieser Varianten nutzen immer noch die Akupunkturpunkte, wenn auch nicht unbedingt die ursprünglich vorgeschriebenen und sie werden auch nicht in der gleichen, ursprünglich festgelegten Reihenfolge stimuliert. Es geht sogar so weit, dass einige Therapieformen nicht einmal mehr Klopfstimulierung oder überhaupt Akupunkturpunkte verwenden. Manche fokussieren sich auf andere Energiesysteme östlicher Heilkunst und spiritueller Traditionen, wie z. B. Chakren oder die Aura. Andere vertreten, dass fast jegliche harmlose sensorische Stimulierung in Kombination mit einer mentalen Aktivierung des Problems oder des Ziels zu den erwünschten neurologischen Veränderungen führen kann. Dr. Ruden bringt mit diesem Buch seinen bevorzugten Ansatz, Havening genannt, in die wissenschaftliche Diskussion ein. Dieser Ansatz stützt sich auf das Experimentieren mit verschiedenen Techniken in der Behandlung von buchstäblich tausenden Patienten. Vielleicht ist das Interessanteste an diesen Ansätzen weniger, ob Havening besser als andere Ansätze ist, sondern dass sie alle ähnlich starke Ergebnisse zu erzielen scheinen. Eines Tages werden die wichtigsten methodischen Elemente dieser frappierenden Wirksamkeit durch wissenschaftliche Studien identifiziert sein. Das vorliegende Buch bietet jetzt schon überzeugende und aufschlussreiche Hypothesen zur Wirkung der Psychosensorik auf das Gehirn.

David Feinstein, PhD
Ashland, Oregon

Einleitung

Chronische körperliche und seelische Schmerzen ohne Medikamente oder chirurgischen Eingriff innerhalb von Minuten dauerhaft eliminieren zu können – nachdem alles andere bisher versagt hat –, sollte eigentlich unter der Überschrift „Wunderheilungen" laufen. Im Kern dieser Wunder, so glaube ich, steckt die Möglichkeit, emotionale Reaktionen auf ein traumatisierendes Ereignis löschen zu können. Ist dies wirklich möglich? Bis vor Kurzem encodierte eine Traumatisierung anhaltende Erinnerungen, Emotionen und Empfindungen in unserem Verstand und Körper, was ein lebenslanges Leiden mit sich brachte. Aufgrund der Art und Weise, wie eine Traumatisierung verankert ist, sind wir oft regelrecht ratlos, wenn unsere Gedanken, Gefühle und sogar unsere physischen Körper sich in unkontrollierbarer Weise verhalten. Der Mangel an Bewusstheit, woher diese Probleme stammen, ist von enormer Bedeutung, denn er hindert Betroffene wie Therapeuten zu erkennen, dass die Symptome und Verhaltensweisen traumatischen Ursprungs sind. Dies wiederum führt zu unnötigem Leid, da herkömmliche therapeutische Interventionen fast immer versagen.

In diesem Buch beschreiben wir eine Therapie, die traumabedingtes Leid auflöst. Sie ist schnell und hat keinerlei Nebenwirkungen. Der Betroffene kann die Anwendung selbst durchführen. Berührungen und andere sensorische Inputs werden wie beim traditionellen Schamanen[1] und modernen Heiler[2] als primäre therapeutische Instrumente genutzt. Die westliche Medizin mag diese somatischen Therapieformen mit Skepsis betrachten, ich aber weiß, dass sie funktionieren.

Die beschriebene Therapieform ergab sich aus der Suche nach wissenschaftlichen Erklärungen zur Neurobiologie des Klopfens, einem therapeutischen Ansatz, der erstmals durch Dr. Roger Callahan[3] beschrieben und später durch Gary Craig[4] weiterentwickelt wurde. Das Beklopfen, buchstäblich ein Klopfen auf Akupunkturpunkten, nachdem ein emotionales Erlebnis aufgerufen wurde, führte zu einer beträchtlichen Erleichterung sowohl bei psychischen wie auch somatischen Problemen. Die Enthüllung der neurowissenschaftlichen Grundlagen, die hinter dem Klopfen stehen, hat zu einer Therapieform geführt, die ***Havening*** genannt wird. *Havening*, das transitive Verb des Wortes *haven*, bedeutet „an einen sicheren Ort bringen". Während des Havenings werden unsere Reaktionen auf Stimuli, die uns an das Trauma erinnern, für immer verändert. In seiner einfachsten Grundstruktur ist Havening ein Prozess, der drei Phasen beinhaltet. Zunächst wird ein Affekt generiert durch kognitives Hervorholen des Ereignisses oder einer seiner Bestandteile. Im zweiten Schritt wird eine besondere Form der Berührung angewendet, nämlich die Havening-Berührung. Sie wirkt nach dem Hervorholen der traumatisierenden Erinnerung beruhigend sowie tröstend und wird mit anderen Formen der Berührung vermischt, z. B. Tapping (Klopfintervention). Drittens und begleitend zur Havening-Berührung befolgt der Betroffene eine Serie von Anleitungen, die ihn ablenken sollen. Jede Phase der Behandlung spielt bei der Auflösung der Traumatisierungsfolgen und Befreiung aus den Ketten der belasteten Erinnerung eine wichtige Rolle. Am Ende der Behandlung gilt man als „havened" und fühlt sich sicher.

Dieses Buch beschreibt den Prozess und die Bedingungen, die notwendig sind, damit ein Ereignis als „traumatische Erinnerung" encodiert werden kann. Hierdurch wird es möglich, bestimmte, durch ein traumatisches Ereignis ausgelöste Symptome leichter zu diagnostizieren. Schmerzen können die Folge einer Traumatisierung sein, wenn es keinerlei Hinweis auf eine kürzlich erlittene Verletzung gibt oder wenn der Schmerz sich anatomisch nicht zuordnen lässt und wenn die Reaktion auf herkömmliche therapeutische Verfahren unbefriedigend bleibt. Bestimmte psychische Störungen wie Phobien, Panikstörungen und natürlich auch posttraumatische Belastungsstörungen weisen uns warnend darauf hin, dass sie traumatischer Genese sein können. Ungelöste, hochgradig emotionale Ereignisse in der Anamnese machen die Diagnose traumabezogener Störungen wahrscheinlicher. Es ist notwendig, die früheste Erinnerung an Symptome und sogar vorausgegangene Ereignisse herauszufinden, da sie das Szenario für eine Traumatisierung bieten. Dies erfordert wohlüberlegtes und rekursives Befragen. Auf den westlichen Beobachter mag die Havening-Therapie merkwürdig wirken. Aber zu sehen, wie Schmerzen augenblicklich verschwinden, psychische Probleme sich auflösen und belastende Erinnerungen in einer unwiederbringlichen Vergangenheit verblassen, ist erstaunlich. Obwohl einige dieser Therapieformen bereits seit über zwei Jahrzehnten existieren, sind viele in der Psychotherapie und Beratung Tätige immer noch skeptisch, zumal die Therapie keinerlei Medikation, Gespräche oder langwidrigen Exposition in Bezug auf das ursprünglich traumatisierende Ereignis erforderlich macht. Das widerspricht den derzeit anerkannten Behandlungsprinzipien. Es ist zu hoffen, dass diese in einen neurobiologischen Kontext gesetzte Therapieform den Weg öffnen wird, allgemein anerkannt zu werden.

Anmerkungen und Literatur

1. Die Bezeichnung „Schamane" stammt vermutlich von den sibirischen Tungusen (Ewenken) vor über 30.000 Jahren. Die wortwörtliche Übersetzung von Schamane ist: „Er (oder sie), der (bzw. die) weiß."

2. Randi, J. (1989). *The faith healers*. Amherst, NY: Prometheus Books.
3. Callahan, R. (1985). *The five-minute phobia cure*. Wilmington, DE: Enterprise. Verfügbar unter: www.tftrx.com [Callahn, R. (1996). Leben ohne Phobie: Wie Sie in wenigen Minuten angstfrei werden. Freiburg: VAK-Verlag.]
4. Craig, G. *Emotional freedom techniques*. Verfügbar unter: www.emofree.com.

Danksagungen

Mein Dank gilt zunächst Dr. Paul McKenna. Vor sechs Jahren fragte er mich, ob ich den Ansatz von Dr. Callahan zur Behandlung psychischer Probleme kenne, bei dem verschiedene Stellen des Körpers und Gesichtes beklopft werden. Ich hatte davon noch nichts gehört und las, durch ihn angeregt, mehrere Bücher über diese Methode. Später führte ich Gespräche mit verschiedenen Therapeuten, u. a. mit Mary Sise (MSW, Master of Social Work), damals Vorsitzende des Verbandes Association for Comprehensive Energy Psychology (ACEP), sowie Steven Reed (PhD), einem Psychotherapeuten aus Texas. Ich war neugierig und wollte lernen, wie diese Therapie funktioniert.

Während meiner Recherchen stieß ich auf Dr. Joaquín Andrade, ein in traditioneller chinesischer Medizin ausgebildeter Internist aus Uruguay und Co-Autor einer Publikation, die die Anwendung dieser Therapieform an 29.000 Patienten im Verlauf von 14 Jahren zum Thema hatte. Andrade sowie seine Kollegen Dr. Christine Sutherland und Dr. Maarten Aalberse prägten meine ersten Gedanken zu diesem Therapieansatz.* Ich hatte auch das große Glück, die Methode sowie andere Ideen mit Dr. David Feinstein besprechen zu können – dem zweiten Autor jener Publikation.

Ich fing an, mich mit den Forschungsarbeiten über konditionierte Angst und deren Auslöschung zu befassen. Wissenschaftler, wie z. B. Joseph LeDoux, James McGaugh, Denis Pare, Karem Nader, Michael Fanselow, Elizabeth Phelps sowie andere lieferten wichtige neurobiologische Daten. Später, als die hier beschriebene Ent-Traumatisierungshypothese formuliert wurde, bot die klinische Literatur von Bessel A. van der Kolk, Mark E. Bouton, Onno van der Hart, Peter Levine, Robert Scaer und anderen Einblicke in die Folgen von traumabedingtem Stress. Mein besonderer Dank gilt Dr. Scaer, weil er seine Gedanken und seine Berufserfahrung auf ganz persönliche Weise mit mir teilte. Die Forschungsarbeiten dieser genialen Wissenschaftler werden im vorliegenden Buch umrissen.

Nach vielen Stunden der Arbeit mit Patienten, der Lektüre und dem Gedankenaustausch mit anderen Interessierten war ich in der Lage, ein potenziell brauchbares Modell zu entwerfen, warum das Klopfen funktioniert. Mein Bruder Dr. Steven Ruden war für mich mit Abstand am wichtigsten. Er war ebenso erstaunt darüber, was er bewirken konnte, und hat einen großen

---

* [siehe auch: Andrade, J. (2012). Die Lösung liegt in der Hand des Patienten! Techniken der bifokalen multisensorischen Aktivierung BMSA. In M. Aalberse & S. Geßner-van Kersbergen (Hrsg.), *Die Lösung liegt in deiner Hand! Von der Energetischen Psychologie zur bifokalen Achtsamkeit* (S. 55–281). Tübingen: dgvt-Verlag.]

Beitrag zu meinem eigenen Verständnis geleistet. Meine Kolleginnen Vera Mehta (PhD), Vera Vento (MSW) und Barbara Barnum (RN, Registered Nurse, PhD) haben viele Versionen dieses Manuskripts gelesen, einfühlsam und ermutigend. All diese Gespräche brachten mich dazu, einen neuen Ansatz zu formulieren, den ich Havening nenne.

Sehr wichtig war für mich auch meine Ehefrau Jacalyn Barnett, sie musste – wie jeder Autor weiß – mit meiner Arbeitsobsession zurechtkommen, was für den Erfolg eines solchen Projektes nötig ist. Ich bin mehr als dankbar, dass sie aus unserem Zuhause einen Ort machte, an dem mir das gelingen konnte. Marcia Byalick danke ich für die Endredaktion des Manuskriptes, es wurde dadurch leserfreundlicher. Der talentierte Künstler Steve Lampasona (lampasona@earthlink.net) schuf viele der Abbildungen in diesem Buch wie auch das Buchcover [der amerikanischen Ausgabe]. Clara Joinson war meine Lektorin, als ich die Manuskriptversion entwickelte, die schließlich dem Verlag vorgestellt wurde. Sie half mir, meine Gedanken zu sortieren. Anna Moore, meine Lektorin bei Routledge, unterstützte dieses Projekt mit liebevoller Hand. Sie leitete das Manuskript an Dr. Mel Harper weiter, einem genialen Wissenschaftler, dessen Forschungsarbeit untersucht, wie Traumata innerhalb des Gehirns de-encodiert werden. Seine Kritik war – gelinde gesagt – erhellend. Er verhalf mir zu mehr Präzision und einer zusätzlichen Sichtweise – jene der elektrischen De-Potenzierung –, was die Arbeit bereichert hat und klarer machte. Judith Simon, meine Redaktionsleiterin bei Taylor and Francis, war ausgesprochen geduldig bei den wiederholten Überarbeitungen dieses Buches. Dr. Charles Figley, Chefredakteur der Fachzeitschrift *Traumatology*, bot für meine frühen Arbeiten ein geeignetes Forum und erwies sich als große Hilfe, den Routledge-Verlag zur Veröffentlichung des Buches zu ermutigen.

Schlussendlich gilt mein Dank meinen Patienten, die mir freigiebig rückmeldeten, was wirkte und was nicht. Dank ihres Vertrauens konnte ich experimentieren und forschen.

Vorbemerkung des Autors

In diesem Buch wird darüber nachgedacht, wie und warum emotionales Wiedererleben eines traumatischen Ereignisses verbunden mit dem Einsatz von Händen und anderem sensorischen Input traumabasierende Erkrankungen heilen kann. Die Inhalte sind zwar hauptsächlich an Kliniker gerichtet, aber auch Laien können die Lektüre interessant finden. Es ist kein akademisches Lehrbuch im herkömmlichen Sinne, vielmehr eine Einführung in die neurobiologische Theorie, wie traumatische Erinnerungen encodiert werden, verbunden mit praktischen Empfehlungen zur Behandlung ihrer Folgen. Kliniker können die beschriebenen Methoden leicht anwenden. Bei einfachen Problemen ist es sogar ungeschulten Personen möglich, die Techniken selbst anzuwenden. Bei komplexer Traumatisierung wird hingegen empfohlen, einen geschulten Therapeuten zu konsultieren.

Rein fachliche Informationen wurden überwiegend zur besseren Sichtbarmachung in diesem Buch mit einem Rahmen versehen. Beispiele und illustrierende Berichte innerhalb des Textflusses sind kursiv dargestellt. Textstellen mit Halbfettkursiv weisen auf die Einführung eines neuen Begriffs hin; diese Begriffe findet man im Glossar wieder. Gleichzeitig wird Halbfettkursiv auch zur Hervorhebung besonders wichtiger Abschnitte verwendet.

Informationsquellen aus dem Internet werden ebenso verwendet, da sie für den Leser leicht zugänglich sind. Eine ausgesprochen nützliche Quelle für die Vermittlung von Themenübersichten ist Wikipedia, eine kostenlose Online-Enzyklopädie. Anhang I enthält Anmerkungen und zusätzliche Quellenverweise für den interessierten Leser.

1
Eine dritte Säule

Dieses Kapitel beschreibt eine Gruppe von Therapieformen zur Behandlung psychischer und somatischer Störungen, die im Gehirn als Folge einer Traumatisierung encodiert sind. Wir fassen diese Therapieformen unter dem Begriff ***Psychosensorische Therapien*** zusammen. Dieser Begriff beinhaltet Techniken, die bereits seit Langem so bezeichnet werden. Es wird hier vorgeschlagen, die psychosensorischen Therapien zusammen mit den Psychotherapien und der Psychopharmakologie als eine von drei Säulen zur Behandlung somatischer und psychischer Leiden anzusehen. Während bei den Psychotherapien Sprache und in der Psychopharmakotherapie Pharmaka die Instrumente sind, die Veränderung bewirken, so ist es die ***extrasensorische Reaktion*** auf sensorische Interventionen, die bei der psychosensorischen Therapie in heilender Weise wirkt. Bei der psychosensorischen Therapie ***Havening*** erzeugt im Speziellen Berührung die Veränderung. Das, was sich therapeutisch auswirkt, ist dabei nicht die einfache Handlung der Berührung und die begleitende Reaktion des Gehirns hierauf. Entscheidend scheint vielmehr zu sein, welche Bedeutung das Gehirn der Berührung zuschreibt.

Erinnerungen sind der Stoff, aus dem wir gemacht sind. Sie bestehen aus angeeignetem Wissen, aus menschlichen Gestalten, Gesichtern und Persönlichkeiten, denen wir begegnet sind, den Dingen, die wir gesehen haben, und Dingen, die wir selbst tun können. Es gibt Erinnerungen, die Vergnügen bereiten, andere hingegen erzeugen Leid. Wir gelten dann als traumatisiert, wenn wir – erinnert an ein schmerzhaftes Erlebnis – die ursprünglichen Emotionen und Gefühle erneut durchleben.

1.1 Traumatisierung scheint unveränderbare Gefühle, Gedanken und Verhaltensweisen auszulösen – als wären diese in Stein gemeißelt

Sie können keinen sicheren Ort finden. Egal wo Sie hingehen, überall erleben Sie Gefahren und ***Stress***. Sie wünschen sich Sicherheit, suchen sie andauernd, aber sie stellt sich nie ein, denn ohne einen sicheren Ort gibt es keine Entspannung:

- Ohne ein Laib Brot in der Tasche verlässt Anita, die Enkelin eines Holocaust-Überlebenden, das Haus nicht.
- Jede Nacht, bevor Sarah sich schlafen legt, schaut sie unter ihr Bett, ob dort Schlangen sind.

- Seit zwei Jahren leidet Marty unter anhaltenden Kopfschmerzen.
- Wann immer Rosa ihr Haus verlässt, gerät sie in Panik.
- Josie hat Angst vor niedrig fliegenden Flugzeugen; sie könnten in ihre Wohnung stürzen.
- Seit sieben Jahren ist Johns linkes Nasenloch zugeschwollen.

Dies beschreibt das Leben von Menschen nach einer Traumatisierung. Eigenartige Verhaltensweisen, ständige Schmerzen, außergewöhnliche somatische ***Empfindungen*** und irrationale Ängste sind eine Folge pathologischer ‚Gehirn-Geist-Verhalten-Körper-Verschaltungen' durch eine Traumatisierung. Diese abnormalen Verschaltungen führen zu einer Art Stress, der in Worten nicht zu beschreiben ist. Was sind die Ursachen? Wie geschieht es? Warum wird es nicht besser? Obwohl man derzeit wenige Antworten hat, sind zwei Tatsachen gesichert: Traumatisierung verändert die Person und der Ort, an dem die Veränderung geschieht, ist das Gehirn.

1.2 Traumatisierung beinhaltet stets intensive Emotionen

Wir erinnern uns an solche Dinge besonders gut, die mit intensiven Gefühlen einhergehen. Einerseits gibt es keine Traumatisierung ohne intensive Gefühle, andererseits ist unser gesamtes Leben voller emotionaler Erlebnisse, die nicht traumatisch wirken. Was ist das Einzigartige an einem traumatischen Ereignis? Letztendlich bedeutet Traumatisierung ein Gefangensein in einem unvollendet gebliebenen Fluchtakt. In diesem Buch werden wir eine Methode beschreiben, die Traumapatienten hilft, vor dem Unentrinnbaren zu fliehen und einen sicheren Zufluchtsort zu finden. An diesem sicheren Ort können wir unsere Reaktionen auf die Erinnerung an das Ereignis für immer verändern.

Wie gelangt man in das Innere des Hirnsystems, um jene encodierten Erinnerungen zu verändern, die abnorme Verhaltensweisen, Gedanken, Emotionen und Gefühle bewirken? Wir bieten die ***psychosensorischen Therapien*** als alternativen Ansatz an, sozusagen als dritte therapeutische Säule (zusammen mit den derzeitigen zwei Säulen Psychotherapien und Psychopharmakotherapien) zur Umwandlung unserer Reaktion auf bestimmte Erinnerungen. Eine kurze Übersicht zu den zwei bisherigen Therapiesäulen soll erklären, warum die psychosensorischen Therapien als dritte Säule betrachtet werden können.

1.3 Die erste Säule: Psychotherapien

Lady Macbeths Arzt hat versagt. Er konnte lediglich zusehen, wie sie schlafwandelte, sich die Hände rieb und versuchte, den „verfluchten Blutfleck" des ermordeten Königs loszuwerden. Sich dessen bewusst, dass dieses Verhalten für ihn nicht nachvollziehbar ist, war er nichtsdestotrotz vorausschauend, als er kommentierte: „Die kranke Seele will ins taube Kissen / Entladen ihr Geheimnis."[1] Der Arzt, der Shakespeares Worte sprach, bezog sich auf das, was sich während des Schlafs abspielt. 300 Jahre später hörte sich Freud[2] ebendiese Geheimnisse aus den Imaginationen des Schlafs als Geschichten, die wir Träume nennen, an. Träume, so erklärte Freud, sind „der Königsweg zum Unbewussten", der dorthin führt, wo die Infektion begraben liegt. Indem diese Erinnerungen ins Bewusstsein gebracht und analysiert werden, würde das Unbewusste seine Geheimnisse preisgeben und somit Herkunft wie auch einen Ansatz zur Behandlung des Problems offenbaren. Dies, so Freud, sei machbar, durch Gespräche mit einem geschulten Therapeuten, der die metaphorischen Anhaltspunkte aus Träumen entziffert. Freuds einschlägige Vorstellungen sind in seinem Buch *Die Traumdeutung* aus dem Jahr 1899 beschrieben. Andere frühe Wissenschaftler, wie Jung[3] und Janet[4], haben sich ebenso mit Träumen befasst, um den Moment der traumatischen ***Encodierung*** zu identifizieren.

Im Verlauf des letzten Jahrhunderts sind verschiedene Methoden der Gesprächsführung mit Patienten, um Probleme zu behandeln, unter dem Oberbegriff ***Psychotherapien*** zusammengefasst worden. Durch die Verwendung von Sprache, wie bei einem Gespräch, hoffte man, die Reaktionsmuster auf Erinnerungen verändern zu können. Die Behandlungssäule „Psychotherapie" befasst sich mit belastenden Emotionen aus den Lebenserfahrungen der Betroffenen.[5] In der Regel wenden die meisten Therapeuten das Modell eines problemlösungsorienten Ansatzes an. Der Betroffene wird unterstützt, die Ursache seiner Gefühle zu verstehen und diese neu auszurichten, so dass sie nicht mehr belastend sind. Die Psychotherapie benutzt lediglich das Gespräch und geschieht in einem strukturierten Kontext. Mir ist keinerlei Gesprächstherapie bekannt, die den Therapeuten dazu anhält, Patienten zu berühren. Im Gegenteil, in der Regel ist es verboten – der freundliche Händedruck stellt die einzige Ausnahme dar. Forschungsergebnisse zeigen, dass die Qualität der Beziehung zwischen Therapeut und Klient einen größeren Einfluss auf das Behandlungsergebnis hat als die spezifische Art der Therapie, die der Therapeut anwendet. Hier einige Beispiele für die verschiedenen Richtungen der Psychotherapie:

- kognitiv/behavioral
- personenzentriert

- psychodynamisch
- psychoanalytisch
- rational/emotiv
- systemisch (einschließlich Familientherapie)

1.4 Die zweite Säule: Psychopharmakotherapien

Jahrzehnte später versuchten Ärzte die Psyche tatsächlich zu heilen, indem sie die Neurobiochemie veränderten. Sie waren mit Forschungsergebnissen gerüstet, die belegten, dass Gedanken, Stimmung und Verhalten von der Menge bestimmter chemischer Stoffgruppen im Gehirn abhängen. Man hatte festgestellt, dass verschiedene Substanzen (Pharmaka), die entweder durch Schlucken oder mittels Injektion in unseren Körper gelangen, ein Ungleichgewicht dieser neurobiochemischen Stoffe korrigieren konnten. Symptome, als Folge abnormer Spiegel, wurden gelindert. Diese Pharmaka – anstatt das zugrunde liegende Problem umzudeuten – stellten normale Spiegel jener neurobiochemischen Stoffe wieder her, die für die Informationsverarbeitung notwendig sind. Das wiederum beeinflusst, wie wir uns fühlen. Was jedoch die meisten Symptome betrifft: Wenn die zugrunde liegenden Themen nicht gelöst sind, hält die vorteilhafte Wirkung der Pharmaka nur so lange an, wie sich die Wirkstoffe im Gehirn befinden.

Die Psychopharmakotherapie[6] [psychopharmacology*] beinhaltet die Untersuchung und Anwendung von Substanzen, die Stimmungslage, Gefühle, Gedanken und Verhalten verändern. Das Gehirn ist ein komplexes Gemisch aus vielen biochemischen Stoffen, einige davon beeinflussen Informationsverarbeitung und Wahrnehmung. Die meisten Störungen, die wir als „psychisch“ einstufen, z. B. Angst, Depression, Paranoia und bipolare Störungen, sind die Folge eines chemischen Ungleichgewichts der Zusammensetzung dieser Stoffe. Daher stehen uns Anxiolytika, Antidepressiva, konzentrationsfördernde Wirkstoffe, Wirkstoffe, die zwanghaftes Verhalten hemmen, antihalluzinogene Stoffe und Schlafmittel wie Aufputschmittel zur Verfügung. Es gibt jedoch kein Arzneimittel, das Traumatisierungen nachweislich heilen könnte.

---

* Anm. d. Ü.: In der Originalfassung verwendet der Autor den Begriff *psychopharmacology*. Die Pharmakologie (pharmacology) befasst sich (im deutschen Sprachgebrauch) mit der Wirkung von Pharmaka auf den Organismus und der Auswirkung des Organismus auf ebendiese Pharmaka. Da es im vorliegenden Fall spezifisch um die Therapie mit Psychopharmaka geht und nicht um pharmakologische Fragestellungen, wurde in der Übersetzung der hier treffendere Begriff der Psychopharmakotherapie verwendet.

In der Psychopharmakotherapie spielt die therapeutische Beziehung zwischen Arzt und Patient eine geringe Rolle. Der Patient berichtet über die Wirkung des Arzneimittels und der Arzt passt die Medikation entsprechend an. Die Pharmakotherapie befasst sich nicht mit den Ursachen des Problems, vielmehr baut sie auf eine Diagnose, die sich auf Gedanken, Verhalten und Stimmung gründet. Diese spiegeln gemäß Schulmedizin die Menge an neuronalen Stoffen wider, was dann die Auswahl des Arzneimittels bestimmt. Einige Psychopharmakaklassen seien hier aufgeführt:

- Antidepressiva
- Anxiolytika
- Neuroleptika
- Antipsychotika
- Stimmungsstabilisatoren (*Mood Stabilizer*)
- Analgetika

Betrachten wir dabei die Komplexität des Gehirns, ist es eher bemerkenswert, dass Arzneimittel überhaupt helfen.

1.5 Die dritte Säule: Psychosensorische Therapien

Dieses Buch schlägt eine dritte therapeutische Säule vor. Diese Säule umfasst all jene Therapieformen, die verschiedene Arten sensorischer Inputs anwenden, um die Funktionsweise des Gehirns zu beeinflussen. Wir nennen diese dritte Säule ***psychosensorische Therapien***. Dabei handelt es sich um einen Körper-Geist-Ansatz (body-mind), einem körperorientierten Ansatz. Wir sind der Auffassung, dass psychosensorische Therapien psychische dysfunktionale Systeme mittels sensorischer Interventionen zu gesünderer Funktionsweise wieder veranlassen können. Diese Therapieform repräsentiert eine dritte Säule in der Behandlung psychischer Probleme, da die Veränderung über einen ***anderen Mechanismus*** erfolgt als bei den zwei vorangegangenen Säulen. Sensorischer Input verfügt über keinerlei inhärente psychotherapeutische Komponente. Daher konzentrieren wir uns auf die heilenden ***extrasensorischen Reaktionen*** auf sensorischen Input. Wir definieren eine extrasensorische Reaktion als etwas, das nach sensorischer Intervention automatisch eintritt.

Es ist keineswegs überraschend, dass sensorischer Input das Gehirn verändern kann. Wir erleben beispielsweise Freude, wenn wir Musik hören, Gelüste, wenn wir an einer Bar vorbeikommen, oder Behagen, wenn wir eine Massage erhalten. Tatsächlich erleben wir extrasensorische Reaktionen den ganzen Tag lang. Ob dies der Geruch einer Hühnersuppe ist, der uns aus einem Restaurant entgegenweht, das Streicheln eines Haustieres oder die Freude an einem herrlichen Sonnenuntergang, unsere Sinne evozieren Reaktionen jenseits von einfacher sensorischer Zufuhr. Wir betrachten alles, was uns in unserem hektischen Alltag passiert, als Selbstverständlichkeit. Viele unter uns verpassen die Gelegenheit, sich durch das, was wir berühren, sehen, hören, schmecken und riechen, zu beglücken und zu beruhigen. Wir versäumen es regelrecht innezuhalten und „an den Rosen zu schnuppern"*. Unklar ist noch, auf welche Weise sensorischer Input diese extrasensorischen Reaktionen bewirkt. Vermutlich enthält der Input eine erlernte oder angeborene „Bedeutung" für den Organismus.

Einige psychosensorische Behandlungen bewirken dauerhafte Veränderungen, während andere einer langwierigen Therapie bedürfen, um den Erfolg aufrechtzuerhalten.

Eine Liste der psychosensorischen Therapien, ohne Anspruch auf Vollständigkeit, ist nachfolgend aufgeführt. Eine umfangreichere, trotzdem kurz gefasste Abhandlung hierzu findet sich in Kapitel 9.

Psychosensorische Therapien können in zwei große Gruppen unterteilt werden:

Gruppe 1
- Havening
- Emotional Freedom Techniques (EFT)
- Callahan-Techniken/Thought Field Therapy (CT-TFT)
- Eye Movement Desensitization and Reprocessing (EMDR)

Gruppe 2
- Yoga
- Akupunktur
- Biofeedback/Neurofeedback
- Bewegung und andere sportliche Betätigung
- Musiktherapie
- Lichttherapie
- Aromatherapie
- Massage
- Reiki
- Rolfing

Bei den Therapieformen der ersten Gruppe wird zunächst das Gedächtnis aktiviert, indem man das Ereignis oder einen Teil davon in die Erinnerung

* [nach dem Song "Stop And Take The Time To Smell The Roses" von Ringo Starr]

bringt, kurz danach erfolgt die sensorische Intervention. Das Gedächtnis wird also aktiviert, um existenzspezifische Themen zu bearbeiten. Man zählt diese Ansätze daher zu den Expositionstherapien. Bei den Therapieformen der zweiten Gruppe befindet sich das Gedächtnis vor dem sensorischen Input im Ruhezustand. Die therapeutische Arbeit wirkt allgemeiner, um Stress und seine Auswirkung auf die Informationsverarbeitung abzubauen.

Die spezifisch wirkenden Ereignistherapien (Therapieformen der ersten Gruppe) haben Gemeinsamkeiten in der Vorgehensweise: Man benötigt einen Bestandteil des traumatischen Ereignisses, um ihn ins Bewusstsein zu bringen. Hier im Buch befassen wir uns mit Havening. Eine kurze Betrachtung zu EFT, CT-TFT und EMDR erfolgt später. Bei allen vier Therapieformen spielen möglicherweise ähnliche Wirkmechanismen eine Rolle.

Können wir ***extrasensorische Reaktionen*** auf sensorischen Input nutzen, um ein Leiden zu lindern, dem ein tiefer Kummer zugrunde liegt bzw. um unser Unbewusstes zu verändern? Auf diese Fragen möchten wir Antworten finden. Wir werden zeigen, dass psychosensorische Therapien, einschließlich Havening, neurobiologisch begründbar sind. Ich hoffe am Ende dieses Buches belegt zu haben, dass sensorische Interventionen zur Behandlung traumabedingter Störungen tatsächlich als eine dritte Säule betrachtet werden können und dass es lohnend ist, sich damit zu befassen.

Wir beginnen mit folgenden Fragestellungen:

- ➢ Was ist notwendig, damit Emotionen traumatisierend wirken?
- ➢ Warum verfügen wir über Emotionen und wofür sind sie nützlich?

1.6 Literatur

1. Shakespeare, W. (1603). *Macbeth* (V. Akt, 1. Szene) in der Übersetzung von Dorothea Tieck.
2. Freud, S. (1899). *The interpretation of dreams*. Vienna, Austria: Franz Deuticke. [Freud, S. (2005). Die Traumdeutung. Frankfurt/M.: Fischer TB.]
3. Jung, C. G. (1947). *On the nature of the psyche*. Collected works (Vol. 8). London, UK: Routledge and Kegan Paul. [Jung, C. G. (1982). *Die Dynamik des Unbewußten*. Gesammelte Werke, Bd. 8. Düsseldorf: Patmos-Walter-Verlag.]
4. Janet, P. (1925). *Psychological healing: A historical and clinical study* (2 vols., E. Paul & C. Paul, Trans.). London, UK: George Allen & Unwin.
5. Wikipedia. *Psychotherapy*. Verfügbar unter: http://en.wikipedia.org/wiki/Pychotherapy [12.12.2008].

6. Wikipedia. *Psychopharmacology*. Verfügbar unter: http://en.wikipedia.org/wiki/Psychopharmacology [12.12.2008].

2
Die Rolle der Emotionen

Was sind Emotionen? Warum sind sie wichtig? Welche Rolle spielen Emotionen für Gedächtnis, Überleben und Traumatisierung?

2.1 Verschiedene Arten von Emotionen

Emotionen sind alles. Sie machen unser Leben zu unserem ganz persönlichen Leben. Ohne Emotionen würde unsere Vergangenheit nur aus Zahlen und Formeln bestehen. Seitdem Emotionen existieren, stellt sich die Frage: Welchen evolutionären Vorteil bringen sie uns? Welche Rolle spielen sie im Hinblick auf einen Überlebensvorteil? Und schließlich: Welche Rolle haben sie bei Traumatisierungen inne?

Ortony, Norman und Revelle[1] sind der Meinung, dass Emotionen auf drei Ebenen generiert werden: reaktiv, routinemäßig und reflektiert. Die primitivsten sind ***reaktiv – fest verschaltet*** und angeboren. Diese Emotionen sind ***Angst*** und ***defensive Wut***, sie entstehen als Reaktion auf eine wahrgenommene Bedrohung. Von Geburt an, dies gilt für Menschen genauso wie für andere Säugetiere, kann Angst durch entsprechende Stimuli ausgelöst werden und die Reaktion darauf ist stereotyp. Später im Leben tritt Wut auf. Angst und Wut verleihen uns die notwendige Energie zum Fliehen oder Kämpfen. Beide Emotionen aktivieren die erforderlichen Körperkräfte, die sicherstellen, dass wir den nächsten Tag überleben.

Uns begleiten tagtäglich ***routinemäßige*** Emotionen und lösen sich wieder auf wie Freude, Trauer, Überraschung oder Ärger. Sie nähren unser Leben, dauern eine Weile an, verblassen dann, nur um Platz zu machen für andere Emotionen. Psychologen untersuchten diese Emotionen und schätzten, dass der Mensch täglich etwa 30 oder mehr verschiedene emotionale Zustände erlebt. Manchmal können wir viele Emotionen innerhalb kurzer Zeit erfahren.

Es war ein außergewöhnlicher Tag. Das Raumschiff Challenger hatte eine Lehrerin an Bord, eine ganz normale Lehrerin, die zusammen mit den Astronauten das Weltall erkunden sollte. Fernsehgeräte wurden in Schulen aufgestellt, Freunde und Angehörige von Christa McAuliffe wurden vor Ort am Cape Kennedy fotografiert. Der Start verlief glatt und viele Zeigefinger der Zuschauer zitterten vor Aufregung, als sie das emporsteigende Raumschiff mitverfolgten. Dies dauerte 73 Sekunden, danach gab es eine unerklärliche

Explosion. Was war passiert? Hände sanken und die Blicke erstarrten. Es wurde still. Verwirrung breitete sich aus, gefolgt von Fassungslosigkeit, Ungewissheit und Angst. Eine Emotion folgte auf die andere. Schließlich standen die Menschen nur noch herum, völlig verstört.

Einige alltägliche routinemäßige Emotionen						
bewundernd	aufgeregt	verständig	verwirrt	lässig	freudig	
lieblich	fröhlich	gelähmt	zärtlich	schüchtern	ratlos	
verärgert	einsatzfreudig	inspiriert	mutig	egoistisch	bekümmert	ruhig

Schließlich gibt es Emotionen ***reflektierter*** Natur. Sie bedürfen eines bewussten Denkens und beinhalten u.a. Wut, Schuld, Scham, Hass, Trauer, Eifersucht, Liebe und Rache. Sie können wie die reaktiven Emotionen traumatisch encodiert und über lange Zeit aufrechterhalten werden. Diese Unterteilung ist nicht absolut zu sehen, da es Überschneidungen gibt.

Die drei Arten emotionaler Zustände – reaktiv, routinemäßig und reflektiert – bilden sich in verschiedenen Bereichen des Gehirns. Die reaktive und am meisten überlebensrelevante Emotion entsteht im ***limbischen System*** (siehe Kap. 3.5). Das ist jener Teil des Gehirns, den wir mit sämtlichen Säugetieren gemeinsam haben. Routinemäßige Emotionen entstammen den sensorischen Teilen des Gehirns. Hierzu ist Denken nicht erforderlich, sie entstehen automatisch. Reflektierte Emotionen betreffen den fortschrittlichsten Teil unseres Gehirns, den ***Präfrontallappen (-cortex)***. Hier wird bewertet. Während die reflektierten Emotionen von manchen Wissenschaftlern nur beim Menschen als einzigartig eingestuft werden, weist das Verhalten mancher Tiere darauf hin, dass auch sie Trauer, Eifersucht und andere reflektierte Emotionen erleben.

2.2 Emotionen sind Stressoren

Sämtliche emotionsauslösenden Ereignisse wirken als Stressoren, das heißt, sie verändern den Spiegel bestimmter biochemischer Stoffe im Gehirn. Auch wenn wir hier hauptsächlich von negativen Emotionen sprechen, ist es wichtig festzuhalten, dass positive Emotionen ebenso als Stressoren wirken. Da die meisten Emotionen flüchtig sind, beeinträchtigen sie uns nicht über einen längeren Zeitraum – ausgenommen ein Ereignis wird als Trauma encodiert. In diesem Fall kann es ein Leben lang anhalten. Da sämtliche Traumatisierungen belastende Emotionen beinhalten und eine traumatisch encodierte Emotion im Verlauf der Zeit nicht verschwindet, verursacht ein traumatisierendes Ereignis chronischen, ***unentrinnbaren Stress*** und ein anhaltendes Ungleichgewicht. Das Unvermögen des Gehirns, ein normales Gleichgewicht wiederherzustellen, bietet den Nährboden für weitere Traumatisierung und erzeugt maladaptive Verhaltensweisen. Wir verwenden den Begriff ***traumatisiert***, um ein Ereignis oder Gefühl zu bezeichnen, das als krankmachend und dauerhaft encodiert wurde. Ein traumatisierendes Ereignis, wie wir sehen werden, erzeugt spezifische Veränderungen im Gehirn und führt zu dem, was Kliniker und Wissenschaftler als eine traumatische Erinnerung bezeichnen.

Reaktive und reflektierte Emotionen fühlen sich in der Regel nicht gut an. Wir versuchen sie, sofern möglich, zu vermeiden. Sie sind ein Teil dessen, was aversives Überlebenssystem genannt wird. Dieses System aktiviert Angst und Wut während bedrohlicher Ereignisse, wenn Flucht vor oder Kampf mit einem Raubtier erforderlich sind. Angst wird auch aktiviert, um uns davor zu bewahren, Dinge zu tun, die Schuld, Scham, Wut oder andere belastende Emotionen erzeugen könnten. Dies hilft unsere Gesellschaft intakt zu halten.

Zusätzlich zu den situationsbezogenen Ereignissen ist noch ein zweites Überlebenssystem für unsere täglich wiederkehrenden appetitiven Bedürfnisse verantwortlich, was uns zur Suche nach Nahrung, Wasser und Sexualität antreibt. Dieses System motiviert, indem es Gefühle wie Hunger, Durst und sexuelle Lust hervorruft, die als Stressoren wirken. Je länger das Bedürfnis ungestillt bleibt, desto größer der Stress – je größer der Stress, desto größer die Motivation. Diese Triebe machen das appetitive Überlebenssystem aus. Aversives und appetitives System sind miteinander verbunden und verfolgen gleiche Ziele. Sie erhöhen beide unsere Überlebenschancen. Es ist daher nicht verwunderlich, dass man bei Störungen, die abnorme appetitive Trieben beinhalten, z. B. Sucht oder zwanghaftes Essen, als Stressor oft eine zugrundeliegende, traumatisch bedingte, abnormale reaktive oder reflektierte Emotion vorfindet.

2.3 Die Beziehung zwischen dem aversiven und dem appetitiven Überlebenssystem

> In der Klasse der Säugetiere existieren zwei wesentliche Systeme, die das Überleben sicherstellen. Das eine ist das appetitive System, das eine positive Wertigkeit hat und interne ***homöostatische*** Prozesse beinhaltet, die

uns nach Nahrung, Wasser, Sexualität und Bindung streben lassen. Diese Systeme steuern das Verhalten, indem sie Schmerzen sowie Sehnsucht auslösen und sich in Form von Hunger, Durst, sexueller Lust sowie Einsamkeit ausdrücken. Schmerzminderung, die durch eine erlernte Tätigkeit erreicht wird (z. B. Nahrung suchen und essen), ist meist angenehm. Der Schmerz/Genuss-Kreislauf hört nie auf. In einem normalen Zyklus bekommt man Hunger, man sucht sich Nahrung, isst diese, wird satt und einige Zeit später wird man wieder hungrig. Nach dem Essen befindet man sich in einer Refraktärperiode, in der man beim Anblick oder bei dem Gedanken an Essen nicht mehr motivierbar ist, da der Hungerschmerz verschwunden ist. Dies macht Sinn. Wären wir ständig getrieben zu essen, hätten wir keinerlei Zeit, um andere Dinge zu tun.

Das zweite bedeutende System ist das aversive. Es hat eine negative Wertigkeit und hilft uns, Gefahren zu meiden. Gelingt dies nicht, ermöglicht das System, eine Fluchtmöglichkeit zu finden. Es erhöht unsere Fähigkeit, Erinnerungen bedrohlicher Ereignisse abzuspeichern und wieder abzurufen, so dass wir in ähnlichen Situationen alarmiert werden. Einmal aktiviert, erlebt man ***Vigilanz***, Angst, ***Panik***, Wut und in manchen Fällen Stupor oder Ohnmacht. Beide Systeme, sowohl das appetitive als auch das aversive, nutzen unangenehme Gefühle, z. B. Hunger bzw. Angst, um ein Verhalten hervorzurufen.

Das Wort Emotion ist aus dem lateinischen „emovere“ abgeleitet, was so viel heißt wie „sich hinausbewegen“. Es weist auf etwas Aktives hin. Die frühere Verwendung des Begriffs bezog sich auf eine bewegende, aufwühlende oder körperliche Erregung. Wie Tompkins[2] beobachtet, sind Emotionen die primären Motivationssysteme für beide Triebarten: „Ohne ihre Anreicherung ist nichts von Bedeutung und mit ihrer Anreicherung bekommt alles eine Bedeutung. Sie kombiniert Dringlichkeit und Allgemeingültigkeit. Sie gibt dem Gedächtnis, der Wahrnehmung, dem Denken und dem Handeln die nötige Kraft.“ Wenn die Linderung eines Gefühls wie Angst oder Hunger nicht erreicht wird, erlebt der Organismus chronischen Stress.

Unfassbar komplexe neuronale Netzwerke, die interne und externe Stimuli überwachen, steuern diese zwei Überlebenssysteme. Das entsprechende Verhalten zum Überleben wird in zwei Bereichen des Gehirns ausgelöst: dem ***Nucleus accumbens***[3] für appetitive Triebe und der ***Amygdala***[4] für aversive Emotionen. Die Systeme sind miteinander verbunden und werden vom bewertenden Anteil unseres Gehirns, dem Präfrontalcortex[5], moduliert.

Die aufgeführten Systeme werden beim nichttraumatisierten Individuum in sinnvoller Weise ein- und abgeschaltet. Im eingeschalteten Zustand erhöhen beide Systeme Salienz und Vigilanz, d.h. sie steigern für die suchende Person Relevanz sowie Dringlichkeit und geben Hinweise über den Ort, an dem sich das Objekt befindet. Der Geruch von Nahrung oder einem Raubtier, die Wahrnehmung von Bewegung oder Geräusch sind solche sensorische Inputs, die im Sinne des Überlebens wachsender Dringlichkeit [engl.: salience] bedürfen. ***Dopamin*** und ***Norepinephrin***, primitive Neurotransmitter, erleichtern uns die Beobachtung und verstärken die Wahrnehmung von Stimuli.[6] Wenn wir Hunger haben, möchten wir in der Lage sein, Nahrung zu riechen oder einer Spur zu folgen, die zu Nahrung führt. Wird Angst signalisiert, möchten wir uns auf ein mögliches Raubtier fokussieren können. Dopamin wie auch Norepinephrin erregen uns und motivieren innerhalb beider Systeme zur Handlung; sie verbessern auch das Lernen.

Wenn wir uns weder Nahrung suchen noch über Raubtiere Gedanken machen müssen, wird ***Serotonin*** freigesetzt. Erhöhte Serotoninspiegel geben uns das Gefühl satt und in Sicherheit zu sein. Salienz und Vigilanz sind gedämpft. Die Natur arbeitet im Hinblick auf ihre Mechanismen und Methoden sehr wirtschaftlich.

2.4 Emotionales Bewusstsein

Gelegentlich erfahren wir Angst aus Gründen, die uns nicht bewusst sind. Angst kann durch unbewusste Stimuli ausgelöst werden, man spürt, dass irgendetwas nicht stimmt . Wir fühlen uns unwohl, auch wenn wir nicht genau sagen können, weshalb.[7] Im Zustand der Angst begegnen wir unserer Umgebung mit mehr Aufmerksamkeit. Wir möchten herausfinden, was uns Angst macht. Die Abwesenheit von Angst ermöglicht Sozialisierung, kreatives Denken, sexuelle Aktivitäten und andere angenehme Betätigungen wie Essen und Schlafen.

2.5 Emotionen sind motivierend und unterstützen Entscheidungen

Ein weiterer Nutzen von Emotionen ist Motivation. Was jemand aus Liebe bereit ist zu tun, ist ein Beispiel dafür. Die Motivation Liebe kann großartige Kunstwerke oder grausame Verbrechen hervorbringen. Auch Entscheidungsfindung wird durch Emotionen moduliert. Es kann offensichtlich oder subtil geschehen, wenn wir Entscheidungen treffen, die auf Gefühlen basieren. Emotionen warnen uns, wenn sich persönliche Entscheidungen ungut anfühlen. Emotionen warnen uns nicht nur vor falschen Entscheidungen, sie verringern auch die Wahlmöglichkeiten, die wir unserer bewussten Wahrnehmung anbieten. Dieses unbewusste Beschneiden von Optionen ist notwendig, um unsere kulturelle Komplexität zu handhaben, ohne jede einzelne Möglichkeit abwägen zu müssen. Es ist erstaunlich, dass Mister Spock, der berühmte Vulkanier und wissenschaftliche Offizier von *Star Trek,* niemals Emotionen benutzte, um die beste Vorgehensweise zu ermitteln. Captain James T. Kirk hingegen wusste, was sich richtig anfühlt, und handelte entsprechend.

2.6 Emotionen als somatische Formen der Kommunikation

Emotionen bieten einen Überlebensvorteil, da sie eine Form der Kommunikation darstellen. Darwin[8] stellte fest, dass Emotionen eine wichtige Rolle im Körper spielen. Sie verursachen Veränderungen der Positur, z. B. beim Hund durch den wedelnden Schwanz oder die aufgestellten Haare, beim Menschen durch den Wechsel der Mimik. Wenn wir die nach außen gerichteten Signale solcher inneren Gefühle lesen, können wir angemessen reagieren. Die Mimik reaktiver oder routinemäßiger Emotionen ist einfach zu dechiffrieren und sind universell. Ihr Erkennen ist fest verschaltet und interessanterweise kann das Beobachten eines Gesichtsausdrucks in uns selbst ähnliche Gefühle auslösen. Wir können somit deren Bedeutung schneller erlernen. Wissenschaftler haben kürzlich eine besondere Gruppe von ***Spiegelneuronen*** beschrieben, die diesen Prozess zu vermitteln scheinen (siehe Anhang A). Der Anblick einer weinenden Person löst meistens Emotionen in uns aus. Sehen wir einen fröhlich gestimmten Menschen, aktiviert uns dies ebenso. Wir lernen durch den Prozess der Spiegelung, wie andere Menschen sich fühlen. Wir können es spüren, wenn wir angelogen werden. Gerichtsverhandlungen werden daher mit Geschworenen durchgeführt. Manchmal allerdings kann Mimik auch eingesetzt werden, um uns zu verwirren.

Des Weiteren gibt es einen interessanten Geist-Körper-Regelkreis.[9] Wenn wir lediglich den anatomischen Teil einer Emotion aktivieren, z. B. indem wir ein glückliches Lächeln aufsetzen, wird dies dem Gehirn rückgemeldet und es lässt uns die entsprechende Emotion fühlen – nicht unbedingt stark, aber definitiv merkbar. Wie wir später sehen werden, sind Angst und defensive Wut durch bestimmte physiologische Posituren gekennzeichnet. Wenn wir das Gegenteil der normalen körperlichen Reaktionen auf eine Emotion ausagieren, sind wir häufig in der Lage, unsere Emotion zu kontrollieren. Ein einfaches Experiment illustriert dies: Versuchen Sie Wut zu fühlen bei gelöstem Unterkiefer und geschlossenen Lippen, während Sie gleichzeitig ganz normal durch die Nase atmen. Es ist ziemlich schwierig oder unmöglich. Diese Beobachtung bietet die Chance, mit Wut umzugehen, was an anderer Stelle ausführlicher behandelt wird.

2.7 Emotionen im sozialen Kontext

Emotionen stehen mit sozialem Miteinander (soziales Bonding) in Zusammenhang. Mutterliebe und Treue, Verwandtschaft, Freundschaft und das Verfolgen eines gemeinschaftlichen Ziels – all dies wird durch Emotionen gesteuert. Treue, insbesondere die Loyalität gegenüber einem Vorgesetzten oder einem Kameraden, z. B. in einer Kampftruppe, ist eine starke Kraft. Diese Emotionen sind der Klebstoff, der Fremde aneinanderbindet, sei dies in der Armee, in einer Gemeinschaft, Kultur oder Nation. Es führt zu Bindung und ermöglicht, sich gemeinsam zu schützen.

2.8 Emotionen und Gedächtnis

Emotionen erleichtern das Abspeichern und Abrufen von Erinnerungen.[10] Emotionen wirken im Gedächtnis wie ein gelber Textmarker. Erleben wir in einer bestimmten Situation Angst, ist es gut, sich daran zu erinnern, so dass wir in Zukunft ähnliche Situationen vermeiden können. Emotionen erleichtern nicht nur das Abspeichern und Abrufen, sie modulieren auch die Bildung assoziativer Verbindungen zu ereignisbezogenen Komponenten.

Zusammengefasst bedeuten Emotionen, die Summe aus Gefühl und Physiologie, Überlebensvorteile. Sie erhöhen unsere Fähigkeit, überlebensrelevante Information abzuspeichern. Sie bereiten uns auf die Abwehr eines Raubtieres vor, begünstigen Kommunikation, motivieren uns, binden uns aneinander und lassen uns wissen, ob wir das Richtige tun. Die grundlegenden Emotionen sind angeboren, nicht erlernt. Sie befähigen Tiere und Menschen, in wirksamerer Weise mit ihrer Umwelt in Kontakt zu treten, zu essen und zu trinken, sich zu paaren, Entscheidungen zu treffen und sich zu verteidigen. Die körperlichen und gefühlsmäßigen Zustände von Emotionen resultieren aus der elektrochemischen Aktivität im Gehirn. Diese Aktivität beeinflusst, wie wir unsere Umwelt verarbeiten, wie wir sie wahrnehmen, encodieren, abspeichern und wieder abrufen. Reize, die überlebenskritische Emotionen auslösen, sind der Anlass für Traumatisierung. Es sollte daher nicht überraschen, dass jene Reize, die Angst und defensive Wut auslösen, am wichtigsten sind.

2.9 Literatur

1. Ortony, A., Norman, D. A. & Revelle, W. (2005). Affect and proto-affect in effective functioning. In J.-M. Fellous & M. A. Arbib (Eds.), *Who needs emotions: The brain meets the robot* (pp. 173–202). New York, NY: Oxford University Press.
2. Tompkins, S. S. (1982). Affect theory. In P. Eckman (Ed.), *Emotion in the human face* (p. 355). Zitiert bei Kelly, A. E. (2005), Neurochemical networks encoding emotion and motivation. In J.-M. Fellous & M. A. Arbib (Eds.) *Who needs emotions: The brain meets the robot* (p. 35). New York, NY: Oxford University Press.
3. Nicola, S. M., Yun, I. A., Wakabayashi, K. T. & Fields, H. L. (2004). Firing of nucleus accumbens neurons during the consummatory phase of a discriminative stimulus task depends on previous reward predictive cues. *J. Neurophysiol.*, *91*, 1866–1882.
4. Hamann, S. B., Ely, T. D., Grafton, S. T. & Kilts, C. D. (1999). Amygdala activity related to enhanced memory for pleasant and aversive stimuli. *Nature Neurosci.*, *2,* 289–293. Wikipedia. *Amygdala*. Verfügbar unter: http://en.wikipedia.org/wiki/Amygdala [30.01.2010].
5. Wikipedia. *Prefrontal cortex*. Verfügbar unter: http://en.wikipedia.org/wiki/Prefrontal_cortex [07.01.2009].
6. Fellous, J.-M. & Suri, R. E. (2002). The roles of dopamine. In M. A. Arbib (Ed.), *Handbook of brain theory and neural networks* (2nd ed.). Cambridge, MA: MIT Press.
   Ventura, R., Morrone, C. & Puglisi-Allegra, S. (2007). Prefrontal/accumbal catecholamine system determines motivational salience attribution to both reward and aversion-related stimuli. *Proc. Natl. Acad. Sci.*, *104*, 5181–5186.
7. DeBecker, G. (1997). *The gift of fear*. New York, NY: Little Brown & Company.
8. Darwin, C. (1898). *The expression of the emotions in man and animals*. New York, NY: Appleton and Company. [Darwin, C. (2000). *Der Ausdruck der Gemütsbewegungen bei den Menschen und den Tieren*. Frankfurt/M.: Eichborn.]
9. Wikipedia. *Emotion*. Verfügbar unter: http://en.wikipedia.org/wiki/Emotion [03.05.2010].
10. Reisberg, D. & Hertel, P. (Eds.). (2004). *Memory and emotion*. New York, NY: Oxford University Press.

3
Ur-Emotionen und Überleben

Angst und Wut sind überlebenswichtig. Sie aktivieren Körper und Geist und bereiten uns auf eine Reaktion gegenüber der wahrgenommenen Bedrohung vor. Wie werden diese Emotionen erzeugt? Die Antwort liegt in jenem Bereich des Gehirns, den man Amygdala nennt.

3.1 Angst und Überleben

Die Haare des Kleinen sträubten sich: Sie standen aufrecht nach oben. Er wusste, dass er sich weit von seiner Mutter entfernt hatte. Die eigenartigen Geräusche hatten ihn neugierig gemacht. Vigilanz versus Neugierde. Nun hatte er ein Problem, denn dieser ihm bekannte Geruch gefiel ihm gar nicht. Er witterte hungrige Raubtiere und er war ihre Beute. Es waren Hyänen, eine bösartige und noch dazu intelligente Meute. Ihm war klar, dass er sich in Schwierigkeiten befand. Die Ur-Gefühle der Angst waren emporgestiegen, um ihn zu warnen, ihm zu vermitteln, dass er am besten wegrennen sollte – aber er konnte nicht. Seine Läufe waren inzwischen vor Angst steif geworden, er steckte fest. Die Hyänen kreisten ihn ein. Seine Muskeln spannten sich an und als er sich auf seinen Hinterläufen aufstellte, stieß er das gewaltigste Brüllen aus, das ein Löwenjunge von sich geben kann. Die Hyänen kreisten ihn jedoch unbeirrt weiter ein. Es gab kein Entrinnen mehr. Der Knirps rannte im Kreis. Das Alpha-Männchen der Hyänen bereitete sich auf den Angriff vor, Speichel troff bereits aus seinem Maul. Plötzlich blickte die Hyäne auf – da tauchte die Mutter des Kleinen, die größte Löwenmutter, die die Hyäne je gesehen hatte, auf. Ihr Sabbern stockte und als die Mutter hervorsprang, um ihren Sohn zu beschützen, rannte das Alpha-Männchen los und mit ihm die anderen Hyänen der Meute. Mit einem Gebrüll, das die Bäume erzittern ließ, knuddelte die Löwenmutter ihr Kleines und beide kehrten zu ihrem Rudel zurück.

Bei uns allen ist Angst „fest verschaltet". Alleine auf sich gestellt, fühlt sich die offene Weite unsicher an. In eine dunkle, enge Höhle einzudringen, macht den Mund trocken. Ein dunkles, grollendes Brüllen lässt uns unseren Kopf in die Richtung drehen, aus der es zu hören ist.

Angst ist die älteste der Emotionen. Angst kann ohne bewusste Wahrnehmung ausgelöst werden. Sie ist, was uns aufspringen lässt, wenn sich etwas auf dem Boden bewegt oder unten an unserem Bein entlangstreicht. Angst bringt uns dazu, uns zu ducken, wenn wir etwas aus dem Augenwinkel erfassen, und sie lässt uns rennen und uns verstecken, selbst wenn wir noch nicht genau wissen, welcher Art die Bedrohung ist. Da uns ein sensorischer Input direkt in die Aktion getrieben hat, springen wir und ducken uns oder rennen in ein Versteck. Die Muster, die diese Reaktion bedingen, sind alt, sehr viel älter als die Menschheit und auch sehr viel älter als der denkende Teil des Gehirns. Genau diese Reaktion hat dafür gesorgt, dass die Spezies überlebt. Prädationsvermeidung ist etwas, was wir jeden Tag betreiben, wenn wir uns es bewusst machen. Mücken riskieren beispielsweise ihr Leben, um Blut zu erbeuten. Wenn sie erfolgreich sein wollen, müssen sie schnell reagieren, um zu verhindern, erschlagen zu werden.

Angst betrifft unsere Person. Sie lässt uns fokussieren und kann von keiner anderen Emotion verdrängt werden. Sie ist im Verlauf der Evolution erhalten geblieben. Selbst wenn wir einer Schnecke, die einer heißen Flamme ausweicht, nicht zuschreiben würden, dass sie Angst hat, so ist es eine Reaktion aus Angst, um die es geht.

Angst kennt viele Momente. Es gibt den Moment der Bewusstwerdung. Wir erleben ein subtiles, erhöhtes Feingefühl für unsere Umgebung, eine Vigilanz, die uns sagt, dass irgendetwas nicht stimmt. Wir versuchen, den angstinduzierenden ***Stimulus*** zu lokalisieren, wir suchen den Horizont nach etwas Auffälligem ab, nach einer ungewöhnlichen Bewegung; Gerüche oder Geräusche eines möglichen Raubtieres fallen uns auf. Wenn wir etwas bemerken, erstarren wir und schauen in die Richtung des Reizes. Dieses Erstarren ist in zweierlei Hinsicht von Nutzen: um Bewegung zu vermeiden, so dass das Raubtier uns nicht erkennen kann, und um uns konzentrieren zu können. Es wirkt leicht aktivierend. Wenn für unsere Besorgtheit keinerlei Ursache ausgemacht werden kann, wenden wir uns wieder dem zu, das wir zuvor getan haben. Manchmal rationalisieren wir und verharmlosen es jedoch – und genau das kann unser Verderben bedeuten.

Zunächst hob eine Gazelle ihren Kopf aus dem Gras, das sie fraß, und suchte den Horizont ab. Was war das für ein Geruch? Der Wind wehte sanft vom Wald herüber in die Ebene. Außer den Grashalmen bewegte sich nichts. Was war das für ein Geruch? Eine weitere Gazelle hob auch ihren Kopf. War das eine Reaktion auf die erste Gazelle oder hatte sie etwas anderes bemerkt? Mittlerweile wurde der Fokus auf den Waldrand gerichtet. Weitere Gazellen hoben ihren Kopf und suchten die Gegend ab. Nichts? Nichts. Sie fraßen weiter und die Vigilanz verflüchtigte sich.

Dann gibt es die Angst im Moment akuter Gefahr, wie wenn man von einem Raubtier gejagt wird. Wir sind vollständig im Fluchtmodus. Dieses Signal wird vom Körper ins Gehirn und vom Gehirn in den Körper geschickt. Unsere Muskeln werden kräftiger, unser Herz schlägt höher und schneller, unsere Pupillen weiten sich, um besser zu sehen – ein Kampf ums Überleben steht kurz bevor. Wir denken an Flucht. Wo kann man sich verbergen? Im Moment wahrgenommener Gefahr versteckt sich beispielsweise die Brut des maulbrütenden Buntbarsches Tilapia aus Mosambik im Maul der Mutter.

Eine dritte Form der Angst ist Panik. Überwältigt von dem Gefühl, dass wir sterben werden, haben unsere Aktionen weder Richtung noch Ziel. Wir erleben dermaßen große Angst, dass wir nicht wissen, in welche Richtung wir gehen sollen, um uns in Sicherheit zu bringen. Wir rennen buchstäblich im Kreis. Alle sozialen Bindungen zählen nicht mehr, wir würden töten, um selbst leben zu können. Auch hier ist unsere Herzfrequenz erhöht, unsere Muskeln schwellen an, aber wir sind nicht in der Lage, unseren Verstand für eine Lösungsfindung zu nutzen.

Schließlich gibt es die Angst im Moment unmittelbar bevorstehenden Todes. Wir begeben uns in andere Sphären. Die Zeit bleibt stehen, es werden keinerlei Schmerzen oder andere Gefühle wahrgenommen. Dies ist bei Tieren zu beobachten, nachdem ein Raubtier sie erbeutet hat. Wenn sie erfasst werden, fallen sie auf den Boden und verfallen in eine Schreckstarre. Diese Angstreaktion wird auch ***Thanatose*** genannt.[1] Manche Wissenschaftler postulieren, das Raubtier könnte dadurch abgelenkt werden und dem Beutetier nochmals die Möglichkeit zur Flucht geben. In jedem Falle ist es ein Zustand der Dissoziation, der dem Beutetier die Schmerzen des Getötetwerdens erspart. Jede Art der Angst steht mit einer einzigartigen neurobiologischen „Signatur" in Zusammenhang. Diese Signaturen bestehen aus verschiedenen Stresshormonen, die durch Gehirn und Körper fließen – jede einzelne ist für eine bestimmte Überlebensreaktion verantwortlich.

Vigilanz und Salienz sind notwendig, um ein Raubtier auszumachen. Der Neurotransmitter Dopamin spielt beim Thema Salienz eine Schlüsselrolle. Dopamin verstärkt das Verhältnis zwischen Signal und Geräuschpegel und führt dazu, dass sich verdächtige Vorgänge in der Wahrnehmung vom Hintergrund abheben. Bedeutsame Reize geraten in unser Bewusstsein und aktivieren Bereiche, die uns sagen: „Pass auf!" Wir befinden uns in einem Zustand der Vigilanz, dann tritt ein weiterer Neurotransmitter auf den Plan: Norepinephrin. Sucht man nach der Bedrohung durch ein Raubtier, kann das Brechen eines Zweiges ausreichen, um Salienz/Vigilanz in ein Kampf- oder Fluchtverhalten umzuwandeln. Bleibt der Zustand der Vigilanz hingegen inaktiv, bemerkt man dieses Knacksen eines Zweiges möglicherweise gar nicht.

Ob Flucht oder Kampf, es geht immer um zwei biochemische Stoffe: Epinephrin und Norepinephrin. Epinephrin (auch bekannt als Adrenalin) wird peripher von den Drüsen der Nebennieren ausgeschüttet, die sich oberhalb der Nieren befinden. In denselben Drüsen befinden sich Zellen, die einen zweiten Stoff ausschütten, der für unser Überleben entscheidend ist: ***Cortisol*** (Hydrocortison). Dies ist keineswegs ein Zufall und belegt einmal mehr, wie weise die Natur ist. Gleichzeitig wird Norepinephrin (auch bekannt als Noradrenalin) von einem Bereich im Hirnstamm, der sich ***Locus caeruleus*** nennt, über das ganze Gehirn ausgeschüttet. Epinephrin energetisiert den Körper, wenn wir uns auf eine Flucht- oder-Kampf-Begegnung vorbereiten, während Norepinephrin Analoges für die Psyche tut. Um die Überlebenswahrscheinlichkeit zu erhöhen, geschehen während dieser Zeit weitere Veränderungen; eine der tiefgreifendsten ist die Verminderung der Schmerzempfindlichkeit, die Analgesie in Zusammenhang mit Norepinephrin. Tiere, die ums Überleben kämpfen, haben keinerlei Zeit innezuhalten und ihre Wunden zu lecken. Boxer stecken wiederholt Schläge ein, was unter normalen Bedingungen Schmerzen bereiten würde. Soldaten können Mehrfachverletzungen ertragen und weiterkämpfen. Diese Norepinephrinanalgesie ist für das Überleben entscheidend und wie wir sehen werden, bietet sie auch eine Erklärung für chronische Schmerzen, die die Folge einer Traumatisierung sein können.

Panik kann eine Auswirkung von zu viel Norepinephrin sein. Wir verlieren regelrecht komplett die Fähigkeit, rationale Entscheidungen zu treffen; wir sehen keinen Ausweg mehr. Der Präfrontalcortex, jener Teil des Gehirns, der zur Planung befähigt, wird abgetrennt, so dass sich alles nur noch auf grobe überlebenswichtige Aktionen konzentriert. Die hohen Norepinephrinspiegel schalten die Leitungsfunktion des planenden Teiles des Gehirns ab, weil es jetzt nur noch um das Überleben geht. Rettungsschwimmer wissen, dass Ertrinkende alles tun, um über Wasser zu bleiben, einschließlich die Retter unter Wasser zu drücken, um selbst über Wasser zu kommen. Das ist eine Folge des Überlebenstriebes und nicht auf rationales Denken gegründet.

Der Zustand der Dissoziation, die Atonie, bedeutet, den Moment *nicht* zu fühlen. Wir sind dermaßen erschrocken, dass der sensorische Input verlangsamt oder komplett unterbrochen wird. Gar nichts oder zumindest sehr wenig gelangt ins Bewusstsein. Dieser dissoziierte Zustand stellt nach Meinung einiger Wissenschaftler ein Schutzmechanismus dar. Thanatose ist die äußerste Form der Dissoziation, als wäre der Organismus tot. Wir können nicht einmal an Bewegung denken. Man nennt das auch Sich-tot-Stellen.

Arten der Angst

- Erstarrung, Salienz und Vigilanz
- Kampf oder Flucht
- Panik
- Atonie

3.2 Angst wird über unsere Sinne vermittelt

Die physiologischen Veränderungen, die durch Angst ausgelöst werden, dienen dem Überleben. Angststimuli müssen einfach und leicht erkennbar sein. Die Reaktion auf diese Stimuli ist bereits angeboren oder sie entwickelt sich erst später. Die Küken von Kammhühnern[2] beispielsweise zeigen bei lauten Geräuschen Fluchtreaktionen. Erst später werden visuell bedingte Fluchtreaktionen auf Raubtiere entwickelt. Das macht Sinn, denn das Hören eines seltsamen Geräusches ist eine weniger komplexe Anforderung als das Erkennen eines Raubtieres. Entenküken können visuelle Muster hingegen bereits früh erkennen. Auf diese Zeichenreize wird, ähnlich wie auf Geräuschreize, ohne vorheriges Lernen reagiert (siehe Abb. 1). Aufgrund von Zeichenreizen (bedrohlichen Inhalts) können Angstreaktionen über die Sinne ausgelöst werden. Beispielsweise führt eine Silhouette, die in einer Bewegungsrichtung über eine Kükenschar geführt wird, zu Angst. Wird die Silhouette in die entgegengesetzte Richtung bewegt, löst sie hingegen keine Angstreaktion aus. Wie ist das möglich?

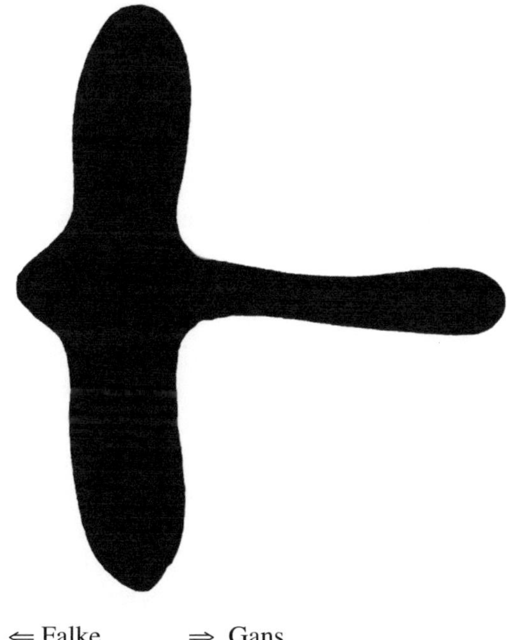

$\Leftarrow$ Falke $\Rightarrow$ Gans

Abbildung 1: *Visuelle Queue-Reize können angeboren sein (aus McFarland, D.,1982, The Oxford Companion to Animal Behaviour, p. 180. New York, NY: Oxford University Press. Mit Genehmigung.)*

In der einen Flugrichtung wirkt der kurze Hals mit dem langen Schwanz wie ein räuberischer Falke – in der anderen Flugrichtung hingegen ist der Schatten mit dem einer fliegenden Gans vergleichbar. Da eine schnelle Angstreaktion überlebensentscheidend ist, müssen bedrohlich wirkende Muster zwangsläufig eine Aktion auslösen.

3.3 Einzelne Tierarten verfügen über spezifische Systeme zur Angstauslösung

Tiere müssen vermeiden, von Raubtieren gefressen zu werden, und Angst hilft ihnen bei der Flucht. Die Reaktionen müssen auf Reflexen und sehr einfacher Informationsverarbeitung gegründet sein. Es gibt zwei Arten von Alarmreaktionen: (1) eine Kampf-oder-Flucht-Reaktion, die das Individuum intern für eine Aktion befähigt, und (2) eine Warnreaktion, die anderen Herdenmitgliedern dient. Die Alarmsignale, welche die Herde aktivieren, können visueller, auditiver oder olfaktorischer Natur sein. Daran knüpft die Redeweise an: „Gemeinsam ist man stark", d. h. viele Augen, Ohren oder Schnauzen sind auf der Hut vor Raubtieren. Tauben fressen in der Regel in Gruppen und erzeugen mit ihren Flügeln, wenn sie sich erschrecken und davonfliegen, ein Alarmsignal.[3] Es warnt die anderen Tauben vor einer möglichen Gefahr und sie flüchten ebenfalls in der Form eines sich expandierenden Kreises. Bei vielen Tierarten kommen auditive Alarmsignale vor und oft haben sie Eigenschaften, die ein Identifizieren des rufenden Tiers erschweren. Diese Alarmrufe führen bei den Mitgliedern der eigenen Spezies zu Bewegungen der Art „in Deckung gehen" oder „zieh den Kopf ein". Die meisten dieser Reaktionen sind angeboren, andere jedoch erlernt. Ein interessantes Beispiel für einen menschenspezifischen auditiven Alarmruf ist der Schrei „Fore!" nach einem verfehlten Abschlag beim Golfspielen. Der Zuhörer erschrickt, er wendet sich reflexartig aufgrund des Ausrufes ab und bringt seinen Kopf in Deckung und in Sicherheit.

Olfaktorische Alarmsignale[4] aktivieren eine Angstreaktion bei den Mitgliedern derselben Spezies. Verletzt ein Hecht eine Elritze, so bewirken die Botenstoffe, die aus der verletzten Haut der Elritze freigesetzt werden, dass andere Elritzen diesem Areal über mehrere Stunden fernbleiben. Alarmbotenstoffe lösen häufig Flucht aus, sie können aber auch andere Wirkungen haben. Die Alarmsubstanzen der aggressiven sklavenhaltenden Raubameise regen die anderen Mitglieder der Kolonie nicht nur zum Kampf an, sondern sie lösen bei den Arbeitern anderer Ameisenarten Panik aus, was diese einem Angriff gegenüber vulnerabler macht.

3.4 Angst aktiviert Veränderungen der Physiologie

Eine Angstreaktion erzeugt eine Veränderung der Physiologie. Unser Körper wird in einen Alarmzustand versetzt. Erhöht werden Muskelkraft, Sauerstoffverfügbarkeit und sensorische Schärfe. Nichtüberlebenswichtige Prozesse werden angehalten, z. B. die Verdauung oder das Pflegeverhalten, so dass wir uns nur auf die Aktion konzentrieren. Wir befinden uns im Alarmzustand, auf der Suche nach einer Fluchtmöglichkeit und bereiten uns vor, lebenswichtige Informationen abzuspeichern, so dass wir Vorkommnisse dieser Art in Zukunft vermeiden können. Aus der Perspektive der Evolution macht es absolut Sinn, dass es ein Koordinationszentrum gibt. Dies ist die sogenannte ***Amygdala***. Bereits bei der Geburt funktionstüchtig (vielleicht sogar schon vorher), verändert sie sich, entsprechend der Reifung des Individuums.[5] Die Amygdalae sind mandelförmige Neuronengruppen, die auf beiden Seiten des Gehirns lokalisiert sind. Jede hat für sich eine eigenständige Funktion. Die rechte Amygdala, von der man annimmt, dass sie während einer Angstsituation das Kommando innehat, liegt leicht abseits der Mittellinie tief im Inneren des Temporallappens. Ihre Lokalisierung ist ideal angepasst, um Informationen aus anderen Bereichen des Gehirns zu empfangen und auszusenden (siehe Abb. 2). Sie ist ein Bestandteil unseres primitiven Überlebensinstrumentariums, dem limbischen System.

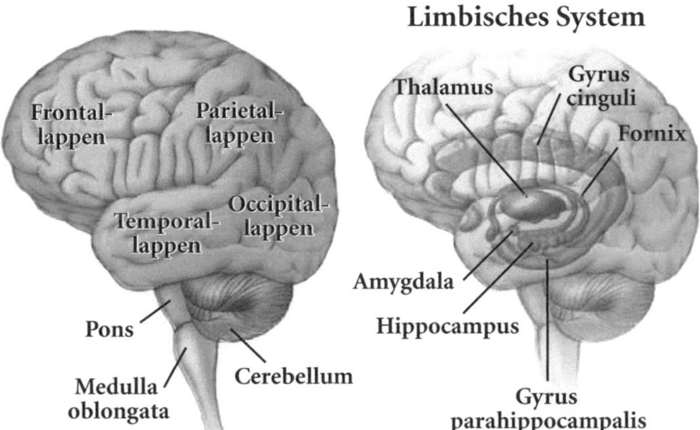

Abbildung 2: *Anatomie des Gehirns (medizinische Illustration mit freundlicher Genehmigung von Alzheimer's Disease Research, einer Initiative der American Health Assistance Foundation, © 2000–2010, http://www.ahaf.org/alzheimers/)*

3.5 Das limbische System

Das limbische System ist ein Konstrukt, das anatomisch nicht klar abgegrenzt ist, jedoch eine spezifische Funktion erfüllt. Es blieb im Verlauf der Evolution bei sämtlichen Säugetieren erhalten. Seine Rolle umfasst die Koordinierung der Aktivität verschiedener Teile des Gehirns, die im Bezug mit einem Überlebensvorteil stehen. Einige anatomische Strukturen, die dem limbischen System zugeschrieben werden, sind nachfolgend aufgeführt:

- *Amygdala:* spielt beim emotionalen Ausdruck (Angst/Wut), beim Erinnerungsvermögen und beim Lernen eine Rolle.
- *Hippocampus/Fornix:* spielt beim Lernen, Abspeichern und Abrufen eines Ereignisses eine Rolle. Der Fornix verbindet den Hippocampus mit dem Thalamus und dem Hypothalamus.
- *Thalamus:* empfängt und sendet sensorische Information, er wird durch andere Hirnzentren moduliert.
- *Gyrus cinguli:* steht in Bezug zu Orientierung in Richtung eines bedrohlichen Stimulus und zu Aufmerksamkeit.
- *Hypothalamus:* spielt bei der Freisetzung von Stresshormonen eine Rolle.
- *Präfrontalcortex:* wird allgemein als Hemmer der Reaktionen aus dem limbischen System betrachtet. Eine seiner Funktionen ist die Evaluierung einer Bedrohung.

Das limbische System hat vielerlei Funktionen. Im Rahmen dieses Buches wird besonders seine Fähigkeit, überlebensrelevante Informationen zu encodieren, ins Zentrum gerückt. Für die meisten Säugetiere bedeutet Überleben die Flucht vor einem Raubtier. Es lernt, nicht dort hinzugehen, wo es gefährlich ist. Menschen hingegen können eine Situation zwar überleben, aber nicht vor ihr flüchten, z. B. bei einem Autounfall – in diesem Moment sind wir unausweichlich gefangen. Diese Umstände erzeugen extreme Emotionen ohne eine erkennbare Fluchtmöglichkeit. Als eine Folge davon (was später noch detaillierter beschrieben wird) verarbeitet das limbische System diese Situationen in unangemessener, traumatischer Weise, so dass Stimuli, die an dieses Ereignis erinnern, sowohl die emotionale als auch die somatische Erfahrung zum Zeitpunkt des Ereignisses wieder erzeugen. Beim Erwachsenen ist ein funktionierendes limbisches System Voraussetzung für Traumatisierung.
In der Kindheit, wenn das limbische System nicht ausgereift ist (der ***Hippocampus*** funktioniert noch nicht), werden hochgradig emotionale Ereignisse in einem anderen Gedächtnissystem abgespeichert: dem prozeduralen Gedächtnis (Verhaltensgedächtnis, siehe Kap. 4.1). Dieses Gedächtnis-

system ist vermutlich im ***dorsalen Striatum*** lokalisiert. Auch wenn es formal nicht zum limbischen System gehört, encodiert es die Bestandteile früher emotionaler Zustände über die Amygdala[6]. Obwohl der kognitive (narrative) Teil des Ereignisses nicht abgespeichert wird, beeinflusst es uns.

3.6 Der sensorische Input in die Amygdala

Der Thalamus erhält Input über unsere Sinne: Sehen, Geschmack, Berührung und Gehör (siehe Abb. 3). Der Geruchsinn, unser primitivstes Sinnesorgan, verfügt über olfaktorische Neuronen, die den Thalamus umgehen und direkt in den Cortex und, sofern erforderlich, in die Amygdala gelangen. Dies ermöglicht eine sehr schnelle Fernevaluierung ohne Sichtverbindung. Es ist ungünstig, sich dabei windwärts zum Raubtier zu befinden. Zusätzlich sendet der Thalamus seinen Input zur weiteren Verarbeitung zum Cortex und, sofern notwendig, bis zur Amygdala.

Die rechte Amygdala koordiniert in beachtlicher Weise emotionale und physiologische Reaktionen. Sie besteht aus einer Anzahl an Arealen, die Nuclei (Kerne) genannt werden. Jeder Nucleus hat eine andere Funktion (siehe Abb. 4). Wahrgenommene unimodal-bedrohliche Inhalte (z. B. ein lautes Geräusch) werden direkt vom Thalamus zur lateralen Amygdala (LA) als unkonditionierte Angstreize (UFS, unconditioned fear stimulus) weitergeleitet und signalisieren Gefahr.

Unimodal-bedrohlicher Inhalt/UFS ⇒ Thalamus ⇒ LA

Zusätzlich zum Eindringen in die LA wird der ***unimodale Inhalt*** auch mit anderen Aspekten des bedrohlichen Inhalts kombiniert, wie z. B. Bewegung, Geruch, Größe, Form und viszerale Empfindungen, um auf diese Weise einen ***komplexen Inhalt*** zu erzeugen, der vom Thalamus zum Cortex wie auch zur LA gesendet wird.

Komplexer Inhalt ⇒ Thalamus ⇒ Cortex ⇒ LA

Sensorische Stimuli, die jenseits dieses komplexen Inhaltes bleiben, werden ***Kontext*** genannt. Dieser fließt vom Thalamus zum Cortex und über den Hippocampus in die basolaterale Amygdala (BLA).

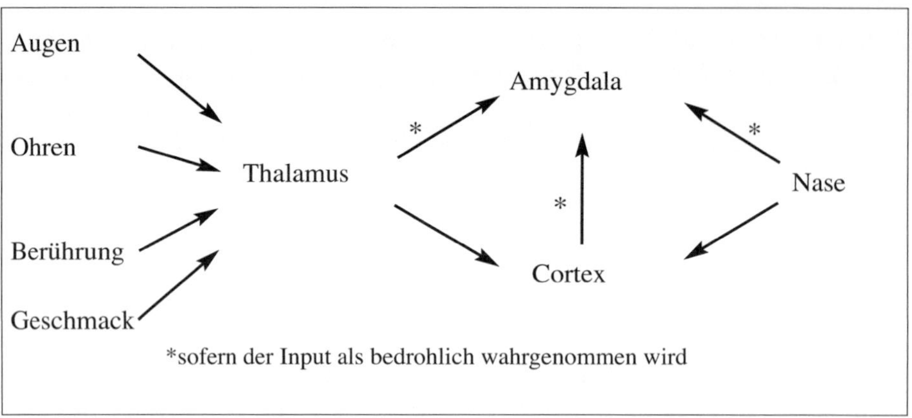

Abbildung 3: *Leitbahnen von den Sinnesorganen in die Hirnareale*

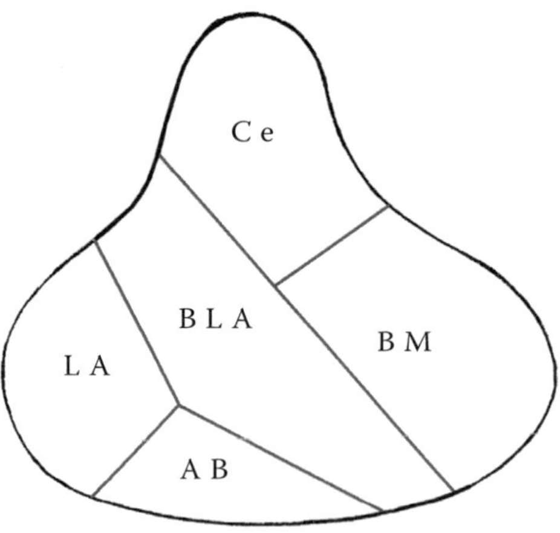

Abbildung 4: *Diagramm der Amygdala. LA: lateraler Kern; BLA: basolateraler Kern; BM: basomedialer Kern; Ce: zentraler Kern; AB: akzessorischer Basalkern (mit freundlicher Genehmigung von Ronald Ruden und Steve Lampasona)*

Sensorischer Inhalt ⇒ Thalamus ⇒ Cortex ⇒ Hippocampus ⇒ BLA

Der akzessorische Basalkern (AB) ist die Stelle, an der bedrohliche olfaktorische Inhalte direkt in die Amygdala gelangen.

Bedrohlicher olfaktorischer Stimulus ⇒ AB

Obwohl jedes Areal der Amygdala eine andere Funktion hat, gibt es eine Menge an Überschneidungen; die Neuroanatomie dieser Areale ist zudem sehr ähnlich. Der Einfachheit halber umfassen die drei Kerne LA, BLA und AB das, was basolateraler Komplex genannt wird (BLC).[7] Der BLC ist der Bereich, in dem bedrohliche Inhalte die Aktivierung von Aktion und Emotion bewirken.

LA/BLA/AB = BLC

3.7 Weiterleitung aus der Amygdala

Die emotionale Reaktion auf eine Bedrohung ist abhängig von der Anregung des zentralen Kerns (Ce) durch den BLC. Der Ce ist ein anderer Teil der Amygdala, er aktiviert und koordiniert die physiologische Reaktion[8] auf sensorischen Input, der somatische, endokrine und vegetative Prozesse moduliert. Der Ce sendet Signale an jene Areale, die hinsichtlich ***Kampf oder Flucht***, Gefahrbewertung, Motivation zur Aktion, Salienz und Vigilanz, Orientierung, Erstarren, Gedächtnis und Schmerzwahrnehmung eine Rolle spielen (siehe Tab. 1).[9]

Tabelle 1: *Weiterleitung vom zentralen Kern Ce*

Emotionaler Stimulus ⇒ Thalamus ⇒ BLC ⇒ Ce ⇒ physiologische Reaktionen	
Hirnareal	*Reaktion*
Sympathikusaktivierung	bereitet uns auf Flucht oder Kampf vor
Präfrontalcortex	unterstützt bei der Gefahrbewertung
Nucleus accumbens	motiviert uns zu einer Aktion
Ventrales Tegmentum	erhöht die Salienz
Locus caeruleus	erhöht die Vigilanz
Zentrales Höhlengrau	bewirkt das Erstarren
Insula und Amygdala	steuern die Schmerzempfindung

Zwischen der Amygdala und dem medialen Präfrontalcortex (mPFC) besteht eine Wechselwirkung. Der mPFC ist für die Evaluierung einer Gefahr und somit für Traumatisierung besonders wichtig. Nimmt der basolaterale Komplex BLC der Amygdala eine Angst wahr, wird der mPFC gehemmt und eine Dämpfung der Angstreaktion vermieden. Dies ermöglicht dem Körper und der Psyche, sich auf Flucht oder Kampf vorzubereiten. Gilt die Bedrohung nach Evaluierung als nicht bedeutsam, sendet der mPFC ein hemmendes Signal an die Amygdala und dämpft die Angstreaktion. Bei übermäßiger Angst, Wut oder chronisch stressigen Bedingungen ist dieses hemmende Signal aus dem mPFC unter Umständen verringert und nicht mehr imstande, die Reizweiterleitung aus der Amygdala zu steuern. Diese Beobachtung weist auf den ***Kindling***-Mechanismus hin, einem Prozess, der für zukünftige Traumatisierung anfällig macht.[10] Der BLC sendet Information ebenso an den Hippocampus[11] als entscheidende Struktur bei Encodierung und Wiederabruf der kognitiven Komponenten. Letztendlich beginnt im BLC der Assoziationsprozess zwischen den sensorischen Komponenten des Inhalts (unimodal und komplex) sowie des Kontextes.

3.8 Fest verschaltete Ängste: unkonditionierte Angstreize (UFS) laufen direkt in die Amygdala

Welche Art von Input ist geeignet, um direkt in die Amygdala gesendet zu werden? Reize, welche die Amygdala ohne vorheriges Lernen des sensorischen Inhalts aktivieren, werden unkonditonierte Angstreize (UFS) genannt, sie gelten als angeboren. Diese Reize werden erkannt und direkt an die Amygdala geleitet. Denken ist nicht erforderlich. Erst kürzlich entdeckten Wissenschaftler eine fest verschaltete Leitbahn, die eine Angstreaktion auslöst.[12] Das Experiment lief folgendermaßen ab: Mäuse, die in einer Box gesetzt und gestresst wurden, zeigten Anzeichen von Angst. Daraufhin leiteten die Wissenschaftler die Luft aus dieser Box in eine andere, in der sich eine nicht-gestresste Maus aufhielt. In der Schnauze von Mäusen befinden sich die Grünberg-Ganglion-Zellen, die direkt in das olfaktorische Alarmsystem münden. Die Zellen erkennen Alarm-Pheromone, die von verängstigten Mäusen ausgeschüttet werden. Nach kurzer Zeit begann folglich die bisher ruhige Maus Anzeichen von Angst zu zeigen. Bei einer zweiten Versuchsreihe durchtrennten die Wissenschaftler die Verbindung zwischen den Ganglion-Zellen und dem Geruchssystem der nichtgestressten Maus. Bildhaft gesprochen wird die elektrische Verbindung in der Schnauze der Maus durchschnitten. Unter zum ersten Experiment identischen Versuchsbedingungen zeigte die ruhige, ungestresste Maus keine Reaktion auf die Luftzufuhr aus der Box gestresster Mäuse. Die Schlussfolgerungen aus dieser Studie: Mäuse senden ein Pheromon aus (unimodaler sensorischer Inhalt), um andere Mäuse zu warnen. Wird das Neuron, das den Rezeptor für dieses Alarm-Pheromon enthält, abgetrennt, kann das Alarmsignal nicht mehr empfangen werden. Dies ist ein Beispiel, wie die Natur Reaktionen auf Angstsignale buchstäblich fest verschaltet.

3.9 Vermeidung von Lebensbedrohungen

Um der Prädation (dem Gefressenwerden) zu entgehen, ist Aktion notwendig. Überlegen und planen sind unter den meisten Rahmenbedingungen zu langsam. Wenn Sie versuchen, eine Stubenfliege im Flug zu fangen, werden Sie Zeuge eines erstaunlichen Vermeidungsverhaltens werden, ohne dass hier Denken im Spiel ist. Bei den meisten Tierarten, Menschen eingeschlossen, sendet das Gehirn unkonditionierte (angeborene, fest verschaltete) Angstreize direkt in die Amygdala und zwingt damit den Organismus, sich aus dem Gefahrenbereich hinauszubegeben. Diese Schaltkreise erzeugen Aktion. Eine Evaluierung ist unnötig. Ziel ist, dem potenziellen Raubtier zu entgehen. Ein plötzlich auftretender Abgrund löst Höhenangst (Akrophobie) aus, was eine der Arten von Angst ist, die ohne Evaluierung bewirkt wird. Man stelle sich nur vor, auf dem Hausdach ganz am Rand zu stehen. Bei einem Abgrund wissen wir nicht, wohin unser erster Schritt führt beziehungsweise wenn wir es wissen, bedeutet es nichts Gutes. Die angeborene Angst vor Abgründen ist wichtig für das Verständnis bestimmter Phobien, z. B. der Angst vor Höhe, Brücken, Leitern usw.

Wir sind hinsichtlich folgender Ängste ebenso fest verschaltet:

- Angst vor Dunkelheit (Nyktophobie), denn die meisten Säugetiere haben eine schlechte Sehfähigkeit bei Nacht. Ein Raubtier kann uns auflauern, ohne dass wir es sehen. In Horrorfilmen spielen daher die furchterregendsten Szenen in abgedunkelten Bereichen.
- Angst vor offenen Plätzen (Agoraphobie): Es gibt keinen Ort, an dem wir uns verstecken können.
- Angst vor engen Räumen (Klaustrophobie): Wir können nicht fliehen. So ist es tatsächlich in der Forschung zur Stressinduktion üblich, eine Ratte in ein Rohr zu stecken, indem sie sich nicht bewegen kann.
- Furcht bei lauten Geräuschen (Ligyrophobie): Ein lautes Geräusch bedeutet ein großes Tier, womöglich ein potenzielles Raubtier.
- Angst vor schleichenden (Angst vor Schlangen: Ophidiophobie) und krabbelnden Tieren (Angst vor Insekten: Entomophobie).

Die Emotion des Ekels dient dazu, Geschmack und Geruch fest zu verschalten. Für viele Säugetiere ist die Angst vor dem Verlassenwerden ebenso charakteristisch, da Säugetiere als Neugeborene so hilflos sind. Ohne ein Muttertier gibt es keinerlei Nahrung oder Sicherheit, sicher ist lediglich der Tod. Dies lässt sich auch bei Stockentenküken [also nicht nur bei Säugetieren] sehr dramatisch illustrieren. Wenn sie von ihrer Mutter getrennt werden, folgen sie stattdessen einer sehr groben Entenattrappe, einem gehenden Menschen oder sogar einer Pappschachtel, die sich langsam von ihnen wegbewegt. Selbst im ausgewachsenen Alter verändert die Angst vor dem Ausgestoßenwerden aus der eigenen Herde das Verhalten, da die Überlebenschancen außerhalb der Herde verringert sind. Die gewaltige Angst vor dem Verlassenwerden ist durch alle Zeiten auch bei Menschen ausgenutzt worden. Beispielsweise setzt die katholische Kirche Exkommunikation und die Amische Glaubensgemeinschaft Ausgrenzung als Kontrollinstrument ein. Angst vor dem Verlassenwerden ist eine unserer Grundängste. Bei Menschen existieren weitere starke psychische Ängste, die hiermit in Zusammenhang stehen, z. B. Angst vor dem Verlust von Freiheit, sozialen Status, Arbeitsplatz oder dem Zuhause.

Unkonditionierte (angeborene, fest verschaltete) Angstreize

- Verlassenwerden
- Getötet werden
- Körperliche Schmerzen
- Höhen
- Ersticken
- Gefangen sein
- Offene Flächen ohne eine Versteckmöglichkeit
- Am Boden lebende Raubtiere, sich schlängelnd-bewegende Dinge
- In der Höhe lebende Raubtiere, Dinge, die von außerhalb des Gesichtsfeldes eindringen
- Nacht und Dunkelheit
- Kulturbedingte Ängste

Diese Festschaltung bewirkt, dass einmal wahrgenommene Gefahrenmuster eine Angstreaktion erzeugen. In erster Linie muss man reagieren, um einen sicheren Ort zu finden. Erst danach folgt die Evaluierung der Gefahr. Wie kommt es, dass dabei die sensorischen Signale die Amygdala aktivieren?

3.10 Aktivierung der Amygdala

Um eine Reaktion der Amygdala hervorzurufen, müssen mehrere Bedingungen erfüllt sein. Zunächst senden die Sinnesorgane den Input als unverarbeitete sensorische Information in unser Hirn. Dieser Prozess wird ***Transdukti-***

on genannt: die Umwandlung einer Sache in eine andere. Das Auge bringt beispielsweise ein visuelles elektromagnetisches Spektrum ins Gehirn. Rezeptoren am Grund des Auges wandeln diese Reize in elektrische Impulse um, die entlang eines Neurons weitergeleitet werden. Nachdem diese in den ***Thalamus*** gesendet und dort geordnet wurden, können bedrohliche Reize (UFS) zum Auslösen einer Reaktion in die Amygdala laufen. Sie gelangen auch in den visuell-sensorischen Cortex, der ein Bild erzeugt und wahrnimmt. Sämtlicher sensorischer Input wird in elektrochemische Signale umgewandelt, die durch das Gehirn erkannt und interpretiert werden.

Der Thalamus funktioniert wie ein komplizierter Postversanddienst. Er sendet nicht nur Information aus, er empfängt simultan auch Input aus anderen Teilen des Gehirns. Der Cortex sendet Signale an den Thalamus, der die ***Salienz*** hinsichtlich einer potentiellen Bedrohung erhöht und Hintergrundgeräusche minimiert. Die Aufmerksamkeit auf einen wichtigen Input zu richten, ist ein entscheidender Prozess, bei dem wir Ablenkungen maximal verringern müssen. Deshalb schalten wir im Auto das Radio aus, wenn wir uns verfahren haben. Wir können uns so besser auf visuelle Reize fokussieren, um den richtigen Weg zu finden. Müssen wir besonders aufmerksam sein, kann eine körperliche Komponente unterstützend wirken. Das externe sensorische Organ hilft uns zu fokussieren. Im Falle des Auges ist die Makula, ein Bereich mit hoher Rezeptorendichte, der Ort, an dem wir das Bild fokussieren, wenn wir aufmerksam sein wollen. Oder wir bewegen uns mit der Hand am Ohr in Richtung des Geräusches, das wir identifizieren möchten. Wir probieren vorsichtig mit unserer Zungenspitze. Zusammengefasst: wenn wir nach Salienz suchen, müssen wir aufmerksam sein. Auf diese Weise können wir ein Raubtier frühzeitig ausmachen und die Amygdala für eine Aktion aktivieren. Dies bedeutet Vigilanz.

Wenn der Thalamus einen fest verschalteten (unkonditionierten) Angstreiz wahrnimmt, sendet er diesen direkt in die Amygdala, um eine entsprechende Angstreaktion auszulösen. Eine längere Leitbahn, die komplexere Facetten des Reizes verarbeitet (komplexer Inhalt), verläuft vom Thalamus in den Cortex, von dort in die Amygdala und, sofern angebracht, wird dieser verfeinerte, kortikal verarbeitete sensorische Inhalt in die bereits aktivierte Amygdala geleitet. Eine weitere Leitbahn sendet den Kontext (Hintergrund) über den Hippocampus an die Amygdala. Der verarbeitete Input aus beiden Quellen kann die Reaktion der Amygdala weiter verstärken oder hemmen. Diese Leitbahnen sind für die Betrachtung der Traumatisierungsmechanismen von entscheidender Bedeutung.

Falls Weglaufen vor einem Raubtier keine machbare Option darstellt, dann muss eine defensive Aktion in Kraft treten. Angst kann in eine weitere Überlebensemotion umgewandelt werden, in defensive Wut[13], sie ist von den Umständen abhängig. Die Aktivierung dieses Systems erlaubt uns, einen aussichtslosen Kampf zu vermeiden, wenn Flucht nicht mehr möglich ist.

3.11 Plan B: Defensive Wut

Erschreckt man ein Raubtier mittels defensiver Wut, kann man die Konfrontation vermeiden. Darwin beschreibt die Physiognomie der defensiven Wut wie folgt: zusammengebissene Zähne, Zähnefletschen, Knurren bei gewölbtem Rücken („Katzenbuckel"), angespannte Nackenmuskulatur, Kopf geradeaus, Augen weit offen und Pupillen dilatiert, Nasenflügelatmen, expandierter Brustkorb und erhöhte Körpergröße. Um dem Ganzen Nachdruck zu verleihen, kann noch ein Brüllen eingesetzt werden. All dies sind Bestandteile defensiver Wut. Wie bereits oben erwähnt, tritt diese Emotion und Physiologie ein, wenn Kampf oder Flucht nicht möglich sind: bei einem Muttertier, das sein Junges vor einem mächtigen Raubtier schützen muss, bei einem Kind, das von einem wesentlich größeren Erwachsenen missbraucht wird, bei einer Person, die von einer Schlägerbande bedroht wird. Da der Betroffene mit Sicherheit verliert, ist defensive Wut der letzte Versuch vor dem Angriff, in der Hoffnung, dass sie den Angreifer verscheucht. Wenn man sich also so groß, so grimmig und so bedrohlich wie nur möglich darstellt, kann man vielleicht das Raubtier davon abbringen, dass es zu einer Herausforderung kommt. Defensive Wut ist Angst gemischt mit Wut in einer Situation, in der es keinen Ausweg mehr zu geben scheint (siehe Abb. 5).

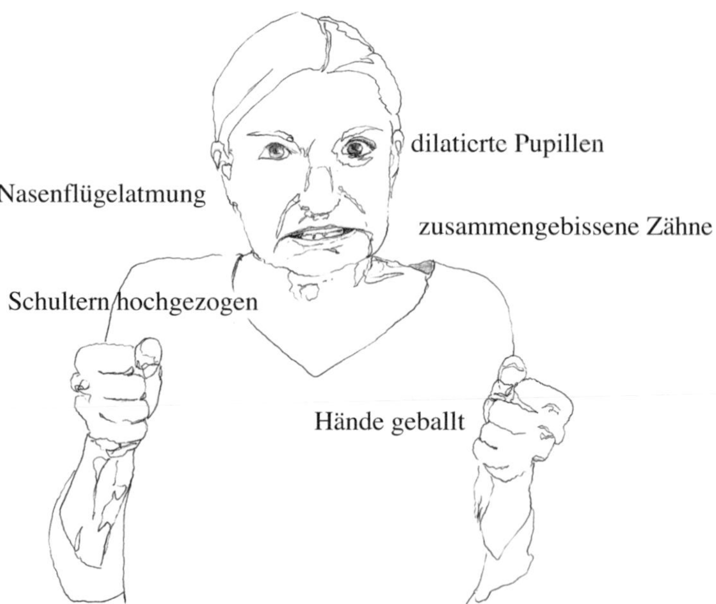

Abbildung 5: *Körperhaltung der defensiven Wut (mit freundlicher Genehmigung von Ronald Ruden und Steve Lampasona)*

Der Eindringling wollte angreifen. Langsam wurde sie in die Küche zurückgedrängt, wo es kein Entkommen mehr gab. Ihre Hände glitten über den oberen Rand des Spülbeckens hinter ihr, auf der Suche nach etwas, das sie als Waffe benutzen könnte. Sie wurde fündig: ein scharfes Messer. Sie ergriff es, krümmte ihren Rücken und hob die Klinge in die Luft. Ihr Mund war fest geschlossen, ihre Zähne waren zusammengebissen und ihre Nasenflügel bewegten sich. Sie stand still und wartete darauf, dass der Eindringling den ersten Schritt macht. Danach würde sie mit dem Messer auf ihn losgehen.

Leitbahn der defensiven Wut:

BLC ⇒ Angst ⇒ Begleitumstände ⇒ BM ⇒ defensive Wut

Die Manifestation von Wut wird zum Zeitpunkt eines Ereignisses durch die Begleitumstände bestimmt. Vermutlich spielt der basomediale Kern (BM) beim Ausdruck defensiver Wut eine Rolle. Wut kann wie Angst potentiell traumatisierend sein.

Zusammengefasst kann gesagt werden, dass der laterale Kern (LA) der Amygdala den Inhalt der Bedrohung direkt aus dem Thalamus oder dem Bulbus olfactorius in Form sensorischen Inputs erhält, was die Amygdala in Folge aktiviert. Später gelangen kortikal verarbeitete sensorische Inhalte ebenso in den LA. Bestandteile des Kontextes aus diesem Ereignis gelangen über den Hippocampus in den BLA (siehe Abb. 6). Komplexer Inhalt und Kontext ermöglichen die Unterscheidung, ob die Bedrohung real ist (beispielsweise ob die Schlange auf einem Fernsehbildschirm sich befindet oder in einem Terrarium bzw. ob es sich überhaupt bei näherem Hinsehen um eine Schlange handelt und nicht um etwas anderes). Wie bereits zuvor erwähnt, beinhaltet der basolaterale Komplex (BLC) den lateralen, den basolateralen (BLA) und den akzessorischen basolateralen Kern.

Wenn die Bedrohung als real wahrgenommen wird, kommt es zu einem BLC ⇒ Ce-Output, der wiederum vorbereitende physiologische Reaktionen erzeugt. Diese modulieren die vegetative und motorische Reaktion auf den Reiz. Wie wir nachfolgend sehen werden, ist es diese Modulierung der motorischen, vegetativen und emotionalen Komponenten während eines Ereignisses, die für die Folgen einer Traumatisierung entscheidend ist. Der BLC moduliert die Abspeicherung und die Fähigkeit zum Abrufen der kognitiven und emotionalen Ereignisbestandteile. In bestimmten Situationen kann der BLC auch den BM aktivieren, was defensive Wut verstärkt. Unter entsprechenden Bedingungen kann eine Flut an Information zusammengefasst werden und zu dem führen, was wir einen traumatisch encodierten Augenblick nennen. Wie dieser Prozess des Zusammenfassens[14] zustande kommt, ist noch eines der großen Mysterien des Gehirns. Es genügt zu sagen, dass es so passiert.

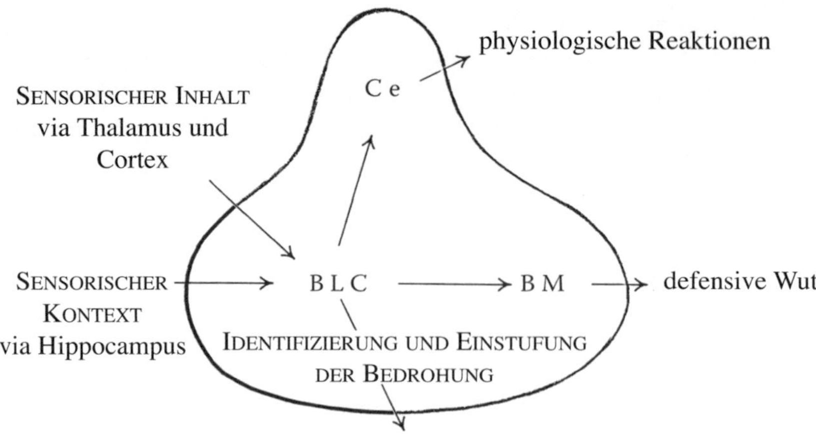

Abbildung 6: *Informationsfluss in und durch die Amygdala (mit freundlicher Genehmigung von Ronald Ruden und Steve Lampasona)*

Bevor wir den Prozess, der das Ereignis als traumatische Erinnerung encodiert, weitergehend betrachten, geben wir in Kapitel 4 einen tieferen Einblick in die Art und Weise, wie Emotionen die Erinnerung beeinflussen.

3.12 Literatur

1. Wikipedia. *Apparent death*. Verfügbar unter: http://en.wikipedia.org/wiki/Apparent_Death [17.08.2008].
2. McFarland, D. (Ed.). (1982). *The Oxford companion to animal behaviour* (pp. 180–181). New York, NY: Oxford University Press.
3. Torrice, M. (2009). *Pigeon wings sound the alarm*. Verfügbar unter: http://sciencenow.sciencemag.org/cgi/content/full/2009/902/2 [19.04.2012].
4. McFarland, D. (Ed.). (1982). *The Oxford companion to animal behaviour* (pp. 13–14). New York, NY: Oxford University Press.
5. Whalen, J. P. & Phelps, E. A. (2009). *The human amygdala*. New York, NY: Guildford Press.
6. Ferreira, T. L., Shammah-Lagnado, S. J., Bueno, O. F., Moreira, K. M., Fkornari, R. V. & Oliveira, M. G. (2008). The indirect amygdala-dorsal

striatum pathway mediated conditioned freezing: insights on emotional memory networks. *Neuroscience, 153* (1), 84–94.

7. Rainine, D. G. & Ressler, K. J. (2009). Physiology of the amygdala: Implications for PTSD. In P. J. Shiromani, T. M. Keane & J. E. LeDoux (Eds.), *Post-traumatic stress disorder: Basic science and clinical practice* (pp. 39–78). New York, NY: Humana Press.
8. Tanimoto, S., Nakagawa, T., Yamauchi, Y., Minami, M. & Satoh, M. (2003). Differential contributions of the basolateral and central nuclei of the amygdala in the negative affective component of chemical somatic and visceral pains in the rat. *Eur. J. Neurosci., 18*, 2343–2350.
9. Akmaev, I. G., Kalmillina, L. B. & Sharipova, L. A. (2004). The central nucleus of the amygdaloid body of the brain: Cytoarchitectonics, neuronal organization, connections. *Neurosci. Behav. Physiol., 34*, 603–610.
10. Akirav, I. & Maroun, M. (2007). The role of the medial prefrontal cortex-amygdala circuit in stress effects on the extinction of fear. *Neural Plast., 2007*, 30873.
11. Strange, B. A. & Dolan, R. J. (2004). Beta-adrenergic modulation of emotional memory-evoked human and amygdala and hippocampal responses. *Proc. Natl. Acad. Sci., 101*, 11454–11458.
    Phelps, E. A. (2004). Human emotion and memory: Interactions of the amygdala and the hippocampal complex. *Curr. Opin. Neurobiol., 14,* 198–202.
12. Brechbuhl, J., Klaey, M. & Broillet, M.-C. (2008). Gruenberg ganglion cells mediate alarm pheromone detection. *Science, 321*, 1092–1095.
13. Shaikh, M. B. & Siegel, A. (1994). Neuroanatomical and neurochemical mechanisms underlying amygdaloid control of defensive rage behavior in the cat. *Braz. J. Med. Biol. Res., 27*, 2759–2779.
14. MindPapers. *A bibliography of the philosophy of and science of consciousness*. Verfügbar unter: http://consc.net/mindpapers/8.1.e. [18.08.2008]. Es handelt sich um eine Liste mit Publikationen zu Bindungsproblemen. Manche der Publikationen können kostenlos eingesehen werden.

4
Gedächtnis und Emotion

Um Prädation so weit wie möglich zu vermeiden, benötigen wir die Fähigkeit, angsterzeugende Erinnerungen zu encodieren und abzurufen. Welche Prozesse stellen dies sicher?

Um zu überleben ist es wichtig, neben Flucht und Kampf, ähnlich bedrohliche Situationen in Zukunft zu vermeiden. Wir brauchen ein Verfahren, das überlebenswichtige Informationen speichert, deren Deutlichkeit bewahrt und das Erinnerungsvermögen niederschwellig hält, so dass die Information bei vergleichbaren Umständen sofort abrufbar ist. Eine zentrale Rolle spielt hierbei die Wechselwirkung zwischen der Amygdala und dem Hippocampus. Es ist der Einfluss der Amygdala auf die Encodierung und Abspeicherung emotionaler Erinnerungen im Hippocampus, der sicherstellt, dass diese klar und leicht abrufbar bleiben.

Zusätzlich zu unseren eigenen Erfahrungen möchten wir auch nützliche Information encodieren können, ohne das entsprechende Ereignis erlebt haben zu müssen. Ein Beispiel: Wenn eine Mutter ihrem Kind erzählt, dass ein bestimmter Ort gefährlich ist, würde der Gedanke dorthin zu gehen, eine Angstreaktion auslösen und somit höchstwahrscheinlich verhindern, dass das Kind zu diesem Ort geht. Ohne unmittelbare Erfahrung lernen zu können bedeutet, dass wir auf sichere Weise wertvolle und überlebenswichtige Information aufnehmen. Emotionen und Gedanken, die durch unsere Imagination erzeugt werden, können daher ebenso encodiert werden. Und wieder encodieren Amygdala und Hippocampus emotionalen Input, der aus der Wahrnehmung kommt. Sie assoziieren und speichern Dinge, die wir gehört haben, mit Dingen, die wir noch erfahren müssen.

Der Mechanismus, der eine Erinnerung abspeichert, wird Konsolidierung genannt. Es handelt sich um einen Prozess, bei dem eine Gedächtnisspur nach dem erstmaligen Auftauchen stabilisiert wird.[1] Man nimmt an, dass die Konsolidierung emotionaler Ereignisse aus zwei Phasen besteht: (1) Die synaptische Konsolidierung geschieht schnell, innerhalb von Minuten, sie beinhaltet Glutamatrezeptoren, Norepinephrin, Cortisol und andere biochemische Stoffe, die ihre Wirkung in der Amygdala und dem Hippocampus entfalten. (2) Die nachfolgende Systemkonsolidierung tritt ein, wenn synaptisch konsolidierte Erinnerungen über einen Zeitraum von Wochen bis Jahren vom Hippocampus unabhängig werden. Solche Erinnerungen sind im Cortex des Gehirns abgespeichert. (Kürzlich rückte ein dritter Prozess in den Fokus der Forschung: die Rekonsolidierung, bei der eine zuvor konsolidierte Erinnerung mittels Reaktivierung der Gedächtnisspur erneut labil gemacht werden kann.)

Während eines traumatisierenden Ereignisses werden emotionale und die damit in Zusammenhang stehenden sensorischen und kognitiven Inhalte zu einem unvergesslichen Ereignismoment zusammengeknüpft. Wir nehmen an, dass ***ein entscheidender Aspekt der Traumatisierung jener ist, bei dem der unimodale sensorische Inhalt in der Amygdala synaptisch encodiert bleibt.*** Synaptische Encodierung eines traumatischen Ereignisses erlaubt, auf Reize, die das Ereignis wieder wachrufen, so zu reagieren, als ob es zum ersten Mal stattfindet. Der nichtbedrohliche Kontext im System kann jedoch weitergehend konsolidiert werden.

4.1 Das Netzwerk der Erinnerung

Die Speicherung von Erinnerungen wird mehr oder weniger in zwei getrennte Systeme unterteilt. Für nichtemotionale Ereignisse, die wir durch bewusste Rückerinnerung, einer Erzählung, beschreiben können, nutzen wir das, was Wissenschaftler das System des ***deklarativen Gedächtnisses*** nennen.[2] Diese Form der Erinnerung wird über den Hippocampus encodiert und abgespeichert und beinhaltet sowohl Information als auch Erfahrungswissen aus tatsächlich Erlebtem. Dinge, die wir tun, aber durch Erzählung nicht beschreiben können, werden im ***nichtdeklarativen Gedächtnis*** gespeichert, auch als System des ***prozeduralen Gedächtnisses*** bekannt. Das prozedurale Gedächtnis[3] ist das entwicklungsgeschichtlich früheste Gedächtnissystem. Es beinhaltet das Erleben eines Gefühls durch sensorischen Input (z.B. erzeugt ein Parfum ein bestimmtes Gefühl), erlernte Fertigkeiten, angenommene Gewohnheiten, Wahrnehmungen hinsichtlich unserer Körperhaltung und konditionierte Reaktionen. Es hilft uns dabei, wie wir Nahrung aufnehmen, krabbeln und sprechen können. Es ist der Ort, an dem emotional intensive Ereignisse (z.B. Verlassensein oder Missbrauch) gespeichert werden, bevor der Hippocampus funktionsfähig ist, was etwa um das vierte Lebensjahr herum geschieht. Diese Erinnerungen werden als ein „Fühlen" abgespeichert. Es sind Gefühle, die ohne kognitiven Inhalt zustande kommen, wie die Gefühle von Sicherheit und Behaglichkeit oder Gefahr und Frustration, die wir in unserer Kindheit erfahren. Informationen, die in diesen beiden Gedächtnissystemen abgespeichert werden, beeinflussen unsere Reaktion auf spätere Ereignisse.

Jon, 6 Jahre alt: In einem Flüchtlingslager geboren und im Alter von 15 Monaten adoptiert, reagiert auf Feuerwehrsirenen immer noch, nicht indem er sich seine Ohren zuhält, sondern indem er zittert und seine Arme als Trost und Schutz um seinen Oberkörper schlingt. Obwohl er sich an die Sirenen aus seiner frühen Kindheit nicht mehr erinnern kann, hat er Angst.

Emotionsgeladene Ereignisse, die im prozeduralen Gedächtnis via Amygdala abgespeichert werden, sind ein Teil dessen, was unser Verhalten steuert. Augustinus von Hippo (354–430 n. Chr.) proklamierte, dass – während wir der Auffassung von Willensfreiheit sind – Gott unser Leben vorherbestimmt. Als Freud seine Theorien der Psychoanalyse diskutierte, beschrieb er die Rolle der Gefühle auf eben diese Art abgespeichert. Er interpretierte den heiligen Augustinus mit einer anderen Betonung. Freud meinte, wir hätten keinen freien Willen, weil wir von jenen unbewussten Erinnerungen gesteuert würden. Sind diese Erinnerungen traumabedingt, verschwinden sie niemals. Es steht außer Frage, dass traumabedingte Erinnerungen, die jenseits des Bewusstseins abgespeichert und nicht leicht abrufbar sind, schwerwiegende Auswirkungen haben.

Der grundlegende Prozess, der eine Erinnerung erzeugt, ist vom Neurotransmitter Glutamat und dessen Rezeptoren abhängig. ***Glutamat***[4] ist eine exzitatorische Aminosäure, die zum Lernen und zur Erzeugung von Assoziationen notwendig ist. Über welchen Mechanismus Glutamat diese Leitbahnen encodiert, bleibt spekulativ, beinhaltet jedoch die Potenzierung postsynaptischer Glutamatrezeptoren in der Amygdala. Eine traumatische Erinnerung kann man sich in Form neuronaler Leitbahnen vorstellen, die während des Ereignisses niedergelegt und durch Glutamatrezeptoren verbunden werden. Durch einen Reiz reaktiviert, erleben wir das ursprüngliche Ereignis wieder, was als synaptische Konsolidierung bezeichnet wird. Interessanterweise – und dies spielt für unser Verständnis des Havening-Prozesses eine entscheidende Rolle – scheint die Reaktivierung synaptisch konsolidierter Glutamat-Leitbahnen eine traumatische Erinnerung während des Wiederaufrufs störanfällig zu machen.[5]

In der Neurochemie gibt es viele Stoffen, die in diesem Prozess verwickelt sind. Man kann ihre Wirkung wie folgt zusammenfassen:

Neurobiochemische Substanzen, die Abspeicherung und Abruf vermitteln

- Glutamat
- Norepinephrin/Epinephrin
- Acetylcholin
- Cortisol (Hydrokortison)
- Dopamin

Neurobiochemische Substanzen, die Abspeicherung und Abruf hemmen
- GABA
- Opioide
- Cortisol (Hydrokortison) in hohen Dosen
- Serotonin

4.2 Die Rolle von Norepinephrin

Die meisten Wissenschaftler sind der Meinung, dass Norepinephrin (NE)[6] und Cortisol[7] als chemische Schlüsselelemente die Bildung synaptischer Erinnerung zu emotionalen Ereignissen in entscheidender Weise steigern. Wie bereits oben erwähnt, wird Norepinephrin durch Neuronen freigesetzt, die aus dem sogenannten Locus caeruleus (LC) im Hirnstamm kommen. Die Freisetzung von NE geht auf Angstreize zurück, die den Ce (Central nucleus) aktivieren können. Das freigesetzte NE dringt in verschiedene Gehirnareale ein.

Amygdala

Stimulus ⇒ BLC ⇒ Ce ⇒ Locus caeruleus ⇒ ⇑ NE ⇒ Hippocampus

Präfrontalcortex

Andere Hirnareale

Norepinephrin unterstützt Lernprozesse. Die Hemmung des Zugangs zum Rezeptor unterdrückt diese hingegen. Während eines emotional geladenen Ereignisses sind die Norepinephrinspiegel in Hippocampus, Präfrontalcortex, Amygdala und in anderen Hirnarealen beträchtlich erhöht, was für ebendiese Rolle spricht. Norepinephrin sorgt vermutlich dafür, dass Ereignisse zu stärkeren Assoziationen führen und das Erinnerungsvermögen verbessern. Diese entscheidende Norepinephrinfunktion ist nicht nur auf Lernprozesse beschränkt. Der Neurotransmitter spielt bei der Veränderung der Physiologie eine Rolle, welche die Überlebenswahrscheinlichkeit erhöht, sei dies aufgrund von Inhalten oder vom Kontext. Norepinephrin spielt ebenso bei einem bestimmten Schaltkreis eine Rolle, der die Amygdala mit dem Präfrontalcortex verbindet.

4.3 Norepinephrin im BLC

Wissenschaftler weisen auf Folgendes hin: Wenn unser Cortex eine Bedrohung vollständig evaluiert und feststellt, dass diese Bedrohung nicht real ist, wird ein hemmendes Signal vom Präfrontalcortex in die Amygdala gesendet. Bei beginnender Aktivierung des BLC durch unkonditionierte Angstreize muss der Präfrontalcortex jedoch daran gehindert werden, hemmende Signale an die Amygdala zu leiten.[8] Die Freisetzung von Norepinephrin im BLC scheint genau das zu bewirken. Aus der Perspektive des Überlebensvorteils macht dies Sinn, denn der denkende Teil des Gehirns soll uns nicht in die Quere kommen, wenn eine sofortige Reaktion erforderlich ist.

4.4 Die Rolle von Cortisol

Cortisol verstärkt die synaptische Erinnerungskonsolidierung auf emotional erregende Erlebnisse.[7] Es wird während stressiger Begebenheiten ausgeschüttet und sämtliche emotional intensiven Zustände aktivieren die Stressreaktion. Cortisol verstärkt die Norepinephrinwirkung und wird des Weiteren für die Steuerung der synaptischen Konsolidierung in anderen Hirnarealen benötigt.

Werden während eines traumatischen Ereignisses sehr hohe Cortisolspiegel ausgeschüttet, scheint das die Art und Weise der Ereignisabspeicherung im Gedächtnis zu beeinflussen. Solch hohe Cortisolspiegel führen zu abnormer Hippocampusaktivität, was sowohl die Speicherung als auch das nachfolgende Abrufen intensiver emotionaler Ereignisse verändert.[9] Wir sind dann nicht mehr in der Lage, uns an das Ereignis zu erinnern. Dies wird kognitive Dissoziation genannt, und die Erinnerungen sind lediglich als episodische Flashbacks, intrusive Gedanken oder als Albträume verfügbar. Wo und wie diese Erinnerungen abgespeichert und abgerufen werden, ist noch unklar. Gewöhnlich ist die Unfähigkeit, solche dissoziierte Momente ***bewusst*** zu erinnern, ein Schutzmechanismus, weshalb wir solche Erinnerungen aus unserem Bewusstsein nicht aktiv fernhalten müssen. Leider sind die vom Bewusstsein dissoziierten Erinnerungen weiterhin neurobiologisch aktiv.

4.5 Was für eine Traumatisierung noch notwendig ist

Nach dem Erleben eines emotional geladenen Momentes unter nichttraumatisierenden Bedingungen zerfällt mit der Zeit beim Erinnerungsprozess die übrig gebliebene emotionale Ansprechbarkeit. Wird ein Ereignis hingegen als traumatische Erinnerung encodiert, können nachfolgende Reize verschiedene

Einzelaspekte dieses Ereignisses wiederaufrufen, als würde der belastende Augenblick zum ersten Mal geschehen. Es gibt kein Verblassen mit der Zeit. Damit ein Ereignis als Traumatisierung encodiert wird, müssen daher besondere Bedingungen vorherrschen. Das nachfolgende Kapitel 5 befasst sich näher damit.

4.6 Literatur

1. Wikipedia. *Memory consolidation*. Verfügbar unter: http://en.wikipedia.org/wiki/Memory_Consolidation [Juni 2008].
2. Wikipedia. *Declarative memory*. Verfügbar unter: http://en.wikipedia.org/wiki/Declarative_Memory [Juni 2008].
3. Tamminga, C. A. (2000). Images in neuroscience. Cognition: Procedural memory. *Am. J. Psychiatry, 157,* 162. Verfügbar unter: http://ajp.psychiatry-online.org/cgi/reprint/157/2/162.pdf.
4. Rainine, D. G. & Ressler, K. J. (2009). Physiology of the amygdala: Implications for PTSD. In P. J. Shiromani, T. M. Keane & J. E. LeDoux (Eds.), *Post-traumatic stress disorder: Basic science and clinical practice* (pp. 39–78). New York, NY: Humana Press.
   McGaugh, J. L., Roozendaal, B. & Okuda, S. (2007). Role of stress hormones and the amygdala in creating lasting memories. In N. Kato, M. Kawata & R. K. Pitman (Eds.), *PTSD: Brain mechanisms and clinical implications* (pp. 89–103). Japan: Springer Japan.
5. Nader, K., Schafe, G. E. & LeDoux, J. E. (2000). Fear memories require protein synthesis in the amygdala for reconsolidation after retrieval. *Nature, 406,* 722–726.
6. Roozendaal, B. (2007). Norepinephrine and long-term memory function. In G. A. Ordway, M. A. Schwartz & A. Frazer (Eds.), *Brain norepinephrine: Neurobiology and therapeutics* (pp. 236–274). Cambridge, UK: Cambridge University Press.
7. Arnsten, A. F. T. (2007). Norepinephrine and cognitive disorders. In G. A. Ordway, M. A. Schwartz & A. Frazer (Eds.), *Brain norepinephrine: Neurobiology and therapeutics* (pp. 408–435). Cambridge, UK: Cambridge University Press.
8. De Quervain, D. J.-F., Aerni, A., Schelling, G. & Roozendaal, B. (2009). Glucocorticoids and the regulation of memory in health and disease. *Frontiers Neuroendocrinol, 30,* 358–370.
9. Payne, J. D., Nadel, L., Britton, W.B. & Jacobs, W. J. (2004). The biopsychology of trauma and memory. In D. Reisberg & P. Hertel (Eds.), *Memory and emotion* (pp. 76–128). New York, NY: Oxford University Press.

5 Das Encodieren einer traumatischen Erinnerung

Vier Bedingungen müssen erfüllt sein, damit ein Ereignis als Trauma encodiert wird: (1) Es bedarf eines emotionserzeugenden Ereignisses. (2) Das Ereignis muss für das Individuum eine Bedeutung haben. (3) Die neurobiochemische Landschaft im Gehirn muss zum Zeitpunkt des Ereignisses passend sein. (4) Das Ereignis muss als unentrinnbar wahrgenommen werden. Ist dies gegeben, wird durch Vermittlung der Amygdala ein dauerhafter Abdruck des Momentes und seiner damit in Zusammenhang stehenden Komponenten synaptisch encodiert. Das Ereignis wird ein traumatisches.

5.1 Voraussetzungen für Traumatisierung

Warum wird manch einer durch ein Ereignis traumatisiert, während andere unversehrt bleiben? Wir gehen davon aus, dass vier Bedingungen erfüllt sein müssen, damit es zu einem traumatisch encodierten Moment kommt (siehe Abb. 7).

5.2 Das Ereignis

Das Leben beinhaltet traumatische Augenblicke. Damit jedoch ein Ereignis traumatisierend sein kann, muss es intensive emotionale Reaktionen auslösen. Wir können direkt es miterleben (z. B. eingeschlossen in einem brennenden Gebäude), wir können Zeuge davon sein (z. B. als Zuschauer eines abbrennenden Gebäudes und die Schreie eingeschlossener Menschen hören) oder man erzählt uns ein Ereignis (z. B. die Schilderungen von brandverletzten Überlebenden) – und können anschließend durch einen der drei Fälle traumatisiert sein. Ein Erlebnis aus erster Hand erzeugt eine stärkere Beeinträchtigung, wenngleich ein Ereignisbericht aus zweiter oder dritter Hand ebenso zu Traumatisierung führen kann, denn unser Verstand stellt sich das Ereignis vor. Dies ist auch die Ursache vikariierender Traumatisierung bei Sozialarbeitern, Therapeuten, Rechtsanwälten, Polizisten und anderen Menschen, die beruflich bedingt mit Traumata zu tun haben. Die vikariierende Traumatisierung wurde bereits wissenschaftlich untersucht, Berufstätige im Bereich der Traumatherapie müssen sich dieser Gefahr bewusst sein.[1]

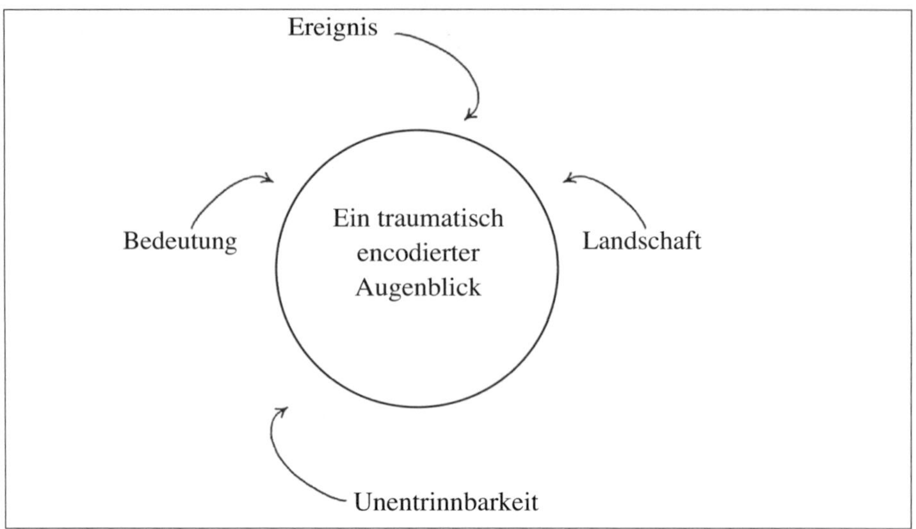

Abbildung 7: *Voraussetzungen für Traumatisierung (mit freundlicher Genehmigung von Ronald Ruden und Steve Lampasona).*

Während eines Fluges erlebte Samuel einen schwerwiegenden Angstzustand, als die vor ihm platzierte Person ihren Sitz zurücklehnte, woraufhin die Rückfläche sehr nah an sein Gesicht geriet. Er konnte die Angstreaktion später auf folgende Situation zurückführen: Seine Mutter hatte ihm einst erzählt, dass sie nicht unter der Erde begraben werden wolle. Er hatte sich damals seine Mutter in einem Sarg vorgestellt, mit dem Sargdeckel nah an ihrem Gesicht – und diese Vorstellung hatte ihn traumatisiert. Diese vikariierende Traumatisierung überschnitt sich mit dem Gefühl der Enge und des Eingesperrtseins im Flugzeug und initiierte die Angstreaktion.

Das Ereignis muss nicht notwendigerweise lebensbedrohlich sein oder uns überhaupt einem Risiko aussetzen. Eine Rolltreppe hinunterzufahren gilt nicht unbedingt als gefährlich, sie löst jedoch bei Menschen mit Höhenangst Angst aus. Mit dem Kopf unter Wasser schwimmen kann Angst auslösen (ertrinken/ersticken). Zu erleben, wie ein Tier umgebracht wird, kann einen ängstigen (vikariierend). Das Kranksein des eigenen Kindes kann Ängste erzeugen (Verlust/Verlassenwerden). Auch erfundene Geschichten mit schrecklichem Ausgang können Angst auslösen (imaginär). Die Liste der Dinge, die starke Emotionen verursachen, ist endlos.

Letztendlich muss das emotional bedeutsame Ereignis die Norepinephrin- und Cortisolspiegel stark erhöhen, damit die Voraussetzungen für Traumatisierung erfüllt werden. Norepinephrin bereitet unsere Psyche auf schnelle Reaktionen vor und erhöht unsere Fähigkeit Information zu verarbeiten, zu assoziieren und abzuspeichern. Es aktiviert auch eine Amygdala-Präfrontalcortex-Leitbahn und verhindert, dass der PFC die Amygdala hemmt. Cortisol verstärkt die Norepinephrinwirkung. Der Dopaminspiegel ist zu dem Zeitpunkt auch erhöht, so dass Inhalte und Kontext des Ereignisses salienter werden.

5.3 Bedeutung

Um die zweite Bedingung für Traumatisierung zu erfüllen, muss das Ereignis für den Betreffenden bedeutsam sein. Bedeutung ergibt sich aus unserem angeborenen Bedürfnis nach Bindung und aus unseren früheren Erlebnissen. Bedeutung wird schon früh verstanden, wenn wir als Kind unsere Mutter einen Raum betreten sehen, wir den Geruch ihrer Haut wahrnehmen und wissen, dass wir gleich gehalten und gestreichelt werden. Unsere nassen Windeln werden uns gewechselt und das unangenehme Gefühl von Hunger wird verschwinden, wenn wir die Milch trinken, die sie uns gibt. Ihr Eintreten ist mit Angenehmem und der Befreiung von Schmerzen verbunden. Die Bedeutung dieses Hereinkommens verändert sich natürlich mit der Zeit, aber es ist wohl die stärkste Bindung, die wir jemals erleben werden.

Wir sind natürlich stark an unser Leben gebunden und der potenzielle Verlust unseres Lebens ist selbstverständlich bedeutsam. Eine lebensgefährliche Situation erzeugt starke emotionale Reaktionen. Ein traumatisierender Augenblick muss allerdings keiner sein, in dem es um Leben und Tod geht. Jeglicher Verlust einer Bindung kann zu enormer emotionaler Aufruhr führen. Der Statusverlust in einer Gemeinschaft, der Verlust der Jugend, der Verlust an Selbstwertgefühl, der Verlust der Fähigkeit, die Familie zu versorgen, der Verlust von Gliedmaßen, selbst der Verlust eines Zahnes sind bedeutsame Ereignisse. Ob ein solcher Verlust zu einer Traumatisierung führt, hängt von weiteren Bedingungen ab, die erfüllt sein müssen.

Bedeutung ist dabei nicht nur selbstbezogen. Der Verlust jeglicher Bindung, z. B. zu Kind, Ehepartner, Eltern, Freunde, Pfleger, Liebhaber, Haustier oder Land, ist angefüllt mit Bedeutung. Bindung, der Wunsch nicht alleine zu sein, treibt uns dazu, Freundschaften zu schließen, Patriotismus an den Tag zu legen, Sport- und Gesellschaftsclubs beizutreten, Gotteshäuser aufzusuchen und in bestimmten Gemeinschaften zu leben. Das Militär erzeugt diese Bedeutung, um eine Zusammengehörigkeit in den Einheiten zu erlangen. So entsteht die Bereitschaft, sich für jene zu opfern, an die man sich gebunden fühlt. Es ist ebendiese Angst vor Bindungsverlusten, die der Bedeutung die Intensität verleiht.

Wir können auch Bindungen an nichtlebende Dinge haben. Unser Zuhause ist ein Ort großer Bedeutung. Es ist voll von Erinnerungen, an die wir uns gebunden fühlen. Der Verlust unseres Zuhauses kann traumatisierend sein, sei dies aufgrund von naturbedingten Ereignissen (Überschwemmung, Feuer und andere Naturkatastrophen), aufgrund finanzieller Ereignisse (Arbeitsplatzverlust, Arbeitsunfähigkeit) oder aufgrund von Menschen verursachten Ereignissen (Krieg, Sicherheitsverlust). Der Verlust des Sicherheitsgefühls in unserem Zuhause kann ebenso traumatisierend wirken, beispielsweise bei einem Einbruch.

Buddha hat Bindungen als ursächlich für Entzugsgefühle und Leid anerkannt. Er war stets bestrebt, sich von diesen Bindungen zu befreien und mit dem Universum eins zu werden.[2] Die meisten von uns schaffen dies jedoch nicht und unsere Bindungen erzeugen Leid. Häufig genug erleben wir nur durch Schmerz, dass eine Bindung verloren gegangen ist. Durch Tod, Trennung oder einfach Aufbruch erleben wir erst die Stärke der Bindung. Der Trennungsschmerz lehrt uns jenes zu schützen, an das wir uns gebunden fühlen.

Abgesehen von den emotionalen Bedürfnissen hat Bindung auch eine körperliche Komponente: die Berührung. Säugetiere haben ein ausgeprägtes biologisches Bedürfnis danach, gehalten, gestreichelt, getröstet zu werden und zu kuscheln. Durch Berührung haucht Michelangelos Gott in der Sixtinischen Kapelle Adam Leben ein. Berührung hat eine extrasensorische Komponente, die Bedeutung verleiht. Es ist das, was Tiere zu Herden zusammentreibt. Francis Galton[3], ein Naturforscher des 19. Jahrhunderts, beobachtete:

> Das Rind (…) kann nicht einen Moment lang ertragen, von seiner Herde getrennt zu sein. Wird es durch List oder Gewalt von seiner Herde herausgelöst, zeigt es sämtliche Symptome mentaler Agonie; es strebt mit all seiner Macht danach, wieder zurückzukehren, und wenn dies erreicht ist, taucht es in die Mitte der Herde ein und badet seinen ganzen Körper in der Behaglichkeit engen Zusammenseins.

Körperliche, persönliche und öffentliche Bindungen sind fundamentale Bausteine der Bedeutung. Ohne Bindung gibt es keine Bedeutung.

Der Bedeutung kann auch frühere Erfahrung zugrunde liegen. Ereignisse, die für einen Außenstehenden nicht bedrohlich erscheinen, können einen anderen an ein schreckliches Ereignis aus der Vergangenheit erinnern. Susan beispielsweise, die als Mädchen entführt und missbraucht worden war, schrie und weinte hysterisch, als ein Fremder ihr einmal unerwartet auf ihr Gesäß klopfte. Das frühere Ereignis schrieb diesem scheinbar geringfügigen Zwischenfall die eigentliche Bedeutung zu. Vorfälle, die bei den meisten Menschen intensive Gefühle auslösen, sind leicht zu erkennen.

Die eigene, für den Betreffenden mit Bedeutung durchdrungene Vergangenheit kann ausreichen, um eine Traumatisierung zu erzeugen. Es liegt daher nicht an uns darüber zu richten, was für den Einzelnen ein bedeutungsvolles Ereignis darstellt. Auf der Suche nach einem traumatischen Ereignis sollte man nicht außer Acht lassen, dass eine bestimmte, für den Betroffenen wichtige Begebenheit für einen selbst trivial erscheinen mag.

5.4 Landschaft, die für Traumatisierung Voraussetzung ist

Was ist eine ***Landschaft***? Die Landschaft des Gehirns kann als neurobiochemischer Zustand zu jeglichem gegebenen Zeitpunkt aufgefasst werden. Zum Zweck dieses Modells haben wir fünf neurobiochemische Substanzen ausgewählt, von denen man annimmt, dass sie für Traumatisierungen notwendig sind. Diese Substanzen sind: Glutamat, Dopamin, Serotonin, Norepinephrin und Cortisol. Sie beeinflussen die Art und Weise, wie Information im Gehirn verarbeitet wird (es existieren auch andere Substanzen, die eine Rolle spielen, beispielsweise Acetylcholin). Im Normalzustand (tonische Ausschüttung) wirken diese biochemischen Substanzen als ***Neuromodulatoren***, die Befindlichkeit, Informationsverarbeitung sowie Vulnerabilität gegenüber Traumatisierung steuern.

Während einer akuten Stresssituation sind die Spiegel dieser Neuromodulatoren dramatisch erhöht (phasische Ausschüttung). Diese hohen Spiegel bewirken, dass Information auf andere Weise verarbeitet wird als zuvor. Sie sind dadurch Voraussetzung für Traumatisierung. Genau an dieser Stelle wirken die Neuromodulatoren als ***Neurotransmitter***, sie teilen dem Körper mit, dass er sich vorbereiten muss. Die erhöhten Konzentrationen bewirken, dass wir aufmerksam sind, unsere Sinne schärfen, uns für eine Aktion motivieren und das Gehirn vorbereiten, um ankommende sensorische Information abzuspeichern. Demzufolge kommt es zu einer Dopaminerhöhung, wenn wir nach einem potenziellen Raubtier suchen; unsere Fähigkeit zur Erkennung raubtierbezogener Signale ist erhöht. Bei Kampf oder Flucht bereiten hohe Norepinephrin- und Epinephrinspiegel unseren Geist und Körper vor. Serotonin ist auch leicht erhöht, um ein Überwältigtsein des Systems zu vermeiden. Glutamat spielt bei all diesen Prozessen ebenso eine Rolle.

Die Spiegel all dieser neurobiochemischen Substanzen ist auch während chronisch unentrinnbaren Stresses verändert. Der tonische Serotoninspiegel scheint verringert und je nach Umständen kann Cortisol und Norepinephrin entweder erhöht oder verringert sein. Chronischer Stress scheint die Landschaft des Gehirns in einer Art und Weise zu verändern, die es gegenüber Traumatisierung vulnerabler macht. Dies ist auch der Grund, warum Traumatisierung (eine Form unentrinnbaren Stresses) weitere Traumatisierung erzeugt.

5.5 Neuromodulatoren und Neurotransmitter

Ein Neuromodulator ist eine Substanz, welche die Informationsverarbeitung beeinflusst. Die Sekretion entspricht zunächst dem homöostatischen Normalwert. Die Normalwerte der Neuromodulatoren entsprechen wiederum der Summe aus unserem inhärenten psychischen Profil, alten Traumata, internen physiologischen Zuständen, kürzlich gemachten Erfahrungen und Hormonspiegeln. Neurotransmitterfreisetzung ist von der Wahrnehmung eines bedrohlichen oder neuartigen Reizes abhängig. Das Gehirn besteht aus mehreren miteinander interagierenden Subsystemen, jedes davon mit seinen eigenen neurobiochemischen Rezeptortypen. Diese Rezeptoren können die Proteinsynthese aktivieren oder die Permeabilität des Neurons, an das sie gebunden sind, verändern. Die Freisetzung dieser neurobiochemischen Substanzen kann kurzfristige Wirkungen oder langfristige Veränderungen auslösen. Die neurobiochemischen Substanzen, die bei der Traumatisierung eine Rolle spielen, wirken sowohl als Modulatoren wie auch als Transmitter.

- Norepinephrin: Als Neuromodulator reguliert es Befindlichkeit und Furcht. Es führt beim Abrufen von Information zu größerer Genauigkeit. Als Neurotransmitter aktiviert es die für Flucht oder Kampf notwendige Physiologie, erhöht unsere Vigilanz und unsere Fähigkeit, Information zu speichern sowie abzurufen und Analgesie zu bewirken. Norepinephrin spielt bei der Hemmung des Signalflusses vom Präfrontalcortex in die Amygdala eine entscheidende Rolle, wodurch die Kontrolle über das Verhalten stärker der Amygdala zugewiesen wird.
- Dopamin: Als Neuromodulator beeinflusst es Aufmerksamkeit und vorsichtige Bewegungen, es ermöglicht herauszufinden, was wichtig ist, um entweder sich dorthin zu begeben oder davor zu fliehen. Als Neurotransmitter erhöht es Salienz und Vigilanz und motiviert zur Aktion.
- Serotonin: Als Neuromodulator vermindern erhöhte Spiegel die Fähigkeit, in Zusammenhang stehende Information zu suchen und Resilienz gegenüber Traumatisierung zu bieten. Serotonin schützt uns vor Überwältigung durch zu viel sensorischen Input. Im Gegensatz hierzu erhöhen verminderte Spiegel unsere Fähigkeit, assoziative Verbindungen zu bilden und gegenüber Traumatisierung empfänglich zu sein. Was das Verhalten betrifft, werden niedrigere tonische Spiegel mit aggressiven und zwanghaften Aktivitäten in Zusammenhang gebracht. Erhöhte Serotoninspiegel (mit Serotonin in der Funktion eines Neurotransmitters) führen zusammen mit anderen neurobiochemischen Substanzen zu einem Gefühl der Sattheit und Sicherheit.
- Cortisol: Als Neuromodulator steuert es viele Systeme (z. B. das Immunsystem) im Körper; Cortisol unterliegt einem Tagesrhythmus. Freisetzung bei Stress scheint Voraussetzung zu sein, damit Encodierung wie auch Heilung stattfinden können.

- Glutamat: Ein exzitatorischer Aminosäure-Neurotransmitter (exzitatorische Aminosäure = EAA, excitatory amino acid), der auch die Wirkung anderer neurobiochemischer Substanzen erhöht. Er ist für die Speicherung und das Abrufen sowie den Konnex zu einem Ereignis entscheidend. Ohne Glutamat und seine Rezeptoren würde keinerlei Information gespeichert werden. Glutamat und seine Rezeptoren erleichtern die Verknüpfung auf den Informationsleitbahnen.
- GABA: Ein hemmender Aminosäure-Neurotransmitter (hemmende Aminosäure = IAA, inhibitory amino acid), der die Wirkung anderer neurobiochemischer Substanzen fördert. Durch die Wirkung von GABA werden Speicherung und Abruf von Informationen gehemmt. GABA steht im Yin zum Yang des Glutamats. Wenn Glutamat eine Leitbahn öffnet, so schließt GABA diese.

5.6 Eine vulnerable Landschaft

Wie zuvor erwähnt, werden die neurobiochemischen Substanzen folgendermaßen moduliert: durch unsere persönliche Empfindlichkeit gegenüber Stressoren, unser inhärentes psychisches Profil (Temperament, zwanghafte Tendenzen usw.), Umwelteinflüsse (Lebensumstände, Pubertät), kürzliche Erfahrungen sowie das Langzeitgedächtnis (welches frühere traumatische Erinnerungen beinhaltet).

Welcher Art sind die Umstände, die diese Spiegel verändern und unsere Vulnerabilität gegengenüber Traumatisierung erhöhen? Neuere Forschungsergebnisse belegen, dass ungünstige pränatale oder frühe postnatale Erlebnisse die langfristige Entwicklung beeinträchtigen können (siehe www.developingchild.net). Die Pubertät ist auch ein wichtiger Landschaftsgestalter des Gehirns. Die Landschaftsgestaltung ist größtenteils auf die Wirkungen von Testosteron und Östrogen auf das Gehirn zurückzuführen. Die Hormone wirken als starke physiologische Stressoren, was sich in den intensiven Wirkungen zeigt, die diese Substanzen auf das rationale Denken und das emotionale Verhalten haben.

Die Rolle früherer Erfahrungen wirkt sich auf die Sensibilität bezüglich einer Traumatisierung entscheidend aus. Wie bereits zuvor erwähnt, ist der in der Psychiatrie verwendete Begriff dafür Kindling und bedeutet, dass frühere stressreiche Ereignisse die Empfindlichkeit gegenüber zukünftigen Ereignissen verändern kann. Auf molekularer Ebene bewirkt Kindling eine Erhöhung exzitatorischer Glutamatübertragung und eine Verminderung inhibitorischer GABA-Übertragung in die Amygdala. Ereignisse, die zuvor stressreich waren, verändern die Wahrnehmung für ein aktuelles Ereignis. Kinder im Vorschulalter, die Zeugen des Angriffs auf das World Trade Center am 11. September wurden, unterlagen nur dann einem hohen Manifestationsrisiko bleibender emotionaler Schwierigkeiten und Verhaltensprobleme, wenn sie zuvor eine Angst machende Erfahrung durchlebt hatten, z. B. das Krankwerden eines Elternteils. Unklar bleibt aus dieser Studie, ob diese früheren Angst machenden Erlebnisse zu einer Traumatisierung geführt hatten. Ungeachtet dessen wurde festgestellt, dass 40 % derer, die solche aufeinanderfolgenden Traumata erlebt hatten, drei Jahre später unter Depressionen, emotionalen Ausbrüchen und Schlafstörungen litten. Kinder hingegen, die den Angriff oder die Opfer gesehen, aber keinerlei früheres Trauma erlebt hatten, zeigten wenige, wenn überhaupt irgendwelche psychischen Narben. Bemerkenswert ist dabei, dass die früheren Traumatisierungen von einem leichten Hundebiss bis zu einem schweren Unfall reichen konnten.[4] Diese einfache, aber markante Illustrierung erweitert unser Verständnis für das, was ein Individuum gegenüber Traumatisierung sensibilisiert. Wie kann überhaupt jemand durchs Leben gehen, ohne eine dieser scheinbar unbedeutenden Erfahrungen zu machen, die zu Kindling führen können? Und wenn man potenziell Traumatisches erlebt, warum wird nicht jeder traumatisiert?

Welche klinischen Besonderheiten geben uns einen Hinweis darauf, wer anfälliger ist? Die Vulnerabilität wird durch übermäßige Fähigkeit zur Empathie, durch geringes Selbstwertgefühl und durch Schwierigkeiten in der Regulierung emotionaler Reaktionen erhöht. Eigenheiten der Persönlichkeit wie z. B. Zwangsstörungen, Ängste, Introvertiertheit und Substanzmissbrauch sind ein Risikofaktor. Stressoren, die durch Armut und niedrigen Bildungsstand erzeugt werden, erhöhen unabhängig voneinander das Risiko für Traumatisierungen.

5.7 Eine resiliente Landschaft

Resilienz gegenüber Traumatisierung steht andererseits in Zusammenhang mit gut funktionierenden intellektuellen Fähigkeiten, der Fähigkeit, emotionale Reaktionen zu regulieren, Optimismus, angemessenem Bindungsverhalten, aktiver Herangehensweise an umständebedingte Probleme, einem Gefühl der Selbstgenügsamkeit, d. h. maßvolle Bedürfnisse und Wünsche zu haben. Man kann die Resilienz der Gehirnlandschaft fördern. Techniken wie Yoga, Meditation und sportliche Betätigung können die Wahrscheinlichkeit einer Traumatisierung verringern (siehe Anhang B).

5.8 Unentrinnbarkeit

Um zu fliehen, muss man sich bewegen, und Angst kann diese Bewegung erzeugen. Rennen, hüpfen, klettern, fliegen, graben, schwimmen und kämpfen beinhalten Bewegung. Wenn wir uns nicht bewegen oder nicht verstecken können, gelten wir als gefangen. Die als unentrinnbar und bedrohlich wahrgenommene Situation hat das Potenzial zur Traumatisierung. Die Wahrnehmung muss nicht lange anhalten, auch braucht sie gar nicht ins Bewusstsein zu gelangen. Unentrinnbarkeit kann sich während eines Autounfalls ergeben, wenn man beim Überqueren einer Brücke stürzt, wenn man sich in einer Kampfsituation befindet oder wenn man mitgeteilt bekommt, dass man an Krebs erkrankt ist. Es gibt viele Ereignisse im Leben, vor denen man weder flüchten noch sich verstecken kann. Es sind genau diese Momente, bei denen der denkende und planende Teil des Gehirns, der Präfrontalcortex, abgeklemmt ist und wir durch den Amygdala-Outflow kontrolliert werden. Sind alle vier Bedingungen erfüllt, wird das Ereignis als Traumatisierung encodiert.

Ich bin eine 48-jährige Witwe. Meinen 41-jährigen Ehemann habe ich nach 22½-jähriger Ehe durch einen tragischen Unfall am 5. Januar 2006 verloren. Wir hatten eine wunderschöne Ehe und ein glückliches Familienleben; wir hatten ein entzückendes Kind, Lilly, und waren sehr verliebt ineinander. Larry war mein Seelenverwandter. Er war ein wundervoller Mann; jeder, der ihn kannte, mochte ihn. Er war für unser Kind ein toller Vater und dass wir ihn verloren haben, hat auch meine Tochter fast zerstört. Was war passiert? Die Vorgeschichte begann am Tag nach Weihnachten, 2005, er hatte sich noch bis Januar Urlaub genommen. Eines Morgens wachte er auf und fragte: „Wer mag auf eine spontane Tour mit dem Auto nach Florida mitkommen?“ Meine Tochter und ich antworteten: „Wir, wir!“ Innerhalb von ein paar Stunden war unser Minivan gepackt und auf ging's in Richtung Florida. Wir verbrachten dort herrliche zehn Tage; ich muss sagen: die letzten zehn Tage seines Lebens waren einfach sehr schön! Als wir nach Massachusetts zurückfuhren, lehnte ich mich zu ihm rüber und sagte: „Küss mich! Ich liebe dich so sehr und hoffe, dass ich vor dir sterbe, ich kann mir nicht vorstellen, dass ich jemals ohne dich leben könnte.“ Und er antwortete: „Mach dir mal keinen Kopf, Liebling, ich werde bestimmt vor dir sterben, und zwar jung.“*

Gleich am nächsten Tag ging er zur Arbeit. Um etwa 10.30 Uhr am Vormittag rief er mich an, um mir zu sagen, dass er mich vermisse. Er teilte mir

* Die Nutzung der Geschichte ist genehmigt. Namen sind geändert, um die Vertraulichkeit zu wahren.

mit, was er gerne abends essen möchte und dass er mich anrufen würde, bevor er losfährt, damit ich das Wasser für die Ravioli rechtzeitig aufsetzen könnte. Er rief mich normalerweise jeden Tag an, bevor er von der Arbeit aufbrach. Dann rief er mich an, um mitzuteilen, dass es irgendwelche Probleme gab und dass er sich ein wenig verspäten würde (er war ein Bauingenieur für eine Immobilienfirma in Boston). Etwa zwei Stunden später rief er nochmals an, um mir zu sagen, dass er sich weiter verspäten würde, weil etwas anderes dazwischen gekommen sei. (Das war der letzte Kontakt gewesen, den er laut Protokoll des Mobiltelefons überhaupt gehabt hatte.) Sofort nach diesem Telefonanruf überkam mich ein sehr komisches Gefühl; ich habe ihn mehrmals versucht zurückzurufen, er antwortete jedoch nicht. Ein paar Mal hatte ich einen flüchtigen Gedanken, dass irgendetwas schief gegangen sein könnte, aber ich habe nicht darauf reagiert – ich habe einfach angenommen, dass er sehr beschäftigt sei. Drei Stunden später läutete mein Telefon und alles, was der Mann sagte, war: „Frau Stanger, hier ist der Geschäftsführer der Firma Hopewell Industries" (das war sein Arbeitgebe). Ich schrie: „Larry ist tot!" Irgendwie wusste ich es schon. Er sagte: „Nein, aber es hat sich ein schrecklicher Unfall ereignet und Sie müssen sofort in das Cambridge Hospital kommen." Es gibt kaum Worte, um das schiere Grauen auszudrücken, das meinen Körper auf einmal überfiel. Ich vergaß, wie man die Auffahrt auf die Autobahn erreicht, die nur ein paar Autominuten von unserem Haus entfernt ist; eine üblicherweise 20-minütige Fahrt dauerte stattdessen anderthalb Stunden. Der Freund meiner Tochter fuhr uns. Als wir schließlich im Krankenhaus ankamen, führte ein Polizist Lilly und mich in einen kleinen Raum. Der anwesende Arzt wandte sich uns zu (ich werde dieses Bild niemals vergessen) und schüttelte den Kopf. Er teilte mir mit, dass Larry verstorben war. Einige Minuten lang schrie ich: „Nein, nein, nein!", plötzlich kam es mir so vor, als wäre all das ein Traum.

Larry war auf einem Dach gestanden, viereinhalb Stockwerke hoch, er begutachtete gerade einen Lüftungsschacht, als er vom Dach abrutschte. Bei seinem Sturz in den Abgrund riss er eine riesige Fenster-Klimaanlage mit und verblutete vermutlich an den Folgen. Obwohl die Kollegen einen lauten Krach gehört hatten, ging erst 45 Minuten später jemand los, um ihn zu suchen.

Die nächsten Monate waren für mich surreal. Oftmals fühlte ich, als wäre alles nur ein schlechter Traum gewesen, von dem ich am Ende aufwachen und ihm das Geschehene erzählen würde. Aber natürlich ist dies nicht eingetreten. Was es für mich extrem schwer gemacht hat, ist die Art und Weise, wie er gestorben ist. Das hat die Trauer komplizierter gemacht. Glücklicherweise habe ich in der Kirche eine Frau kennen gelernt, die mir einen wunderschönen Gedanken mitgab. Sie meinte dass Larry während seines Sturzes von den Engeln gestreichelt wurde und nichts gefühlt haben dürfte. Dieser Gedanke hat mir viel Trost gespendet.

Vor dieser fürchterlichen Tragödie hatte ich niemals mit emotionalen Schwierigkeiten zu tun gehabt. Ich hatte stets das Gefühl, ein sehr starkes, ausgewogenes Gemüt und eine lebensbejahende Einstellung zu haben. Ich habe nie das Einnehmen irgendwelcher Medikamente befürwortet – sowohl Larry als auch ich waren immer der Meinung gewesen, dass die Gesellschaft sowieso viel zu viel Medikamente konsumiert. Wir waren sehr spirituell orientiert und im Grunde sehr zufrieden. Wir betrachteten die Welt tendenziell aus dem selben Blickwinkel. Als es zum ersten Mal passierte, konsultierte ich meinen Hausarzt, um etwas zu bekommen, das mir zum Schlafen verhelfen würde, denn ich lief auf Hochtouren. Ich konnte drei bis vier Tage ohne jeglichen Schlaf verbringen, es war furchtbar. Ich glaube, dass ich reichlich getrauert habe, wenn so etwas überhaupt möglich ist. Ich schrie, heulte, schrie und heulte monatelang. Etwa drei Wochen nach dem Unfall hatte ich einen wunderschönen Traum, in dem er mich anrief und begrüßte, in einem fröhlichen Ton, in der Art, wie er mit unserer Tochter zu sprechen pflegte. Er erklärte: „Mir geht es gut." Und ich rief: „Larry, bist du im Himmel?"

Er kicherte in seiner sehr fröhlichen Art und sagte: „Ja, bin ich." Als ich aufwachte, war ich wie in einer anderen Welt, ich empfand ein surrendes Vibrieren in meinem linken Ohr und fühlte mich wunderbar (ein Gefühl, das einige Wochen anhielt), für mich war es so ungeheuer wichtig zu wissen, dass es ihm gut ging. Die Monate vergingen. Meine Tochter und ich haben nicht gemeinsam getrauert. Sie ging von zu Hause fort und lebte bei ihrem neuen Freund. Ich hatte Selbstmordgedanken und war depressiv. Mit der Zeit versuchte ich alles Mögliche, um jenseits dieser Dunkelheit zu gelangen. Ich joggte mehrere Meilen am Tag, ging ins Fitnesszentrum und begann, Kampfkunst zu praktizieren. Ich hatte dauernd das Gefühl, zu rennen und zu rasen, und ich nehme an, dass das in gewisser Weise auch so war: Ich rannte vor meinem Schmerz weg. Alles in allem würde ich sagen, dass ich sehr gut mit der Trauer klargekommen bin, mein starkes spirituelles Fundament hat mir dabei geholfen, wenngleich ich im Verlauf meiner Trauerarbeit Gott gegenüber wütend war. Zum Glück war das vorübergehend. Mir ist heute klar, dass jeder von uns eine solche Lebenserfahrung nicht ohne einen Auftrag macht, einen Job, und wenn der erledigt ist, kehren wir in die geistige Welt zurück.

Etwa 10 Monate nach seinem Tod starb eine entfernte Verwandte im Alter von 39 Jahren, sie hatte Lupus gehabt. Sie war mit ihrem Mann etwa genauso lang zusammen gewesen wie ich und sie hatten eine ähnlich seelenverwandte Beziehung zueinander gehabt. Ich bin anfangs auf ihn zugegangen, weil ich nicht wollte, dass er dieselbe dunkle Hölle durchmacht wie ich. Ich war der Meinung, dass ich das für mich ganz gut hinbekommen hatte. Sie hatten einen kleinen Sohn, der zu jenem Zeitpunkt fast sechs Jahre alt und sehr kränklich war. Er war als Zwilling geboren und ein Frühchen gewesen. Das erste Jahr seines Lebens hatte er im Krankenhaus verbracht. Als ich dem klei-

nen Jungen begegnete, wurde er mittels Sonde künstlich ernährt, trug Windeln und konnte lediglich ein, zwei Wortlaute von sich geben. Vier Monate, nachdem ich in sein Leben getreten war, konnte die Sonde entfernt werden und er hatte gelernt, aufs Töpfchen zu gehen. Ich nahm ihn zu Fachärzten und erfuhr, dass er schwerwiegend autistisch war. Jetzt, nach mittlerweile drei Jahren, sind bei ihm Epilepsie, geistige Zurückgebliebenheit, ADHS, eine periventrikuläre Hirnläsion und eine Erkrankung der weißen Hirnsubstanz unbekannter Ätiologie diagnostiziert worden. Dieser kleine Junge war für mich wie Medizin – all die Liebe, die ich für Larry empfunden hatte, konnte ich nun ihm geben, indem ich ihm half. Schließlich sind Vater und Sohn zu uns gezogen. Das Leben wurde sehr herausfordernd (das war etwa ein Jahr nach Larrys Tod). Ich glaube, das war in etwa der Zeitpunkt, zu dem die PTSD begann.

Ich konnte mich nicht mehr konzentrieren und regte mich sehr über Dinge auf, die mich früher nie gestört hatten. Ich konnte es nicht mehr ertragen, im Verkehrsstau zu stehen oder in einer Warteschlange, und fühlte mich von Junior (dem kleinen Jungen) gestresst. Ich hatte Schlafstörungen, ich konnte entweder nicht einschlafen oder, wenn ich einschlief, wachte ich alle paar Stunden auf und fühlte mich total aufgeregt (das passiert immer noch). War Lilly ausgegangen (und das war nicht oft), geriet ich schon in Panik, wenn ich nur die Feuerwehr oder einen Krankenwagen hörte. Ich stellte sie mir in einen Unfall verwickelt vor und bekam schreckliche Angst, wurde verrückt und fühlte all die körperlichen Symptome, die ich in jener Nacht im Krankenhaus erlebt hatte, als Larry gestorben ist. Ich werde sehr durstig, ich muss ins Badezimmer gehen, zittere und bekomme wahnsinnige Angst. Wenn Lilly ausgeht, schicke ich ihr Textnachrichten und rufe sie mehrmals an, um sicherzugehen, dass bei ihr alles in Ordnung ist. Das ist für sie genauso ungesund wie für mich, denn ich fühle, wie es mein Inneres zerstört. Ich war immer ein friedlicher, geduldiger Mensch. Jetzt habe ich keinen Frieden und bin extrem ungeduldig, insbesondere während des Autofahrens. Ich werde bei den geringsten Anlässen dermaßen wütend und kann mich nicht konzentrieren (es kommt mir fast so vor, als hätte ich jetzt ADS). Ich fühle mich wie ein Wutbündel, das bin aber nicht ich – nicht die, die ich einmal war. Ich möchte mich wieder friedlich fühlen. So wie es jetzt ist, zerstört es meine Beziehungen, mein Leben, das meiner Tochter und das von Arnold und seinem Sohn, die bei mir leben. Ich benötige wirklich Hilfe. Ich möchte nur noch gesund werden.

Was die Behandlung und die Medikation betrifft, so habe ich die niedrigste Dosis Lorazepam bekommen (ein Mittel gegen Angst), nachdem der Unfall passiert war, damit ich schlafen konnte. Ich nehme das Mittel, wenn ich nicht schlafen kann oder wenn ich in Panik gerate, wenn Lilly ausgeht und ich sie telefonisch nicht erreichen kann. Anfangs habe ich Trauertherapeuten konsultiert, aber ich habe das eingestellt, weil keiner von ihnen etwas für mich tun konnte. Ich war der Meinung, dass es etwas Spirituelles ist, durch das ich selbst hindurchgehen müsste. Was die Trauerarbeit betrifft glaube ich, dass ich in recht gesunder Weise getrauert habe. Dann kam ich mit dem Trauma-Zentrum außerhalb von Boston in Kontakt. Ich habe dort eine Therapeutin konsultiert. Sie hat mich untersucht und sagte, ich hätte Depressionen und PTBS. Ich war und bin immer noch extrem hypervigilant – zum Glück habe ich keine Intrusionen mehr. Die hörten ziemlich bald auf. Nachdem ich von Medikamenten nichts halte, schlug meine Therapeutin mir vor, Johanniskraut einzunehmen. Das hat mir geholfen, die Kraft für meine alltäglichen Dinge aufzubringen, meinen Hausputz zu bewältigen, wieder zu kochen, aber es hat nicht gegen die Panik und die PTBS gewirkt. Ich erhielt auch EMDR-Behandlungen, das schien zu wirken. Wir sind aber nicht mehr dazu gekommen, die Behandlung bis zum Ende durchzuführen. Das Ganze wurde teuer. Als sie meinte, sie könne meine Tochter nicht auch noch behandeln, bin ich ärgerlich geworden. Sie erklärte, dass dies einen Interessenkonflikt ergäbe. Später kam die gewohnte unschöne PTBS wieder und ich habe die Therapie aufgegeben. Anschließend bat ich meinen Hausarzt, mir Medikamente zu verschreiben, weil es einfach zu schlimm wurde. Ich möchte diese PTBS am liebsten aus meinem Leben verbannen. Ich habe etwa sechs Tage lang Sertralin probiert (ein Antidepressivum und Anxiolytikum), aber nach der Einnahme wurde ich ängstlich und musste Lorazepam einnehmen, um mich zu beruhigen. Ich fühlte mich damit unwohl, also habe ich die Medikation wieder abgesetzt. Danach habe ich Citalopram probiert (ein anderes Antidepressivum/Anxiolytikum) und es war das gleiche Spiel, jetzt nehme ich nichts ein.

Alles, was ich möchte, ist geheilt zu werden, wieder entspannt zu sein und in der Lage, mein Haus zu putzen, zu kochen, mich um meinen Garten zu kümmern und meiner Tochter zu helfen. Ich möchte ein Handbuch über plötzlichen traumaauslösenden Tod schreiben, es gibt darüber nämlich nichts (oder zumindest nichts, das von jemandem geschrieben worden ist, der es erlebt und überlebt hat). Aber ich sehe keinen Weg, dies zu bewerkstelligen, denn meine Fähigkeit, mich zu konzentrieren, ist weg. Ich bin definitv ein Kämpfer, aber dies ist eine Schlacht, die ich anscheinend nicht alleine durchstehen kann.

Ihre Erfahrung löste mit Sicherheit eine intensive emotionale Reaktion aus und führte wahrscheinlich zur Traumatisierung. Allerdings war es der spätere Stress, den die Sorge um ein autistisches Kind mit sich brachte, der ihre Landschaft veränderte und der Erzeugung von PTBS-Symptomen bis hin zur Diagnose Vorschub leistete. Am Ende von Kapitel 8 kommen wir auf diese Geschichte zurück. Wir werden sehen, welche Momente Sie auswählen würden, um Havening anzuwenden. In Kapitel 10 über Traumabehandlung wird beschrieben, wie es der Patientin nach der Havening-Behandlung ergangen ist.

5.9 Traumatisierung

Eine Erinnerung wird traumatisch encodiert, wenn das Gehirn vulnerabel ist und gleichzeitig ein Entrinnen vor einem emotionserzeugenden Ereignis als unmöglich wahrgenommen wird. Während einige der Prozesse, die zu dieser Art Encodierung führen, bekannt sind, ist vieles andere noch ein Rätsel. Das einzig Gute dabei ist, dass wir wissen, wo wir nach den Antworten suchen müssen: im Gehirn. Leider stellt dieses Organ nach wie vor ein noch größeres Geheimnis dar. Wir setzen somit ein Rätsel auf das andere. Das hört sich nach einem fruchtlosen Unterfangen an, doch so ist es nicht. Mittlerweile können wir die Areale des Gehirns mittels verschiedener Techniken zuordnen. Man kann chemische Untersuchungsmethoden verwenden, bildgebende Verfahren und läsionale (Zerstörung von Teilen des Gehirns bei Labortieren) sowie klinische Methoden, um die neuronalen Geschehnisse zu zergliedern. Mit Hilfe der Forschungen und ihres Wissens beginnen wir, diese Prozesse zu verstehen.[5]

Um traumatisch encodierte Erinnerungen verändern zu können, müssen wir zunächst eine gemeinsame Sprache finden. Wir definieren Traumatisierung auf neuronaler Ebene

> als einen Prozess, der auf dauerhafte Weise Verbindungen zwischen den emotionalen, kognitiven, autonomen und somatosensorischen Komponenten, die während eines traumatisierenden Ereignisses gegenwärtig sind, encodiert und synaptisch konsolidiert. Jede einzelne dieser Komponenten, sie mag bewusst oder unbewusst sein, erinnert und aktiviert somit die Amygdala, was die Freisetzung von neurobiochemischen Stresssubstanzen bewirkt. Bei jeder Reaktivierung erleben wir einige oder alle Bestandteile, als ob sich die entsprechenden Situationen zum ersten Mal ereignen würden.

Es ist wichtig darauf hinzuweisen, dass diese Komponenten in verschiedenen Bereichen des Gehirns abgespeichert werden. Die Amygdala moduliert die Verknüpfung dieser Komponenten, die während eines traumatisierenden Ereignisses gegenwärtig sind. Weitere Erklärungen sind notwendig: Wenn wir das Wort emotional verwenden, beziehen wir uns auf die affektive Reaktion auf ein Ereignis. Emotion ist eine gefühlte Sinneswahrnehmung. Mit kognitiv meinen wir sowohl den Inhalt als auch den Kontext des Ereignisses. Bei dem Aufrufen eines traumatischen Augenblickes ist der Kontext häufig durch Angstreize überschattet und nicht leicht zugänglich. Mit vegetativ meinen wir automatische Hirnfunktionen, die uns ermöglichen zu schlucken, die Körpertemperatur zu regulieren, flüssig zu sprechen und unseren Toilettengang zu steuern. Unter ***somatosensorisch*** verstehen wir das, was man im ganzen Körper fühlen kann, z. B. Schmerz, Taubheitsgefühl, Kribbeln, Hauttemperatur, Überempfindlichkeit gegenüber Berührung und andere Empfindungen.

Bestandteile einer traumatischen Erinnerung

- Emotional
- Vegetativ (autonom)
- Kognitiv – sowohl bewusste als auch unbewusste Bestandteile
- Somatosensorisch

Mit ***unterbewusst**** bezeichnen wir mentale Inhalte, die durch interne oder externe Signale generiert und nicht bewusst wahrgenommen werden, aber trotzdem somatische Symptome und emotionale Erregung auslösen können. ***Bewusst*** meint mentale Inhalte, die wir gedanklich bzw. per Aufmerksamkeit festhalten können, wir wissen, dass es sie gibt und was sie bedeuten.

Damit umgehen wir speziell die mangelnde Eindeutigkeit, was ein Ereignis traumatisch werden lässt. Da nicht jeder, der ein und dasselbe Ereignis erlebt, traumatisiert wird, bevorzugen wir eine Arbeitsdefinition, die den Prozess und die Folgen der Encodierung definiert.

Die kognitive Komponente der Erinnerung an ein traumatisches Ereignis, das dem Bewusstsein zugänglich ist, wird einfach ***traumatische Erinnerung*** genannt. Solche Erinnerungen sind an eine kohärente, umfassende Erzählung gebunden. Kognitive und emotionale Reaktionen sind miteinander verwoben. Die Speicherung und/oder das Abrufen kognitiv ***dissoziierter traumatischer Erinnerungen*** geschieht auf andere Weise. Sie werden mittels Flashbacks, Albträumen, intrusiven Gedanken und körperlichen Empfindungen ohne Anstrengung oder Kontrolle in unsere bewusste Wahrnehmung gebracht.

- *Traumatische Erinnerung:* Gedanken und Emotionen, die mit bewusster Aktivierung oder mit einem unbeabsichtigten Auslöser in Zusammenhang stehen. Sie führen zu einem Erinnern dieses Ereignisses mitsamt seines emotionalen Inhalts. Neurobiochemische Stresssubstanzen werden freigesetzt.
- *Dissoziierte traumatische Erinnerungen:* Gedanken, Gefühle und Empfindungen, die erlebt werden, nachdem sie durch Reize aktiviert wurden, die sich aus einem abnormen Abruf aus dem Gedächtnis ergeben. Dies bewirkt die Freisetzung neurobiochemischer Stresssubstanzen.

* Anm. d. Ü.: Der Autor begründet die Verwendung des Begriffs „unterbewusst“ statt „unbewusst“ auf den S. 205f.

5.10 Dissoziierte traumatische Erinnerungen

Dissoziation ist ein komplexes und unzureichend verstandenes Phänomen.[6,7] Teile eines traumatischen Ereignisses können dissoziiert sein und jenseits eines bewussten Abrufs bleiben. Diese Art der Erinnerung ist rätselhaft, denn wenn sie ins Bewusstsein gerät, kann sie das Individuum mit dem aktuellen Zustand nicht in Zusammenhang bringen. Die Emotionen können ungebeten auftreten. Schmerzen sind vorhanden, die Ursache ist jedoch völlig unklar; vegetative Dysfunktionen können sich manifestieren.

Beth litt unter schweren lokalisierten Brustschmerzen und allgemeiner Schmerzempfindlichkeit, es gab keinen Hinweis auf ein kürzlich erlebtes Trauma. Ihr Leben stand vor einer großen Veränderung, denn ihr Ehemann sollte wegen eines Verbrechens zu einer Gefängnisstrafe verurteilt werden. Sie hatte fürchterliche Angst, ihre Kinder nicht mehr versorgen zu können. Genau diese Angst hatte sie zum letzten Mal verspürt, als eine Lungenbiopsie an der Stelle des aktuellen Schmerzes durchgeführt wurde. Auch die Biopsie war ihr ein Grauen gewesen, da sie befürchtete, sie könnte Krebs haben, daran sterben und folglich nicht mehr in der Lage sein, sich um ihre Kinder zu kümmern.

Hier brachte ein ähnliches emotionales Gefühl – die Angst, ihre Kinder nicht versorgen zu können – eine somatische Komponente zum Vorschein.

Um das Ganze noch komplizierter zu machen: Dissoziation muss nicht nur die Folge eines extrem schrecklichen Augenblicks sein, bei dem der Cortisolspiegel die Hippocampus-Funktion unterbricht. Dissoziation kann auch entwicklungsbedingt sein. Wenn es in früher Kindheit zu traumatisierenden Ereignissen gekommen ist, in der Regel vor dem 4. Lebensjahr, kann der kognitive Teil des Ereignisses nicht abgespeichert werden, da der Hippocampus als Zentrum narrativer Erinnerungsverarbeitung noch nicht entwickelt ist. Die emotionalen Komponenten hingegen bleiben neurobiologisch aktiv. Daher kann Traumatisierung in früher Kindheit, wie Verlassenwerden und körperlicher oder emotionaler Missbrauch, aufgrund ständiger Aktivierung von neurobiochemischen Stresssubstanzen zu einer bleibenden Veränderung der neuronalen Landschaft führen.

Unabhängig davon, ob die Amygdala durch bewusste Erinnerungen aktiviert wird oder durch Reize, die unbewusst bleiben – die Folgen der Traumatisierung bleiben die gleichen: Intermittierende oder persistierende Aktivierung durch Bestandteile einer traumatischen Erinnerung führen zur Freisetzung neurobiochemischer Stresssubstanzen und dem Erleben anderer Traumabestandteile. Die neurobiologische Reaktion auf die chronische Freisetzung dieser Substanzen wird nach kurzer Zeit maladaptiv. Sie bringt das Gehirn dazu, eigenartige Verhaltensweisen, abnormes Denken, Krankheiten sowie eine erhöhte Vulnerabilität gegenüber weiterer Traumatisierung zu formen und anzulegen.

5.11 Sensorischer Input und Emotion

Wie gelangt die sensorische Information eines Ereignisses in die Amygdala, um dort eine emotionale Reaktion zu erzeugen und die Voraussetzungen für Traumatisierung zu schaffen? Es gibt zwei Möglichkeiten: die erste führt direkt über den Thalamus. Die andere Möglichkeit läuft nach Verarbeitung über die kortikalen Strukturen.[8] Sämtliche sensorische Information (außer der olfaktorischen) gelangt unverarbeitet in den Thalamus. Wie zuvor erwähnt, erzeugen bestimmte überlebensrelevante Reize (UFS, unconditioned fear stimuli; z.B. Höhen) eine Angstreaktion ohne weitere Verarbeitung. Diese unkonditionierten Angstreize sind fest verschaltet, werden von Geburt an als bedrohlich erkannt und laufen vom Thalamus direkt in die Amygdala, damit eine Aktion erfolgen kann. Wir können daher schnell reagieren, wenn ein Reiz als bedrohlich wahrgenommen wird; Norepinephrin und Cortisol werden unmittelbar freigesetzt.

Diese Thalamus ⇒ Amygdala-Leitbahn erzeugt den emotionalen Kern. Ist ein Ereignis traumatisierend, aktiviert der Fokus des unimodalen sensorischen Inputs (z.B. eine Pistole, eine Brücke, ein Gesicht usw.), der mit dem UFS in Zusammenhang steht, ebenso die Amygdala.

Andere, komplexere sensorische Informationen des Angst auslösenden Reizes, wie z.B. Größe, Geschwindigkeit, Farbe, Form, Schmerz, viszerale Empfindungen und Geräusche, laufen in den Thalamus und werden von dort aus in verschiedene Bereiche des Gehirns gesendet (in den visuellen Cortex für sensorische Information, die durch die Augen eindringt, in den auditiven Cortex das Gehör betreffend usw.) und verarbeitet. Sofern angemessen, gelangt die Information über den lateralen Kern (LA) in die Amygdala. Die verarbeitete Information erreicht die Amygdala in Millisekunden nach dem unverarbeiteten thalamischen Input über die kortikale Route (die lange Leitbahn). Der Hintergrundkontext läuft über die lange Leitbahn und tritt durch den Hippocampus in eine aktivierte BLA ein (siehe Abb. 8).

Dies ist für Traumatisierung von entscheidender Bedeutung (siehe unten). Ist die Amygdala über die kurze Leitbahn durch sensorischen Input in Zusammenhang mit fest verschalteten Angstreizen (UFS) einmal aktiviert, gelangen komplexer Inhalt und Kontext, die über die lange Leitbahn gelaufen sind, nun in die aktivierte Amygdala. Durch spezifische Glutamatrezeptor-Leitbahnen des UFS vermittelt, trifft dieser verarbeitete Input auf eine Amygdala mit erhöhtem Norepinephrin- und Cortisolspiegel und einer aktivierten

Gedächtnisspur. Dieser komplexe Inhalt und der Kontext werden dann als Traumatisierung encodiert und an den emotionalen Kern des Ereignisses gebunden.

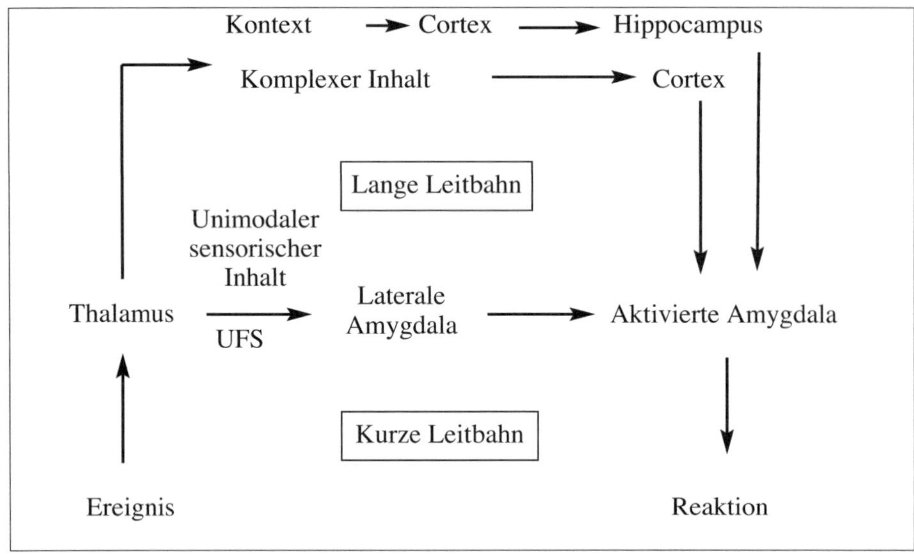

Abbildung 8: *Die kurze Leitbahn aktiviert die Amygdala, die nun für kortikal verarbeitete Information empfänglich ist (angepasst nach LeDoux, J. E. [1994]. Associations, memory, and the brain. Scientific American, 270, 50–51)*

5.12 Modulierung der Reaktion auf ein emotionales, aber nichttraumatisierendes Ereignis

Stellen Sie sich vor, Sie spazieren durch den Wald und sehen auf dem Boden etwas, das sich bewegt. Dieses „etwas“ aktiviert die Amygdala und Sie springen zurück, bereit zur Aktion. Der aktivierte basolaterale Komplex (BLC) sendet ein Signal an den Ce und ein hemmendes Signal an den medialen Präfrontalcortex (mPFC), was zu vollständigem Amygdala-Outflow führt. Innerhalb sehr kurzer Zeit, vielleicht innerhalb von Millisekunden, erkennt die kortikal verarbeitete Information, dass die Bewegung ein Stecken war (komplexer Inhalt). Sie beruhigen sich, da der Gegenstand nicht mehr als Bedrohung betrachtet wird. Wäre das Objekt hingegen eine Schlange und Sie würden Angst bekommen, gleichzeitig aber das Gefühl haben, sich in sicherer Entfernung zu befinden (Kontext), dann würden Sie sich ebenso beruhigen.

Die Wahrnehmung von Sicherheit hemmt den Outflow vom Ce via GABA-Neuronen, die durch ein Signal aus dem mPFC aktiviert sind (siehe Abb. 9).

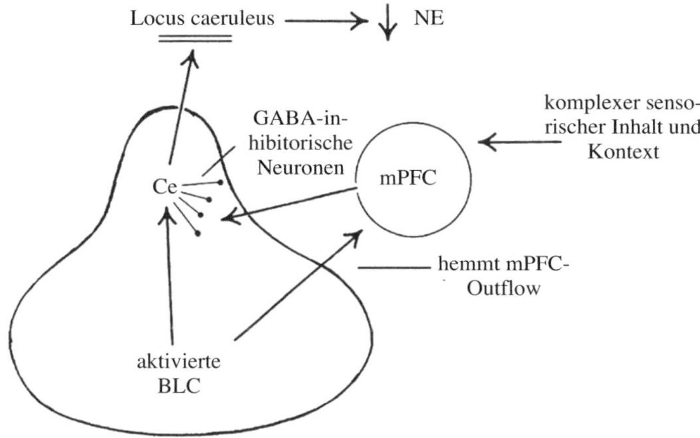

Abbildung 9: *Zunächst hemmt der BLC den mPFC. Wird Sicherheit wahrgenommen (durch komplexen sensorischen Inhalt oder Kontext), hemmt der mPFC den Ce ⇒ //LC ⇒ ⇓ NE (angepasst, nach Quirk, G. J. et al. [2003]. Stimulation of medial prefrontal cortex decreases the responsiveness of central amygdala output neurons. J. Neurosci., 23, 8000–8807)*

Das heißt, für eine kurze Zeit beherrschen Emotionen den evaluierenden Teil des Gehirns. Offenbart die Evaluierung jedoch keinerlei Bedrohung oder fühlt man sich sicher, überwiegt die Ratio, man beruhigt sich und ein potenziell traumatisierender Augenblick wird vermieden.[9]

5.13 Das Traumatisierende eines Ereignisses

Wir haben die Bedingungen, die für Traumatisierung notwendig sind, wie auch die Bestandteile einer traumatischen Erinnerung beschrieben. Dabei haben wir die Rolle des BLC und des Hippocampus in der Zusammenführung der Bestandteile eines traumatischen Ereignisses besprochen, ebenso den Ce, hinsichtlich der Bereitstellung der notwendigen Physiologie, die Wirkungen von Neurotransmittern wie Glutamat, Norepinephrin und Cortisol und die Rolle des mPFC. Für den Fall, dass kein Entrinnen wahrgenommen wird, wird eine Leitbahn mittels Glutamatrezeptoren hergestellt, was dazu führt, dass sämtliche Komponenten des traumatisierenden Augenblicks dauerhaft encodiert werden:

Mechanismus der Traumatisierung:

Reiz (unimodal und UFS) läuft durch Thalamus ⇒ Signal an Amygdala ⇒ Angst/defensive Wut wird erzeugt ⇒ ⇑ NE und Cortisol in der Amygdala ⇒ Hemmung des mPFC ⇒ komplexer Inhalt und Kontext gelangen in die Amygdala ⇒ vier Bedingungen erfüllt ⇒ Glutamatrezeptoren im BLC der Amygdala potenziert ⇒ BLC moduliert Bindung der Bestandteile des Ereignisses ⇒ eine traumatische Erinnerung wird abgespeichert.

5.14 Zeitlicher Ablauf einer Traumatisierung

Zu welchem Zeitpunkt eines emotionalen Ereignisses findet die Encodierung statt? Klinische Evidenz weist darauf hin, dass sie während des Momentes von „Flucht oder Kampf“ stattfindet, sofern Flucht als unmöglich und Kampf als aussichtslos wahrgenommen wird. Genau in diesem Moment sind die neurobiochemischen Stresssubstanzen Norepinephrin, Dopamin und Cortisol erhöht. Für Traumatisierung ist eine norephinephrin- und dopaminreiche Landschaft charakteristisch: klar und im Augenblick fokussiert.

5.15 Literatur

1. Adams, S. A. & Riggi, S. A. (2008). An exploratory study of vicarious trauma among therapist trainees. *Training Educ. Prof. Psychol., 2,* 26–34. Verfügbar unter: http://www.apa.org/apags/profdev/victrauma.html.
2. O’Brien, B. (2010). *Why do Buddhists avoid attachment? Attachment may not mean what you think it means*. Verfügbar unter: http://buddhism.about.com/od/basicbuddhistteachings/a/attachment.htm [30.01.2010].
3. Galton, F. (1883). *Inquiries into human faculty and its development* (p. 49). Verfügbar unter: http://galton.org/books/human-faculty/text/human-faculty.pdf [27.04.2012].
4. Chemtob, C. M., Nomura, Y. & Abramovitz, R. A. (2008). Impact of conjoined exposure to the World Trade Center attacks and to other traumatic

events on the behavioral problems of preschool children. *Arch. Pediatr. Adolesc. Med., 162,* 126–133.
5. LeDoux, J. E. (1996). *The emotional brain. The mysterious underpinnings of emotional life*. New York, NY: Simon & Schuster.
6. Van der Kolk, B. A. & Fisler, R. (1995). *Dissociation and the fragmentary nature of traumatic memories: Overview and exploratory studies*. Verfügbar unter: http://www.trauma-pages.com/a/vanderk2.php. [27.04. 2012].
7. Vermetten, E., Dorahy, M. J. & Spiegel, D. (Eds.). (2007). *Traumatic dissociation: Neurobiology and treatment*. Washington, DC: American Psychiatric Publishing.
8. LeDoux, J. E. (1994). Emotion, memory and the brain. *Sci. Am., 279,* 50–57.
9. Quirk, G.J., Likhtik, E., Pelletier, J. G. & Pare, D. (2003). Stimulation of medial prefrontal cortex decreases the responsiveness of central amygdala output neurons. *J. Neurosci., 23,* 8800–8807.

6 Ursachen und Folgen der Traumatisierung

Welche allgemeinen Bedingungen begünstigen eine Landschaft für Traumatisierung? Es lohnt sich, einige der Ursachen zu untersuchen, da sie uns zu bestimmten emotionalen Kernthemen führen. Sie müssen betrachtet werden, wenn wir die Folgen von Traumatisierung behandeln möchten.

6.1 Frühe Ereignisse in Kindheit und Jugend

Ursachen, die für uns alle gelten

- Geburtstrauma
- Angst vor dem Ersticken
- Angst vor dem Verlassenwerden
- Hunger

Allein schon geboren zu werden, ist traumatisch. Bisher befanden wir uns viele Monate in einem warmen, entspannenden Meer, wurden gefüttert, beherbergt und durch das Geräusch des Herzschlages unserer Mutter beruhigt. Bei Bindung denken wir an etwas, das postnatal ist, doch die entscheidende Bindung unseres Lebens geschieht, wenn das befruchtete Ei in der Gebärmutter nidiert. Dies ist die primäre Bindung, und aus der Perspektive eines bequem lebenden, ausgewachsenen Fötus ist die Geburt eine unerwünschte Trennung. Wenn die Wehen eintreten, werden wir gegen eine viel zu kleine Öffnung gepresst und das immer wieder. Dies ist schmerzhaft und sowohl für die Mutter als auch für das Neugeborene in spe physiologisch aufreibend. Diese Aufregung ist notwendig, da die nachfolgenden Augenblicke kritisch sind.

Als Folge der mütterlichen Wehen werden wir buchstäblich in eine fremdartige Welt herausgepresst und dabei eines Elementes beraubt, das absolut lebenswichtig ist: Sauerstoff. Wir darben nach Luft und im Moment der größten Lebensbejahung erhaschen wir unseren ersten Atemzug. Die Angst vor dem Ersticken ist vermieden worden, danach geben wir einen Schrei von uns. Das ist kein normaler Schrei, das ist der Schrei ums Überleben. Ein resonanter Schrei aus vollem Halse, der Aufmerksamkeit einfordert und Aktion unumgänglich macht. Das Gehirn der Mutter wurde auch während der Wehentätigkeit vorbereitet. Während dieser Zeit wurde Oxytocin, ein mütterliches

Bindungshormon, in großen Mengen im Gehirn freigesetzt. (Hinweis: Entsprechend der Effizienz der Natur bewirkt Oxytocin auch eine Kontraktion des Uterus, um den Ausstoß des Fötus zu erleichtern.) Der Schrei des Neugeborenen nötigt die Mutter, das Baby in den Arm zu nehmen. Die Wiedervereinigung von Mutter und Kind, die einfache Berührung und das tröstende Streicheln durch die Mutter beruhigt beide, das Trauma des Verlassenwerdens wird vermieden.

Die Nahrung, welche die Plazenta der Mutter so großzügig dargeboten hatte, steht nun nicht mehr zur Verfügung. Das Neugeborene wird sehr hungrig, denn sein rasch wachsender Körper fordert Fütterung ein. Wenn auch keine unmittelbare, so stellt das Verhungern doch eine Gefahr dar. In diesem Moment kennt das Neugeborene nur einen Hilferuf – es schreit. Dies hat zuvor funktioniert, um ein Verlassenwerden zu vermeiden. Das Schreien hat aber auch eine weitere bemerkenswerte Wirkung bei der Mutter: Milch schießt in ihre Brust ein, was ihr Schmerzen verursacht. Der Säugling meldet sich lauthals noch ein bisschen, bis die Brustwarze in seinem Mund ist und Nahrung sowie Berührung zur Verfügung stehen. Die Weisheit der Natur ist hier sichtbar: Die Wiedervereinigung erlöst Mutter und Kind gleichermaßen von ihren Schmerzen.

Zum Zeitpunkt der Geburt verursachen diese Quellen fast nie eine Traumatisierung. Wenn einer dieser Vorgänge schiefläuft, wüde das Kind sterben. Allerdings kann außerordentlicher Stress (z. B. schwierige Zangengeburt) über eine aktivierte Amygdala im prozeduralen Gedächtnis encodiert werden. Als Trauma abgespeichert könnte es neuromodulierend die Landschaft gestalten. In den 1950er-Jahren wurde aus Angst vor Infektionsübertragung bei hospitalisierten Kindern der Kontakt zu den Eltern ausgesprochen restriktiv gehandhabt. Diese Kinder fühlten sich verängstigt und verlassen. Nach der Rückkehr in ihre Familien war ihr Verhalten gestört. So berichtete eine Mutter:

> Ich verließ John (21 Monate alt) nach der Aufnahme, er spielte fröhlich auf der Krankenstation, ziemlich angstfrei in seinem Kontakt mit der Krankenschwester und anderen Kindern. John kam bar jeglichen Vertrauens nach Hause zurück. Er ging nicht zu seinem Vater und ich konnte ihn überhaupt nicht mehr verlassen, weil er schrie und heulte. Er hatte Angst vor jeglicher Art der Berührung durch mich und versteckte sich vor Nachbarn und Freunden regelrecht, die er zuvor gekannt hatte.[1]

Verlassenwerden ist so etwas Grundlegendes, dass es sich – wenn es früh in der Entwicklung geschieht – auf sämtliche Aspekte des Lebens eines Menschen auswirkt. Die Frage nach Erfahrungen des Verlassenwerdens ist auf der Suche nach der Ursache krankhaften Verhaltens häufig zielführend.

Der Schrei eines Neugeborenen bedeutet für die Eltern, dass es entweder hungrig ist, nasse Windeln hat oder beruhigt werden möchte. Das Baby lernt schnell, dass dieser einfache Schrei Fürsorge bewirkt. Bis zum Alter von etwa sechs Wochen ist es das einzige Verhalten des Kindes, um elterliche Aktionen auszulösen. Danach passiert etwas Wundersames – das Baby lächelt. Es ist ein Lächeln des Erkennens und bedeutet: „Ich bin nicht verlassen und mein Unbehagen wird behoben." Es bewirkt auch, dass die Mutter sich auf andere Weise gebunden fühlt. Das Lächeln ist für die Mutter eine neue Motivation. Das Neugeborene konditioniert die Mutter durch sein Lächeln so, dass sie diese Belohnung anstrebt. Ein Schrei und ein Lächeln sind die treibenden Kräfte, die eine Mutter-Kind-Bindung motivieren und formen. Das Kind beginnt sein Leben als großartiger natürlicher Manipulierer, wobei Baby wie auch Mutter biologisch getriebene Teilnehmer dieses Spiels sind.

Wenn das Kind älter wird und seine Bedürfnisse nicht befriedigt werden, entwickelt sich eine neue Form der Kommunikation. Es geht um Wut und wir sprechen mitunter von einem Wutanfall, denn ab dem Alter von 1½ bis 3 Jahren sind die Bedürfnisse des Kindes manifestiert, doch ohne Sprache bleiben sie häufig unbefriedigt. Dies führt sowohl bei der Mutter wie auch beim Kind zu Frustration – die sich schnell verflüchtigt, sobald sich beim Kind das Sprechen entwickelt und damit auch seine Fähigkeit, sich an Belohnung zu erinnern und Bedürfnisse aufzuschieben. In diesem Zeitraum lernen wir es, aufs Töpfchen zu gehen und windelfrei zu werden.

Die Kindheit kann eine reichhaltige Quelle der Traumatisierung sein. Das Denken eines Kindes bewegt sich im Realen wie auch im Imaginativen. Stellen Sie sich einen Elternteil vor, der Sie mit dem schwarzen Mann bedroht und ängstigt – jenem bösen Kerl mit übernatürlichen Kräften, der ungezogene Kinder verschleppt. Ihnen wird erzählt, dass Sie zu nichts nütze sind und Ihre Tasche packen sollen, um in ein Heim für ungezogene Kinder gebracht zu werden. Stellen Sie sich diese elterliche Schreckensgestalt vor, Ihrem Beschützer, der zum Feind wird. Denken Sie auch an einen Pfarrer, einen Lehrer oder eine andere Persönlichkeit, in die Sie vorbehaltlos Vertrauen haben und die plötzlich zu jemandem wird, der Sie verletzt. Wo sollten Sie sich verstecken? Wem könnten Sie sich anvertrauen? Wo befänden Sie sich in Sicherheit? Wie sorgt man für Sicherheit, wenn es keinen geschützten Ort gibt? Wenn Eltern im Vorfeld einer Scheidung und in Gegenwart der Kinder miteinander streiten und einer dann plötzlich geht, kann dies Angst auslösen und traumatisieren. Das sind die augenfälligeren Quellen eines Traumas durch Verlassenwerden, aber die einfache Tatsache, wenn Eltern zu einem falsch gewählten Zeitpunkt am Abend ausgehen, kann bereits ausreichen.

Das Erreichen einer sicheren Bindung ist ein wesentlich komplexerer Prozess als das Vermeiden des Verlassenwerdens und zählt zum Prozess des emotionalen Bondings. Es kommt zu einem Geben und Nehmen. Das Kind beginnt zu erkennen, dass die Mutter weggehen kann, ohne dass es ein Gefühl des

Verlassenseins erlebt. Trennungsangst wird vermindert. Die Naturelle von Mutter und Kind müssen zusammenarbeiten, damit es zu einem sanften Übergang ins Erwachsenendasein kommt. Geschieht dies nicht, besteht die Gefahr, dass der junge Erwachsene unfähig wird, emotionale Reaktionen zu modulieren, was wiederum die Traumatisierungsschwelle senkt.

In Extremfällen kann dieser Mangel an Bindung und Fürsorge verheerende Auswirkungen haben. In den rumänischen Waisenhäusern unter Ceausescu waren verwandtschaftliche Besuche nur alle sechs Monate erlaubt. Die Kinder schliefen zu viert in einem Kinderbett mit verschmutzten Decken, die uringetränkt und voller Läuse waren. Sie wurden nicht gewaschen, da es weder Seife noch heißes Wasser gab. Die Kinder spielten mit verschmutzten Spritzennadeln. Gewalt war allgegenwärtig. Die Verwahrlosung war dermaßen groß, dass die Kinder keinerlei Emotionen zeigten. Die Betreuer waren schlecht geschult und grausam, pro Tag gaben sie den Waisenkindern weniger als zehn Minuten der Zuwendung.[2] Die verschlissenen Gitterbettchen waren mit Stangen versehen, was dem Ganzen den Anstrich einer Einzelhaft gab. Die Entwicklung der Kinder war körperlich und mental zurückgeblieben. Das Adoptionsalter korrelierte mit dem Schweregrad der Entwicklungsverzögerung. Die Ältesten waren schwerwiegend behindert. Nach Adoption wiesen 36 % Probleme bei der Sozialisierung auf und benötigten professionelle Intervention.

Mein Vater war ein jähzorniger Mann. Bereits Geringfügigkeiten konnten ihn wütend machen und ich wurde geschlagen. Als ich noch ein kleines Kind war, hackte er mit einer Axt Holz. Dabei hatte er einen furchterregenden Gesichtsausdruck, der mir Angst einflößte (ich glaube, er dachte an etwas, das ihn wütend machte). Ich hatte Angst davor, meine Wut ihm gegenüber zum Ausdruck zu bringen.

Im Jahr 1979, als ich 10 Jahre alt war, stand mir eine Operation an meinem linken Fuß bevor. Um die Entwicklung einer Arthritis zu vermeiden, musste ein Knochen fusioniert werden. Zwei Wochen vor dem Eingriff fiel ich aus einem Baumhaus, brach mir das Nasenbein und wurde bewusstlos. Mein Bruder dachte, ich sei tot. Er rannte übers Feld, um meinen Vater zu holen. Ich kam wieder zu mir und hatte offenbar geschrien, und ich erinnere mich, dass mein Vater mir später sagte, er habe aufgehört zu rennen, als er mein Wehklagen hörte. Mit zwei blauen Augen und einem gebrochenen Nasenbein wurde ich von meinem Vater zum Krankenhaus gebracht und davor einfach abgesetzt.

Am Tag der Fußoperation wurde mir eine Pille verabreicht, die mich sehr schläfrig machte. Ich wachte mit starken Schmerzen allein in einem sehr dunklen Raum auf und kann nicht sagen, wie lang ich dort blieb. Wegen meines Alters wollte man mir keine Schmerzmittel geben. Das machte mich wü-

tend, aber ich war hilflos. Nach einer Woche im Krankenhaus wurde ich mit meinem eingegipsten Fuß vor dem Internat abgesetzt.

Seither, also seit 30 Jahren, kann ich die Narbe an meinem Fuß nicht berühren, nicht einmal anschauen. Wenn jemand darüber redet, beginnt sie zu schmerzen und mir wird schlecht. Wenn ich barfuß bin, muss ich mein Hosenbein so hochrollen, dass der untere Rand des Hosenbeines nicht auf der Narbe reibt. Ich habe qualvolle Therapiesitzungen erlebt und versucht, über die Narbe und meine Gefühle zu sprechen. Darüber zu reden ist entsetzlich schmerzhaft und stellt somit ein Problem für mich dar. Vor einer Therapiesitzung esse ich nicht, weil mir beim Erzählen übel wird. Sogar das Schreiben hierüber ist schmerzvoll.

Eltern, denen die Fähigkeiten zur Fürsorglichkeit fehlen, sei dies durch psychische Erkrankung oder Drogenmissbrauch, können innerhalb ihrer Familien sehr zerstörerisch wirken. Die Kinder können nicht das unberechenbare Verhalten ihrer Eltern verstehen. Sie sind verängstigt, verwirrt und permanent unter Stress. Es ist immer verheerend, in der Kindheit von einem Elternteil missbraucht oder verlassen zu werden. Das Fehlen einer versorgenden Person hat schwerste Folgen. Um William Wordsworth zu paraphrasieren: Die Kindheit ist der Vater für den Menschen. Nichts könnte wahrer sein.

6.2 Ursachen im Erwachsenenalter

Verkehrsunfälle, Treppenstürze, von anderen als fett bezeichnet zu werden oder eine Lernbehinderung zu haben, all dies kann traumatisierend sein. Sämtliche Formen des Treuebruchs, des Versagens oder Verlustes können traumatisierend wirken. Eine Kampfhandlung kann traumatisieren.

Als mein Bruder aus dem Irak-Krieg zurückkam, war er ein anderer Mensch geworden. Er verhielt sich immer wie benommen. Zu Hause konnte er nicht in Ruhe neben einem Fenster sitzen. Wenn er sich in dessen Nähe befand, war er sehr wachsam und sah hinaus, als ob gleich etwas passieren würde. Er meinte, der Feind könne durch das Fenster eindringen. Zeitweise fand ich ihn auf dem Boden schlafend vor, weil sich das Bett in der Nähe eines Fensters befand und er durch jegliches Geräusch aufschreckte. Einer seiner Militärkameraden hatte auch diese Symptome. Als er zu Besuch war, bot ich ihm einen Stuhl an, worauf er antwortete: „Ich bleibe lieber stehen, dann bin ich auf alles gefasst."

Es gab Tage, an denen mein Bruder außerordentlich paranoid war. Wenn er ein Geräusch hörte, fing er an Dinge zu schreien wie: „Geh in Deckung, sie schießen, Feindwarnung!" Andere Male erzählte er von den Menschen, die er umgebracht hatte, es waren sogar Kinder dabei, wonach er zusammenbrach und heulte.

Wenn wir einkaufen oder bloß spazieren gingen, blickte er immer nach oben, zu den Gebäuden und Dächern hinauf und sagte: „Du weißt nie, wer jede deiner Bewegungen beobachtet, um dich umzubringen." Als wir einmal Feuerwerkskörper hörten, flippte er aus und brüllte jeden im Haus an, sie sollen sämtliche Fenster schließen und ihm aus dem Weg gehen. Wir mussten ihn daran erinnern, dass er in Sicherheit ist, doch sicher, das fühlte er, könnte er niemals sein.

Erhält man eine potenziell todbringende Diagnose, blockiert dies die gesamte andere Informationsverarbeitung, was oft traumatisierend wirkt. Die Worte eines Arztes oder dessen Gleichgültigkeit können tiefer schneiden und länger währende Narben hinterlassen als jegliches Messer. Das Rechtssystem ist nicht anders. Opfer von Verbrechen, wie z. B. bei Vergewaltigung und Überfall, werden häufig beschuldigt, provokativ gewesen zu sein. Gerade dann, wenn Hilfe am nötigsten ist, fühlt sich das Opfer alleingelassen und manchmal sogar schuldig und beschämt.

6.3 Kulturelle Ursachen

Die Ursachen von Traumata sind nicht nur privater Natur. Während der Großen Depression wurden viele Familienväter durch den Verlust ihrer Arbeit und ihrer Rolle als Versorger traumatisiert. Heute horten viele der sehr erfolgreichen Menschen, die in dieser Zeit aufgewachsen sind, Besitztümer und leben sparsam – für den Fall der Fälle. Während dieser schrecklichen Zeit hat Präsident Roosevelt eine glänzende Lösung aufgetan. Er gab den Leuten Arbeit und stellte ihnen etwas Geniales in Aussicht. Er versprach soziale Sicherheit. Dadurch mussten die Männer nicht mehr befürchten, ihre Familien könnten Hunger leiden. und der Familienzusammenhalt blieb gewährleistet.

Wenn es keinen sicheren Ort gibt, ist das Potenzial für Traumatisierung gegeben. Die Pest im Mittelalter war eine Quelle für Traumatisierung, genauso wie der 11. September 2001. Dieser Terroranschlag wurde durch das wiederholte Zeigen des Ereignisses in den Medien und durch ein unzureichendes Terrorwarnsystem, wo Rot höchste Alarmstufe bedeutete und Grün Sicherheit, maßlos verschlimmert. Doch wo hätte man denn einen Zufluchtsort finden sollen?

Seit dem 11. September 2001 litt ich unter extremer Angst und Schlafstörungen. Ich lag jede Nacht wach und beobachtete durch mein Schlafzimmerfenster, wie Flugzeuge den Hudson River entlangflogen. Jedes Mal, wenn ein

Flugzeug in eine Schneise einflog, die ich für zu niedrig hielt, sprang ich aus dem Bett und hastete ins Wohnzimmer. Von dort aus beobachtete ich das Flugzeug, um zu sehen, ob ich meine Familie aufwecken muss, damit wir gemeinsam die Flucht ergreifen können. Ich glaubte immer, dass eines dieser Flugzeuge am Ende bestimmt direkt in unser Wohnhaus fliegen würde. Ich stellte mir dieses schreckliche Ereignis vor und lebte es immer wieder in meiner Phantasie durch.

Die Sklaverei war eine große Quelle der Traumatisierung, ebenso der Holocaust und die Ausrottung der amerikanischen Ureinwohner. Im Lauf der Zeit hat es viele solcher gesellschaftlichspolitischer Ereignisse gegeben, bei denen Angst und Wut real waren und sichere Orte nicht existierten. Daher sind es nicht nur einzelne Personen, die belastet werden. Es können ganze Kulturen, Rassen und Nationalitäten durch Katastrophen zu Schaden kommen.

Die Medien bilden auch eine beständige Quelle der Traumatisierung. Über das Fernsehen und andere Pressekanäle werden wir auf authentische Art und Weise Zeugen grausamer Dinge. Ihre Reichweite ist dermaßen umfassend, dass man von der wohl größten Quelle der Angst sprechen kann. Es gibt gute Gründe, weshalb Kinder bestimmte Dinge im Fernsehen nicht sehen sollten, bis sie alt genug sind, um diese richtig einzuordnen.

Traumatisiert zu sein kann verhindern, einen sicheren Ort aufzusuchen. Kinder, die körperlich, seelisch und sexuell missbraucht worden sind, haben aufgrund von Scham, Wut und Schuldgefühlen oft Schwierigkeiten, eine Zuflucht aufzusuchen. Geschlagene Frauen, einsame Senioren und Obdachlose leiden möglicherweise unter Traumatisierung und sind unfähig, einen sicheren Ort zu finden.

Wie kann es sein, dass wir in Anbetracht dieser Menge an möglichen Traumaursachen, nicht alle unter den Folgen von Traumatisierung leiden? In Wirklichkeit leiden mehr oder weniger alle Menschen unter solchen Folgen.

6.4 Folgen der Traumatisierung

6.4.1 Warum?

- Warum tat Pamelas rechte Hand die letzten drei Monate so höllisch weh? Sie wies keinerlei Verletzung auf, es gab auch keine Anzeichen für irgendeinen Unfall, trotzdem war ihre Hand sehr berührungsempfindlich.
- Warum konnte John nicht schlafen? Seit dem 9/11-Terroranschlag sprang er aus dem Bett, wenn er ein Flugzeug hörte, um nachschauen, ob es in seiner Wohnung einschlagen könnte.
- Warum konnte Mary kein Flugzeug besteigen?

- Warum konnte Joseph nicht vor Publikum sprechen?
- Warum erlebte Jane Episoden, bei denen ihr der Atem stockte und sie das Gefühl hatte, sterben zu müssen?
- Warum war Arthur zu ängstlich, um Auto zu fahren?
- Warum ging Sarah lieber 20 Stockwerke zu Fuß, anstatt den Fahrstuhl zu benutzen?
- Warum konnte Arnold nicht laufen?
- Warum konnte Peter nach seiner Rückkehr aus dem Militärdienst im Irak nicht in der Nähe eines Fensters schlafen und warum bevorzugte er auf dem Küchenboden zu nächtigen?
- Warum hatte Joseph chronische Rückenschmerzen, die auf eine Behandlung nicht ansprachen?
- Warum kam Samantha über den Tod ihrer Mutter nicht hinweg?
- Warum stotterte Frank?

Obwohl grundsätzlich alle Lebensaspekte durch Traumatisierung beeinträchtigt werden können, gibt es sechs klar benannte Störungen, bei denen die primäre Problematik auf eine Encodierung in der Amygdala zurückgeführt werden kann. Wir nennen diese Traumatisierungsstörungen auch amygdalabasierende Störungen.

Amygdalabasierende Störungen
- Phobien
- Panik
- PTBS
- Krankhafte Emotionen
- Schmerzen
- Somatisierungen

6.5 Phobien

Phobien bieten ein Modell für die einfachste Form amygdalabasierender Traumatisierung. Eine Phobie erzeugt Angstreaktionen auf Gegenstände und Situationen, die inhärent nicht bedrohlich sind. Evolutionär betrachtet bietet es keinen Überlebensvorteil, Angst vor dem Halten einer öffentlichen Rede, vor Aufzügen oder der Zahl 13 zu haben. Ganz sicher gab es in der frühen Phase der menschlichen Evolution weder Flugzeuge, Autos, Tunnels oder Brücken – warum also bekommen einige Menschen schon bei dem Gedanken an diese Situationen oder Dinge schreckliche Angst? Da es keine angeborene Angst in Bezug auf diese Dinge oder Situationen geben kann, sind Phobien als erlernt zu betrachten (siehe Anhang C hinsichtlich der Einzelheiten zur Erzeugung von Phobien).

Bei der Erzeugung einer Phobie wird ein Stimulus dauerhaft mit Angst in Verbindung gebracht. Die Wahrnehmung dieses Reizes setzt neurobiochemische Stresssubstanzen frei und erfüllt unsere Definition von Traumatisierung. Phobien stehen mit Reaktionen in Zusammenhang, die durch einen unkonditionierten Angstreiz (UFS, unconditioned fear stimulus) erzeugt werden. Diese UFS sind unspezifisch, sie passen in umfassende Kategorien, die auf viele Situationen anwendbar sind. Wie bereits zuvor beschrieben, sind solche Reize ein Spiegel der vielen Möglichkeiten, durch die wir ums Leben kommen oder verletzt werden können. Sie sind in unserem Gehirn fest verschaltet. Dies beinhaltet die Angst vor dem Unbekannten (neuartige Situationen), vor Höhen (herabzustürzen), vor geschlossenen, engen Räumen (gefangen zu sein), nicht wegrennen zu können, vor freien Plätzen (sich nicht verstecken zu können), vor kriechend-krabbelnden, schlüpfrigen Wesen (auf dem Boden lebende Raubtiere) oder vor etwas, das sich von außerhalb unseres Gesichtsfeldes nähert (Raubtiere aus den Lüften). Als Säugetiere können wir Angst vor dem Verlassenwerden oder dem Alleinsein bekommen, auch unter dem Begriff der Autophobie bekannt.

6.5.1 Phobieerzeugung und Generalisierung

Zur Erzeugung einer Phobie müssen vier Bestandteile vorhanden sein. Sie sind mit Ihrem Auto unterwegs und fahren über eine Brücke. Dabei schauen Sie nach unten und sehen, wie weit Sie vom Boden entfernt sind. Bei empfänglichen Individuen erzeugt die Höhe (ein UFS) eine angeborene Angstreaktion. Zusätzlich sind Sie nicht in der Lage zu fliehen, weil Sie sich auf der Brücke in einem Auto befinden. Da Sie sich jedoch dessen bewusst sind, dass Sie über eine Brücke fahren, wird die Brücke mit der Angstreaktion (erzeugt durch das UFS) gekoppelt. Bei einer Brückenphobie ist der vernunftorientierte Präfrontalcortex nicht in der Lage, die Angst auszuschalten, weil es nicht die Brücke ist (der konditionierte Reiz), welche die Angstreaktion auslöst, sondern die Höhenangst als solche (das UFS).

Beim Überqueren einer anderen Brücke wird die Angst vor Brücken generalisiert, vor allem wenn es Überschneidungen gibt, was die Ähnlichkeit der Umgebung betrifft.

6.6 Mustererkennung und Generalisierbarkeit

Warum wird eine traumatisierende Angst generalisiert? Warum bekommt jemand, der Angst vor dem Überqueren einer Brücke hat, Angst vor sämtlichen Brücken? Später kann der Betreffende Angst vor Tunneln, Menschenansammlungen, dem Fliegen bekommen und schließlich kann er eine Agoraphobie und überhaupt Angst vor dem Draußensein entwickeln. Hierfür gibt es zwei Gründe. Der erste Grund ist, dass Traumatisierung weitere Traumatisierung erzeugt. Eine traumatisierte neurologische Landschaft ist gegenüber erneuter Traumatisierung prädisponiert, muss aber nicht zwangsläufig so sein. Der andere Grund – und Thema dieser Abhandlung – ist, dass bedingt durch die Vorgaben der Natur der Verstand in den verschiedenen Situationen nach Ähnlichkeiten sucht. Das ermöglicht eine rasche Bewertung einer potenziell bedrohlichen Situation. Während unser Verstand eine neue Situation nach Entsprechungen absucht, wird unser Vigilanzsystem mobilisiert, um uns vorzubereiten. Sind Ähnlichkeiten feststellbar, werden zuvor encodierte Reaktionen aktiviert. Eine Brückenphobie aktiviert das Angstsystem gegenüber jeglicher Brücke. Diese Erweiterung der Traumatisierung geschieht über Verarbeitung der Mustererkennung. Selbst wenn nur ein kleiner Teil der neuen Situation mit dem ursprünglich encodierten Ereignis übereinstimmt, kann dies ausreichen, um die Amygdala zu mobilisieren.

Eine Pflanze wird wahrgenommen, weil sie einen Stiel hat, eine Blüte, Blätter, Färbung, Duft und weil sie vom Boden aus emporwächst. Die Wahrnehmung ist eine Summe dieser unterschiedlichen Bestandteile, die über den Thalamus in verschiedene Hirnareale gelangen, die spezifische sensorische Information verarbeiten, und dann, irgendwie, im Bewusstsein eine Pflanze ergeben. Sehen wir lediglich Teile einer Blüte, ein Blütenblatt, ein Blatt, einen Stiel, kann dies im Verstand eine ganze Pflanze entstehen lassen. Das Gehirn hat eine schnelle Abgleichsfunktion, mittels der es nach übereinstimmenden Teilen sucht, die bereits im Gehirn abgespeichert wurden. Wir reden ja oft davon, dass etwas so aussieht, riecht oder schmeckt wie etwas, das uns bekannt ist. (Viele Dinge schmecken nach Hähnchen!) Tatsächlich veranschaulichen wir große Teile des Lebens über Vergleiche. Unser Gehirn sucht diese kongruenten Muster in unbekannten Situationen. Das ist einer der Gründe, weshalb wir Déjà-vu-Erlebnisse haben: Es gibt Musterübereinstimmungen, die uns ein Gefühl der Bekanntheit vermitteln.

Mustererkennung ist eine Vorgehensweise, bei der das Gehirn sensorischen Input gegen Bekanntes abgleicht und eine Wahrnehmung erzeugt. Eine solche Wahrnehmung ist eine hochrangige Darstellung eines Ausschnitts dieser Welt, die durch das Gehirn, basierend auf vorbestimmten Regeln, abgebildet wird. Die Wahrnehmung wird dann in Abhängigkeit unseres jeweiligen Zustandes hinsichtlich Aufmerksamkeit und früherer Erfahrungen in ihrer Intensität entweder verstärkt oder verringert. Die Verarbeitung von Mustererkennungen sensorischen Inputs hin zur Wahrnehmung und dann zur Reaktion geschieht sowohl bei bewussten als auch unbewussten Mustern. Wenn das Muster genügend Übereinstimmung mit dem encodierten Ereignis aufweist, kann dies von der Amygdala aus eine Angstreaktion hervorrufen.

Paul hatte eine Phobie gegenüber Statuen. Diese eigenartige Phobie war entstanden, als er als Kind die Büste einer gekreuzigten Christusfigur sah. Sie war mit einer Dornenkrone ausgestattet und drückte extremes Leiden aus. Das traumatisierte Paul. Es ist auch ein Beispiel für stellvertretende Traumatisierung. Anschließend generalisierte er diese Angst gegenüber jeglicher Statue.

6.7 Panikattacken

Eine ***Panikattacke*** wird durch plötzliche Anfälle von Furcht definiert, üblicherweise begleitet von Herzrasen, Schwächegefühl, Ohnmacht oder Benommenheit. Während dieser Anfälle empfinden die Betroffenen entweder Hitzewallungen oder kalte Schauer, die Hände können kribbeln oder sich taub anfühlen. Es kann zu Kurzatmigkeit kommen, Brustschmerzen und einem Gefühl bevorstehenden Todes. Oftmals kommt es zu Unwirklichkeitswahrnehmungen, Befürchtungen drohenden Untergangs und unmittelbar bevorstehenden Todes oder einer Angst vor Kontrollverlust und den eigenen Verstand zu verlieren. Personen, die unter Panikattacken leiden, können nicht vorhersagen, wo oder wann sich ein Anfall ereignen wird; sie vermeiden stets Situationen, bei denen schon ein Anfall aufgetreten ist. Viele machen sich ausgesprochene Sorgen darüber, wann der nächste Anfall eintreten könnte. Panikanfälle können jederzeit auftreten, sogar während des Schlafs. Sie sind häufig die Ursache für das Aufsuchen der Notfallambulanz.

Panikattacken beginnen meistens im späten Jugendalter, sie sind bei Frauen häufiger anzutreffen als bei Männern. Nicht jeder, der einen Panikanfall erlebt, manifestiert notwendigerweise multiple Anfälle, die schließlich zur Diagnose einer Panikstörung führen. Es ist eine starke Tendenz zur Vererbung dieser Störung bekannt. Einige Menschen mit Panikstörung werden durch ihre Ängste dermaßen eingeschränkt, dass sie normale Aktivitäten wie z.B. Einkäufe tätigen oder Autofahren vermeiden. Etwa ein Drittel der Betroffenen ist ans Haus gefesselt oder kann der gefürchteten Situation nur in Begleitung des Ehepartners oder einer Vertrauensperson begegnen. Sowohl Phobien als auch Panikstörungen erzeugen irrationale Ängste.

Bemerkenswert bei der Panikstörung ist der Mangel jeglicher Vorwarnung und kognitiver Queues. Dies ist ungewöhnlich, da Angstreaktionen in der Regel eine Flucht vor etwas, dessen wir uns bewusst sind, vorbereiten. Dies ist hier nicht der Fall. Daher ist der Reiz, der eine Panikattacke auslöst, unterbewusst. Es ist wahrscheinlich, dass die Angst vor einem unvorhersehbaren Anfall eine wesentliche Rolle in der Sensibilisierung eines Individuums spielt, was die Situation verschlimmert. Bei dieser Störung gibt es wirklich keinen sicheren Ort.

Welche Rolle spielt die Amygdala bei Panikstörungen?[3] Forschungsergebnisse zeigen, dass die meisten Neuronen des basolateralen Komplexes (BLC) der Amygdala die Weiterleitung zum zentralen Kern (Ce) hemmen. Es wird vermutet, dass bei Panikstörungen diese Hemmung etwas vermindert ist und eine Aktivierung des Ce bereits bei einem wesentlich niedrigeren Schwellenwert eintritt. Daher regen leichte angsterzeugende interne Reize, wie z. B. erhöhte Pulsfrequenz, Brustschmerzen oder Benommenheit, die Amygdala an (was normalerweise nicht ausreicht). Dies lässt den Ce andere Hirnareale aktivieren und schließlich eine Angstreaktion erzeugen. Nachdem kein „Raubtier“ in Sicht ist, ist der Situation auch nicht zu entkommen. Betroffene erleben extreme Angst, weil sie die Quelle der Angst nicht identifizieren können. Dieser wiederkehrende Kreislauf unterbewusster Reize und schwerwiegender Angst gestaltet die Landschaft der Amygdala und erzeugt eine generalisiertere Angst gegenüber der äußeren Welt. Es ist bemerkenswert, dass Zuhausebleiben solche Anfälle zu verhindern scheint, ausgenommen vielleicht im Schlaf, wenn die Psyche im Prinzip alles erleben kann.

6.8 Posttraumatische Belastungsstörung (PTBS)

PTBS gilt als Prototyp der Traumatisierung. Betroffene mit PTBS weisen eine komplexe Vielfalt an Symptomen auf, u. a.:

- Wiedererleben des Traumas
- Emotionales Betäubtsein
- Vermeidungsverhalten
- Erhöhte Erregung (Hypervigilanz)
- Verminderte Fähigkeit zur Problemlösung
- Albträume, Flashbacks und intrusive Gedanken
- Wiederholungszwang

Da einige dieser Symptome das Gegenteil von den anderen zu sein scheinen, löst diese Störung Verwirrung aus. Wie kann man zunächst emotional betäubt sein und im nächsten Augenblick erhöhte Erregung zeigen? PTBS wird möglicherweise erst Monate nach einem traumatisierenden Ereignis diagnostiziert. Die interne Reaktion auf unterbewusste und bewusste Reize oder andere Ereignisse, die chronischen Stress erzeugen und die Landschaft des Gehirns verändern, spielen bei der Symptomerzeugung eine Rolle. Damit es gemäß unseres Modells zu einer Traumatisierung kommen kann, müssen lediglich die zuvor genannten Bedingungen erfüllt sein. Allerdings sind einige Wissenschaftler der Meinung, dass PTBS einen einzigartigen Aspekt hat: Der Betroffene ist häufig nicht in der Lage, eine vollständige Erzählung des Ereignisses abzugeben, das die Störung erzeugt hat. Die PTBS beinhaltet einen kognitiv-mentalen Abdruck sensorischer und affektiver Bestandteile des traumatischen Erlebnisses.

Die meisten Wissenschaftler glauben, das die Bestandteile traumatischer Erinnerungen in verschiedenen Gedächtnissystemen abgespeichert werden. Das heißt, dass kognitive, emotionale wie somatosensorische Bestandteile anatomisch gesehen nicht zusammenliegen. Das vollständige Bild muss aus verschiedenen Teilen des Gehirns zusammengesetzt werden. Man glaubt, dass die Amygdala jene Struktur bildet, welche die Assoziationen zwischen diesen Bestandteilen herstellt. In der Tat kann Traumatisierung als eine Störung ständiger Assoziation betrachtet werden und in extremen Fällen, wie PTBS, als eine Störung partieller Assoziation bzw. Dissoziation. Durch Unterbrechung der normalen Amygdala-Hippocampusfunktion können wir uns vor der Encodierung bewusst verfügbarer Erinnerungen schützen, die so schlimm sind, dass wir eine PTBS entwickeln würden. Es ist bereits angenommen worden, dass sehr hohe Cortisolspiegel zum Zeitpunkt des Ereignisses die Ursache unterbrochener Erzählungen sind. Daher entziehen sich einige Erinnerungen dem bewussten Wiederabrufen. Es kann sein, dass im Kern der PTBS diese gestörte Wiedererinnerung steckt. PTBS ist häufig progressiv, je mehr der Erzählung mittels Flashbacks, intrusiver Gedanken und Träume aus dem Unterbewussten zum Vorschein gebracht wird. Solange dieser Prozess nicht unterbrochen wird, kann die extreme Angst, die sich aus der Aktivierung der Amygdala ergibt, die Dinge noch verschlimmern. Eine wichtige und interessante Folge von PTBS ist eine weitere Störung, die Wiederholungszwang genannt wird.

6.9 Wiederholungszwang

Die Bandbreite der Probleme, die durch Traumatisierung erzeugt werden kann, ist beachtlich. Eines der herausragendsten ist die zwanghafte Selbstexposition des traumatisierten Individuums gegenüber einem Wiedererleben des Traumas. Forschungsergebnisse zeigen, dass körperlich missbrauchte Kinder mit höherer Wahrscheinlichkeit später ein ähnliches Trauma erneut erleben. Einige werden selbst zu Menschen, die Missbrauch begehen. Viele Prostituierte sind als Kinder sexuell belästigt worden. Wiederholungszwang[4] ist eine unterbewusste Reinszenierung des Traumas. Dies betont die Macht des homöostatisch getriebenen Bedürfnisses nach Heilung. Bedauerlicherweise kann kein sicherer Zufluchtsort gefunden werden, weil die Person nicht weiß, weshalb sie dazu getrieben wird, dieses Verhalten an den Tag zu legen. Wiederholung hilft der Person nicht, Herr der Lage zu werden. Vielmehr wird die Unlösbarkeit des Problems erhalten, was den Zwang zur Reinszenierung noch mehr verstärkt.

PTBS, wie auch andere amygdalabasierende Störungen, scheinen eine bestimmte neuronale Landschaft zu benötigen, damit Symptome auftreten können. Die Symptommanifestation kann um Tage, Monate oder gar Jahre nach einem traumatisierenden Ereignis verschoben sein. Die Landschaft kann sich aus dem Hinzukommen von chronischem Stress bilden.

Im Falle der PTBS kann diese Landschaft eine Folge des Ereignisses selbst oder anderen Stressbelastungen ohne Bezug hierzu sein.

6.10 Chronische Schmerzen

Die westliche Medizin ist größtenteils endorganorientiert. Das heißt, wenn Sie Rückenschmerzen haben, ist das Problem im Rücken lokalisiert; bei einem Beckenleiden muss das Problem vom Becken kommen. Tatsächlich werden in der westlichen Medizin die Erkrankungen nach dem Endorgan benannt: Wir haben „Kreuzschmerzen“ und eine „Beckenbodendysfunktion“. Dieser Ansatz wird ***Physikalismus*** genannt. Manifestiert also ein Patient ein physisches Problem, muss es auch eine physische Ursache haben. Natürlich können die Chirurgie und andere traditionelle westliche Ansätze viele physische Probleme tatsächlich lösen, aber Ärzte sehen sich auch mit Problemen konfrontiert, für die es keine oder nur partielle Lösungen aus physischer Sicht gibt.

Dass chronische Schmerzen psychische Ursachen haben können, ist für die meisten Menschen schwer zu verstehen. Wenn wir ein Areal betasten, das sich schmerzhaft anfühlt, macht es ja Sinn anzunehmen, dass die Ursache des Schmerzes irgendwo in dem Umfeld dieses Areals liegen muss. Das ist jedoch nicht immer der Fall. Die somatischen Anteile eines Traumas (Schmerz, Brennen, Temperaturveränderungen und Empfindlichkeit) können im Gehirn abgespeichert sein und bei Exposition gegenüber unterbewussten Reizen abgerufen, über den BLC verarbeitet und wahrgenommen werden.

Unterbewusste Reize $\Rightarrow$ BLC $\Rightarrow$ Ce $\Rightarrow$ Schmerz

Der Ce der Amygdala verfügt über ein Schmerzzentrum, das nocizeptive Amygdala genannt wird. Hier werden Schmerzsignale aus anderen Teilen des Gehirns moduliert. Während der Flucht, des Kampfes oder bei Wut verhindert eine Hemmung des nociceptiven (schmerzempfangenden) Teils des Ce mittels Norepinephrin, dass der Schmerz erlebt wird.

Wenn man ein schmerzhaftes traumatisches Ereignis bewusst evoziert und die emotionalen Bestandteile aufruft, wird die somatische Schmerzerfahrung aufgrund der Freisetzung von Norepinephrin (NE) und seiner Wirkung auf den Ce nicht offenkundig. Daher erzeugt das Denken an dieses Ereignis keine Schmerzen. Das macht dieses Schmerzsyndrom so verwirrend.

Bewusst evozierter, emotionaler, ereignisbezogener Reiz $\Rightarrow$ BLC $\Rightarrow$ Ce $\Rightarrow\Uparrow$ NE $\Rightarrow$ kein Schmerz

Unabhängig davon, wie das neuronale Netzwerk genau aussieht, das hierbei eine Rolle spielt, wird der Schmerz, der während eines traumatisierenden Ereignisses auftritt, als Erinnerung im Gehirn abgespeichert. Ende des 19. Jahrhunderts wurde erstmalig durch Charcot, Janet, Freud und Breuer beschrieben, dass unterbewusste Reize Schmerzen und andere somatische Symptome auslösen können. Sie waren auch davon überzeugt, dass Schmerz zusammen mit einem psychischen Trauma co-encodiert, jedoch kognitiv von der bewussten Wahrnehmung dissoziiert wird. Dementsprechend konnte eine Schmerzlinderung nur dann eintreten, wenn das Trauma in die bewusste Wahrnehmung gebracht und behandelt wurde.

Zusätzlich zu traumatisch encodierten furchtsamen Ereignissen als Ursache von Schmerz und anderen somatischen Empfindungen postulierte John Sarno[5], dass Symptome auftreten, um traumatisch encodierte unterbewusste Wut und andere negative Emotionen davor zu bewahren, in das Bewusstsein zu gelangen. Die Unfähigkeit, starke negative Emotionen auszudrücken, kann eine Folge von Angst vor Strafe oder Hilflosigkeit sein und von der Notwendigkeit herrühren, die Kontrolle zu bewahren oder als „der Gute“ gesehen zu werden. Es ist interessant festzustellen, dass jene Bereiche, in denen am häufigsten über Schmerzen geklagt wird, den Rücken, Hals, Kopf und die oberen Extremitäten betreffen. Viele dieser Patienten knirschen mit den Zähnen und pressen die Kiefer zusammen. Bemerkenswerterweise sind hier auch jene Muskeln lokalisiert, die bei der defensiven Wut zur Anwendung kommen. Die Triade Nackenschmerzen, Rückenschmerzen und temporomandibuläres Gelenkdysfunktionssyndrom kommt in der klinischen Praxis sehr häufig vor.

6.11 Über die Ursachen chronischer psychogener Schmerzen

Diese Abhandlung versucht ein Modell zu postulieren, um chronische Schmerzen, wie sie bei Traumatisierungen vorkommen, besser zu verstehen. Sehr häufig erleben wir während eines traumatisierenden Ereignisses, das mit einer körperlichen Verletzung einhergeht, keinerlei Schmerzempfinden. Hieraus ergibt sich folgende Frage: Wie kann es aufgrund eines Ereignisses später zu chronischen Schmerzen kommen, wenn während des Ereignisses keinerlei Schmerz wahrgenommen wurde? Der Fall einer Frau, deren Hand drei Monate lang schmerzte, illustriert dies. Die Patientin war in London bei einem Unfall in einem Taxi verletzt worden, bei dem das Fahrzeug sich überschlagen hatte. Während es umstürzte, wurde ihre Hand im Fahrzeug heftig hin- und hergeschleudert. Obwohl der Handrücken stark verletzt war, hat sie zum Zeitpunkt des Unfalls keinerlei Schmerzen empfunden. Die Schmerzen und die Schmerzempfindlichkeit kehrten 15 Jahre später wieder, als sie nach London zurückkehrte, um dort zu leben.

Die Physiologie, die hierbei wirksam wurde, kann folgendermaßen erklärt werden: Während des Ereignisses wurde Norepinephrin aus dem Locus caeruleus in die Amygdala freigesetzt.

Flucht war nicht möglich. Die vier Traumatisierungskriterien waren daher erfüllt, einschließlich „Unentrinnbarkeit". Die Norepinephrin (NE)-Freisetzung zum Zeitpunkt des Ereignisses hemmte den nocizeptiven Ce und verhinderte die Schmerz-Signalübertragung ins Bewusstsein (Schmerzen an der Hand gehen ins Gehirn $\Rightarrow \Uparrow$ NE $\Rightarrow$ Ce $\Rightarrow$//Bewusstsein). Aus der Perspektive des Überlebens macht dies Sinn, denn das Entrinnen aus dem überschlagenen Fahrzeug hatte oberste Priorität. Jedes Mal, wenn sich die Patientin bewusst an das Ereignis erinnerte, wurde Norepinephrin freigesetzt und damit die bewusste Schmerzwahrnehmung gehemmt.

Ihr Wunsch, nach London zurückzukehren, bot genug Übereinstimmung mit dem Kontext des Ereignisses, um den BLC hinsichtlich dessen zu stimulieren. Norepinephrin wurde nicht freigesetzt, da der Gedanke an die Rückkehr nach London als solcher nicht bedrohlich war. Sie erlebte dabei nicht nur die Schmerzen, sondern auch die Empfindlichkeit des Areals, was darauf hinweist, dass sogar lokale Effekte hervorgerufen wurden. Da sie nicht bewusst an das Ereignis dachte, waren Hinweise, die den Unfall mit den Schmerzen in Bezug bringen konnten, nicht vorhanden.

Es sieht so aus, als ob co-encodierte unterbewusste kontextuelle Reize die Schmerzleitbahn selektiv aktivieren können, ohne die emotionalen oder kognitiven Komponenten des traumatischen Ereignisses mitzuaktivieren.

Ein Havening der emotionalen Bestandteile des belastenden Ereignisses, als der Taxiunfall erinnert wurde, unterbrach die Verbindung, die „BLC ⇒ Ereignis und BLC ⇒ Schmerz“ gemeinsam hatten. Da der co-encodierte Reiz diese Leitbahn zur Erzeugung des Schmerzes nutzte, verschwanden ihre Schmerzen nach der Havening-Behandlung.
Wenn man bewusst an den Schmerz denkt und Havening zur Anwendung bringt, kann dies möglicherweise die BLC-Leitbahn hemmen, die für diesen bestimmten Schmerz verantwortlich ist. Wenn jedoch die kognitiv-emotionale Verbindung nicht unterbrochen wird, existiert das Potential, den encodierten Schmerz wieder zu erfahren, häufig an anderer Stelle im Körper. Dieses Modell funktioniert ebenso bei chronischen Schmerzen in Zusammenhang mit Wut. Ereignisse ohne Bezug, die Wut oder Stress auslösen, stimmen mit der encodierten Wut eventuell überein und erzeugen muskuläre Anspannung in Nacken, Kiefer und unterem Rückenbereich.

Somatosensorische Bedingungen, die mit Traumata zusammen encodiert sein können, sind:

- Kreuzschmerzen
- Nackenschmerzen und Schmerzen im oberen Rücken
- Ischialgien
- Somatisierungsstörungen
- Radikulitis
- Phantomschmerzen der Gliedmaßen
- Temporomandibuläres Gelenkstörungssyndrom
- Brustschmerzen

Nichtsdestotrotz werden chronische Schmerzen sowohl durch Patienten wie auch durch ärztliches Personal als etwas wahrgenommen, das aus der Peripherie kommt. Daher wird ein Großteil der therapeutischen Bemühungen auf diese Areale gerichtet, einschließlich Behandlungen mit Opioidanalgetika, Chirurgie und physikalischer Therapie. Leider sind diese wenig erfolgreich.

6.12 Krankhafte Emotionen

Krankhafte Emotionen, einschließlich Schuld, Scham, Eifersucht, Trauer usw. sind reflektierte emotionale Zustände. Sie bedürfen einer ausgesprochenen Bindung. Schuld, die sich wie in Lady Macbeths Ausbruch äußert, das Blut von ihren Händen wegwaschen zu wollen, kann sowohl in Träumen als auch im Wachzustand erlebt werden.

Zunächst hat Sandra die Diagnose Autismus nicht verstanden, die der Kinderarzt ihre junge Tochter betreffend mitteilte. Als sie die Diagnose zum zweiten Mal von einem Fachmann erfuhr, war ihre Landschaft bereits für eine Traumatisierung gestaltet. Sie fühlte sich schuldig, während der Schwangerschaft etwas falsch gemacht zu haben (was nicht der Fall war), empfand Wut drüber, dass ihr dies mit ihrem Kind wiederfuhr, und erlebte Angst davor, dass ihr Kind lebenslange Betreuung benötigen würde. Sie empfand Kummer über den Verlust der Hoffnungen hinsichtlich dieser neuen Beziehung. Diese Emotionen waren ihr tägliches Brot. Sie benutze Essen, um sie zu behandeln, und nahm innerhalb der nachfolgenden Jahre um mehr als 100 Pfund Körpergewicht zu. Dennoch funktionierte sie wie eine liebende, liebevolle Mutter – allerdings schweren Herzens (und Körpers).*

Die Traumatisierung krankhafter Emotionen erscheint wie eine normale Reaktion auf eine solche Tragödie, diese Emotionen erzeugen jedoch chronischen Stress und verändern die Qualität sämtlicher Beziehungen. Sie können eine Trauerarbeit unmöglich machen. Das maladaptive Verhalten setzt sich fort, solange Queue und Inhalt – in diesem Fall ihr Schuldgefühl, Angst und unterbewusste Wut – die Amygdala stimulieren und Stresshormone freisetzen. Diese krankhaften Emotionen erzeugen eine Landschaft im Gehirn, die das Tor für weitere Traumatisierung öffnet.

6.13 Somatisierung

Es gibt eine weitere Form amygdalabezogener und in der psychiatrischen Literatur beschriebener Störungen. Sie erzeugt eine erstaunliche Vielfalt an Symptomen. Diese Symptome werden Somatisierungsreaktionen genannt und stellen eine somatosensorische/vegetative Reaktion auf ein Ereignis dar. Ein Beispiel sind die Überlebenden, welche die Morde der Roten Khmer erlebt und die Sehfähigkeit verloren haben.[6] Es waren dies allesamt Frauen, die Gewalttätigkeit gesehen hatten, z. B. wie ihre Töchter durch Soldaten vergewaltigt und zu Tode geschlagen oder ihre Ehemänner oder Söhne vor ihren Augen hingerichtet wurden.

Einige somatische Symptome können sehr verwirrend sein, so z. B. Stigmata. In diesen Fällen erscheinen die Wundmale des gekreuzigten Jesus Christus auf dem Körper des Betroffenen. Diesem Phänomen liegt keinerlei Glaubensüberschwang zugrunde, vielmehr kann jemand durch den Anblick

* Anm. d. Ü.: Pfund als angloamerikanische Maßeinheit: 1 pound entspricht etwa 0,45 kg. 100 Pfund entsprechen ca. 45 kg.

eines Kruzifixes tatsächlich traumatisiert werden. Sicherlich sind diese Menschen hochgradig anfällig. Stigmata können am Körper als somatische Reaktion auf unterbewusstes Abrufen einer traumatisierenden Erinnerung auftauchen und über das vegetative Nervensystem in Form vasomotorischer ***Dysregulierung*** an den Arealen der Verletzungen von Jesus manifestiert werden (man stelle sich vor, welche Angst bei Kindern erzeugt wird, wenn diese einen an den Extremitäten angenagelten gekreuzigten Mann sehen und zu jung sind, um die Grausamkeit relativieren zu können).

Somatisierungen traumatischer Ereignisse können zu Blindheit, Lähmung, Stottern, übermäßiger Vaginalsekretion, Beckenbodendysfunktion, Erbrechen, verstopfter Nase und zu einer geradezu unendlichen Vielfalt belastender Probleme führen.

Nach einem sexuellen Übergriff entwickelte Stephanie übermäßige Vaginalsekretion, bis zu 50 ml täglich, ein Verlassen des Hauses war ihr nicht mehr möglich. Letztendlich war ein chirurgischer Eingriff notwendig, bei dem die Vaginalwand entfernt wurde.

6.14 Weitere Folgen der Traumatisierung

Die Folgen einer Traumatisierung sind extrem verschieden. Wie bereits oben erwähnt sind Phobien, Somatisierungsstörungen, Panik, chronische Schmerzen, chronische emotionale Zustände und PTBS Folgen von Traumatisierung. Es ist sehr wahrscheinlich, dass Traumatisierung negative Auswirkungen auf andere Störungen hat, indem die neuronale Landschaft verändert wird. Erkrankungen wie z.B. Depression, Angststörungen, Substanzmissbrauch, Zwangsstörungen usw. können Anteile enthalten, die mit Traumatisierung zu tun haben.[7] Solche Folgen entstehen durch maladaptive Reaktionen auf chronischen Stress. Die Reaktionen beeinträchtigen verschiedene Systeme des Gehirns, z.B. den Nucleus accumbens (steht mit Suchtstörungen in Zusammenhang), Gyrus cinguli (steht mit Störungen des emotionalen Haushalts in Zusammenhang) und den Nucleus caudatus (in Zusammenhang mit Zwangsstörungen).[8] Traumatisierung kann sogar an die Nachkommen weitergegeben werden.[9]

6.15 Das Vergessen bleibt aus

Die Persistenz einer traumatischen Erinnerung gibt uns Rätsel auf. Während es eine Tatsache ist, dass nichttraumatische emotionale Augenblicke häufig abgerufen werden können, sind sie dabei in der Regel nicht so lebendig und nicht mit intensiven Emotionen assoziiert. Auch kommt es zu keinerlei somatischen und vegetativen Reaktionen. Wie durch Janet beobachtet, sind traumatische Erinnerungen präzise und bleiben im Verlauf der Zeit unverändert. Janet war überzeugt, dass diese im Unterbewusstsein fixiert sind. Nichttraumatische Erinnerungen können sich hingegen verändern. Wenn zum Zeitpunkt einer Traumatisierung kein Refugium gefunden oder keine Fluchtmöglichkeit wahrgenommen werden kann, fühlen wir uns niemals sicher – die Bedrohung, die begleitende Vigilanz und die zugehörigen Gefühle sind uns immer gegenwärtig.

Eine mögliche Erklärung dafür ist: Während der initialen Amygdalaaktivierung wird der Präfrontalcortex (PFC) durch eine wahrgenommene Bedrohung gehemmt, ein wiederum hemmendes Signal an die Amygdala zu senden. Dieses hemmende Signal setzt bekanntlich GABA in der Amygdala frei. Wird ein Ereignis als Trauma synaptisch encodiert, dann existiert keine wahrnehmbare Fluchtmöglichkeit und es wird kein Signal vom PFC an die Amygdala gesendet. Das fehlende Signal ermöglicht eine ***Potenzierung*** der Glutamat-Leitbahn, der Augenblick wird encodiert, die Erinnerung ist bleibend und für eine Reaktivierung leicht verfügbar. Nachfolgendes Abrufen eines Bestandteils des zuvor traumatisierenden Ereignisses durch Gedanken oder andere Reize lässt den BLC hemmende Signale an den PFC senden, was sicherstellt, dass die Leitbahn nicht gelöscht wird.

Zur Behandlung der traumatischen Erinnerung bedarf es einer Wiederentdeckung des ursprünglichen emotionalen Kerns der Traumatisierung. Das Erinnern lässt die emotionale Belastung eines traumatisch encodierten Augenblicks wiedererleben, als ob es zum ersten Mal geschähe. Daher nimmt man an, dass emotionale Reaktivierung gefolgt von einem neurobiologischen Äquivalent zu Sicherheit die Leitbahn unterbricht.

6.16 Literatur

1. Robertson, J. (1962). *Hospitals and children: A parent's-eye view* (pp. 57– 58). New York, NY: Gollancz.
2. Ames, E. W. (1997). *The development of Romanian orphanages children adopted to Canada*. Ottawa, Canada: Human Resources Development. Verfügbar unter: http://findarticles.com/p/articles/mi_m2248/is_136_34/ai_59810232/
3. Shekhar, A., Sajdyk, T. S., Keim, S. R., Yoder, K. K. & Sanders, S. K. (1999). Role of basolateral amygdala in panic disorder. *Ann. N.Y. Acad. Sci., 877,* 747–750.
4. Van der Kolk, B. A. (1989). The compulsion to repeat trauma. *Psychiatr. Clin. North Am., 12* (2), 389–411.

5. Sarno, J. E. (2006). *The divided mind* (pp. 89–128). New York, NY: Regan Books.
6. Smith, A. (1989, 8. September). *Long Beach Journal*: Eyes that saw horrors now see only shadows. Special to the *New York Times*.
7. Felitti, V. J., Anda, R. F., Nordenberg, D., Williamson, D. F., Spitz, A. M., Edwards, V., Koss, M. P. & Marks, J. B. (1998). Relationship of childhood abuse and household dysfunction to many of the leading causes of death in adults: The Adverse Childhood Experiences (ACE) Study (1998). *Am. J. Prev. Med., 14* (4), 245–258. Eine aktuelle Analyse ist verfügbar unter: http://www.cdc.gov/ace/index.htm [03.05.2012]
8. Scaer, R. C. (2005). *The trauma spectrum: Hidden wounds and human resiliency*. New York, NY: W. W. Norton Press.
9. www.developingchild.net working paper#10.

7 Auflösung einer Traumatisierung

Man kann eine Traumatisierung vermeiden, wenn während eines potenziell traumatisierenden Augenblicks eine Fluchtmöglichkeit wahrgenommen wird. Bei einem als traumatische Erinnerung encodierten Ereignis können die traumainduzierenden Verbindungen beim Wiederaufruf aufgelöst und die emotionalen Reaktionen auf vergleichbare Reize gelöscht werden. Dies geschieht, indem der Betroffene einen sicheren „Zufluchtsort" erhält.

7.1 Vermeidung der Encodierung einer traumatischen Erinnerung

Eine Schlägerbande folgt Ihnen auf den Fersen, nachdem Sie unbeabsichtigt die Freundin des Anführers beleidigt haben. Die Bande wird Sie zusammenschlagen, wenn sie Sie erwischt. Sie rennen buchstäblich um Ihr Leben, Ihnen geht der Atem aus, aber es gibt nirgendwo ein Versteck. Die Gangster kommen näher und Ihr Herz schlägt so schnell es kann, um Ihnen das Weiterrennen zu ermöglichen. Die Typen sind kurz davor, Sie zu packen, und plötzlich wachen Sie auf. Schwitzend, die Augen weit geöffnet, das Herz wild schlagend, merken Sie, dass es bloß ein Traum war. Sie lachen zwar über sich selbst, trotzdem ist es nicht leicht, wieder einzuschlafen. Aus einem beängstigenden Traum rechtzeitig aufzuwachen, ist eine hervorragende Möglichkeit, der Gefahr zu entkommen und Traumatisierung zu vermeiden. Ein Entkommen ist dann gegeben, wenn die Gefahr für immer vorbei ist. In Hollywood versteht man das gut. Wie oft haben Sie das Ende eines gruseligen Films erlebt, bei dem der Übeltäter tot geglaubt war, es dann doch irgendwie schaffte zu überleben und nun von der Leinwand in den Zuschauerraum blickt? Gerade wenn Sie dachten, Sie wären in Sicherheit und könnten noch rechtzeitig entkommen – das ist genau der Stoff, aus dem die Albträume und Traumatisierungen sind.

Wenn zu Beginn eines potenziell traumatisierenden Ereignisses spezifische Leitbahnen erzeugt werden, ist noch unklar, ob die Kriterien der Unausweichlichkeit erfüllt sein werden. Zu diesem Zeitpunkt sind die Spiegel von Dopamin, Norepinephrin und Cortisol erhöht, was uns auf überlebensnotwendige Reaktionen vorbereitet. Überleben wir die Situation und finden wir einen sicheren Ort, beruhigen wir uns. Um uns beruhigen zu können, müssen wir die Freisetzung von Norepinephrin aus dem Locus caeruleus (LC) vermeiden und den zentralen Kern (Ce) hemmen, um weitere Aktivierung unserer Physiologie zu unterbinden. Im LC hindert Serotonin über seine Wirkung auf GABA-Neuronen die Freisetzung von Norepinephrin.[1] Der Präfrontalcortex hemmt den Ce via GABA-Interneuronen, wenn er wahrnimmt, dass die Bedrohung vorbei ist. Die Amygdala ist nun ruhig und das Ereignis verblasst. Die Dinge liegen jedoch anders, wenn ein Ereignis als Trauma encodiert wird.

7.2 Auflösung eines encodierten Traumas

Ist ein Ereignis einmal als Trauma encodiert, löst das nachträgliche Finden eines sicheren Ortes die Leitbahnen nicht mehr auf. Wenn dem so ist, wie können wir dann eine traumatische Erinnerung de-encodieren? Die Antwort liegt in der Auflösung synaptisch niedergelegter glutamatspezifischer Leitbahnen im basolateralen Komplex BLC. Um dies zu erreichen, müssen wir das Ereignis suchen, das zu deren Aktivierung führt, denn – wie bereits zuvor erwähnt – sind die aktivierten Glutamatrezeptoren gegenüber einer Auflösung vulnerabel. Einmal aktiviert geht es darum, das Gehirn zu täuschen. Es soll glauben, ein Zufluchtsort sei gefunden worden. Um den Prozess zu fördern, müssen wir auch die kognitiven Bestandteile daran hindern, die Amygdala weitergehend zu erregen. Der Behandlungsweg ist nachfolgend skizziert:

> Aufruf des emotionalen Bestandteils ⇒ Arbeitsgedächtnis ⇒ Hippocampus ⇒ aktiviert BLC ⇒ ⇓ sensorischer Input des Ereignisses an die Amygdala durch Ablenkung ⇒ Havening ⇒ Auflösung der encodierten emotionalen BLC-Leitbahn durch Depotenzierung der Glutamatrezeptoren ⇒ Ent-Koppelung der Bestandteile der Traumatisierung ⇒ Heilung der Traumatisierung

7.3 Wie das Durchlaufen eines abgerufenen Bestandteils aus dem Arbeitsgedächtnis in die Amygdala vermieden werden kann

Bewusstes/unterbewusstes Abrufen eines traumatischen Bestandteils auf dem Weg zur Amygdala läuft durch ein System, das als ***Arbeitsgedächtnis*** bekannt ist (WM = working memory, siehe Abb. 10). Das System des Arbeitsgedächtnisses (es wird allgemein angenommen, dass es Teil des Präfrontalcortexes ist) erhält die abgespeicherten Erinnerungen und sendet diese Information an den Hippocampus. Wurde diese Information als Teil einer Traumatisierung encodiert, wird sie an die Amygdala weitergeleitet. Das WM-System ist ein Speicher mit beschränkter Kapazität zum Abrufen und Vorrätighalten von Informationen während kurzer Zeit, so dass mentale Arbeiten an den gespeicherten Inhalten durchgeführt werden können. Gemäß Baddeley[2], beinhaltet das Arbeitsgedächtnis mindestens zwei Bestandteile, eine ***phonologische Schleife***, die mit auditiver und sprachbezogener Information zu tun hat, und einen ***visuell-räumlichen Skizzenblock***, der visuelle und räumliche Informationen aufrechterhält und handhabt. Sein Modell postuliert auch eine ***zentrale Exekutive***; sie steuert, worauf sich das Arbeitsgedächtnis konzentriert, und überwacht die zwei Bestandteile, also die phonologische Schleife und den visuell-räumlichen Skizzenblock. Die Rolle der zentralen Exekutive ist eine Steuerung der Aufmerksamkeit. Auch erlaubt sie dem Arbeitsgedächtnis nicht ohne Weiteres, zeitgleich zwei verschiedene Sachen festzuhalten.

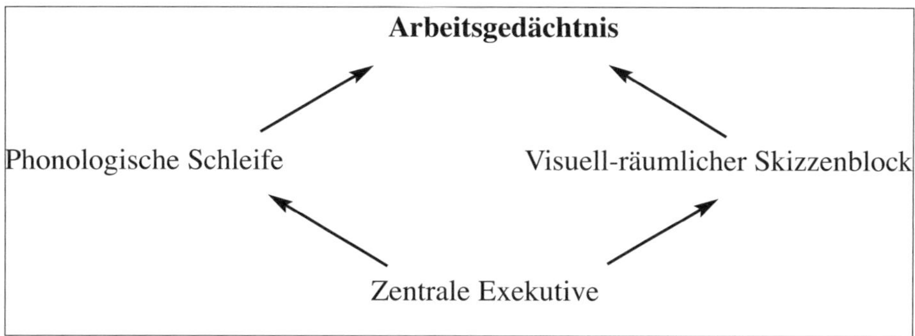

Abbildung 10: *Arbeitsgedächtnis (mit freundlicher Genehmigung von Ronald Ruden und Steve Lampasona)*

7.4 Verdrängung eines BLC-aktivierenden Reizes aus dem Arbeitsgedächtnis

Aufgerufene Bestandteile einer traumatischen Erinnerung werden zuallererst dem Arbeitsgedächtnis zugeleitet. Um hier gehalten werden zu können, muss der Bestandteil durch emotionale Gefühle wiedererlebt oder verstärkt werden. Die Fähigkeit eines Emotionen hervorrufenden Reizes das Item im Arbeitsgedächtnis aufrechtzuerhalten, ist der Grund, warum Gefühle rationales Denken überwältigen können. Allerdings werden emotionsauslösende Reize, die in den Arbeitsspeicher gelangen, auch verdrängt, wenn der Verstand abgelenkt wird, indem man gleichzeitig seine Aufmerksamkeit auf andere kognitive oder physische Aufgaben richtet. Unter Verwendung von Baddeleys Modell kann der Bestandteil nach dem Eingehen in das Arbeitsgedächtnis folgendermaßen verdrängt werden: Der Klient wird gebeten, verbale Anleitungen auszuführen, die den visuell-räumlichen Skizzenblock (er stellt sich vor, wie er die Treppe hinunterläuft und gleichzeitig die Stufen zählt) oder die auditive Schleife anregen (z.B. summt er das Lied „Kommt ein Vogel geflogen"*). Es ist für den Verstand nahezu unmöglich, zwei verschiedene Sachen gleichzeitig im Arbeitsgedächtnis zu halten. Versuchen Sie dies selbst, indem Sie zwei dreistellige Zahlen im Kopf addieren, während Sie das Lied „Hänschen klein" summen. Analog verhindert die Verdrängung, dass die aufgerufene traumatische Erinnerung die Amygdala aktiviert und eine Reaktion hervorruft. Dazu bedarf es auch einer konzentrierten Arbeit.

Das Arbeitsgedächtnis kann nur eine Sache halten:

Traumatischer Bestandteil im WM ⇒ Verdrängung aus WM
⇒ ⇒////// Hippocampus ⇒ ////// BLC-Aktivierung ⇒ keine Reaktion

Die Verdrängung des traumatischen Bestandteils aus dem Arbeitsgedächtnis löscht die Reaktion vorübergehend aus.

Es ist schwer, ein Ereignis aus dem Arbeitsgedächtnis zu verdrängen, wenn es die emotionalen Bestandteile aktiviert – selbst wenn man es verdrängt, kehrt es zu einem späteren Zeitpunkt wieder zurück. Wenn man das Ereignis allerdings verdrängen kann, endet die Aktivierung des BLC. Daraus folgt z.B.: Bringt eine Person mit Schlangenphobie das Bild einer schleichenden, kriechenden Schlange ins Arbeitsgedächtnis, erzeugt dies die Freisetzung von Norepinephrin zusammen mit einer Angstreaktion. ***Ablenkung***, indem der Betreffende an etwas anderes denkt, stoppt die bewusste Aktivierung des BLC. Wird jedoch eine andere Schlange in das Arbeitsgedächtnis gebracht, wird der BLC reaktiviert und die Person erlebt erneut eine Angstreaktion.

Die Idee, dass das Abrufen einer traumatischen Erinnerung dazu führt, dass wir die Gefühle wiedererleben, als ob diese zum ersten Mal auftreten, und dass wir diese Gefühle verändern können, indem wir sie aus dem Arbeitsgedächtnis verdrängen, drückte Shakespeare folgendermaßen aus:

Sonett 30**
Wenn ich in schweigender Gedanken Rat
Erinnrung des Vergangnen traulich lade,
Beseufzend was entflohn mir nie mehr naht,
Neu klagend alte Weh'n versunkner Lebenspfade:

* Anm. d. Ü.: Die aufgeführten Liedbeispiele wurden dem deutschen Liedgut angepasst.
** in der Übersetzung von Schlegel/Tieck: *W. Shakespeare, Sämtliche Werke* in vier Bänden (1975), Bd. 2, S. 793f. Berlin: Aufbau Verlag.

Dann netz' ich wohl versiechte Augenlider
Um teure Freund' in Todesnacht gehüllt;
Es weinen, längst erstickt, der Liebe Schmerzen wieder,
Der Gram um manch dahingeschwunden Bild.
Dann kann ich leiden um vergangnes Leid,
Die trübe Summe vorbeklagter Klagen
Von Weh zu Weh ziehn mit Betrübsamkeit,
Sie zahlend wie noch niemals abgetragen.
Doch, teurer Freund! gedenk' ich dein dabei,
Ersetzt ist alles, und ich atme frei.

7.5 Aktivierung traumatischer Bestandteile für Behandlungszwecke

Eine traumatische Erinnerung muss zunächst abgerufen und in das Arbeitsgedächtnis gebracht werden, damit sie aufgelöst werden kann. Dann muss diese traumatische Erinnerung den BLC aktivieren. Diese Aktivierung entspricht der Freisetzung von Glutamat in der BLC-spezifischen Leitbahn, die zum Zeitpunkt der Encodierung erzeugt wurde. Es ist ebendiese Fähigkeit eines Reizes, nämlich die BLC-Leitbahn zu aktivieren, was de-encodiert werden muss. Die Signalweiterleitung wird in den Ce (welcher wiederum den Locus caeruleus aktiviert und Norepinephrin freisetzt) und in andere Hirnareale unterbunden, in welchen die Verknüpfungen abgespeichert sind. Für unterbewusste Reize, die somatosensorische und vegetative Symptome aktivieren, gilt: Das Übermitteln des Symptoms in das Arbeitsgedächtnis, dem eine Havening-Behandlung folgt, kann den Betroffenen von den Symptomen befreien. Allerdings werden jene synaptischen Leitbahnen, die den BLC durchlaufen und die emotionale Reaktion encodieren, nicht eliminiert. Die Fähigkeit, diese nichtemotionalen Bestandteile wieder zu encodieren, besteht. Ein Rückfall ist weiterhin möglich. Sarno[3] beobachtete dies bei vielen seiner Patienten. Symptome kehrten wieder oder erschienen an anderer Stelle, wenn der emotionale Kern nicht aufgelöst worden war.

Zur Ent-Traumatisierung eines Ereignisses müssen wir nach seinem emotionalen Ursprung suchen, so dass dieser aktiviert werden kann. Die Diagnose einer amygdalabasierenden Störung sollte uns nach dem encodierenden Ereignis suchen lassen. Bei chronischen Schmerzen und anderen somatischen Symptomen sollten wir das traumatisierende Ereignis oder die ungelöste Wut ausfindig machen. PTBS enthält sowohl kognitive als auch unterbewusste Reize, welche die Emotionen aktivieren. Sie sollten allesamt ermittelt werden. Phobien laufen durch kognitive Prozesse direkt in das Arbeitsgedächtnis und aktivieren Angstreaktionen. Es ist hilfreich ausfindig zu machen, wann dies zum ersten Mal geschehen ist. Krankhafte Emotionen aus belastenden Ereignissen können durch bewusste Bemühung direkt aktiviert werden. Wenn keine Ursache ermittelt werden kann, z. B. bei Panikattacken, ist es trotzdem möglich, die Emotionen einer Panikstörung zu erzeugen. Man denkt dabei an das letzte Mal, an dem Panik aufgetreten ist, und erinnert sich an die Angst vor dem Wiedererleben eines solchen Anfalls. Selbst Ereignisse, die nicht kognitiv abgespeichert sind, z. B. jene aus früher Kindheit, können enttraumatisiert werden, wenn wir das direkte Erleben (felt sense), die Emotion und/oder einige sensorische Empfindungen wiederherstellen können. Kann das traumatisierende Ereignis gefunden und aktiviert werden, bedarf es einer Möglichkeit, die BLC-Leitbahn zu verändern. Wie kann man dies bewerkstelligen?

7.6 Frühe erfolgreiche Traumabehandlungen

Behandlungsversuche von Traumatisierungsfolgen mittels Gesprächstherapie waren früher in der Regel nicht erfolgreich. Die meisten Wissenschaftler glaubten, dass eine Traumatisierung das Ereignis dauerhaft encodiert und dass ereignisgebundene kognitive Queues oder unterbewusste Trigger emotionale, somatosensorische und viszerale Reaktionen auf das ursprüngliche Trauma erneut auslösen. Fachleute aus diesem Bereich nahmen an, es sei eine Heilung nicht möglich. Wir werden sehen, dass dem nicht so ist.

Dr. Roger Callahan beschrieb seinen Traumabehandlungsansatz durch Klopfen erstmals im Jahr 1981.[4] Daraufhin folgte EMDR (Eye Movement Desenisitization and Reprocessing), beschrieben durch Dr. Francine Shapiro.[5] Beide Therapieansätze beinhalten imaginative Reexposition gegenüber dem Ereignis, die mit verschiedenen Formen sensorischen Inputs kombiniert wird. Dr. Callahans Ansatz beinhaltet die Evozierung der Erinnerung an das Trauma, danach erfolgt das Beklopfen verschiedener Akupunkturpunkte. Zwischendurch wird ein Ablenkungsprozess eingestreut, ***Gamut-Verfahren*** genannt. EMDR besteht aus acht Phasen. Sie beinhalten Reexposition und Aufrechterhaltung der Bilder, während andere Formen der Stimulierung durchgeführt werden: wiederholte Abfolgen bestimmter Augenbewegungen, Klangfolgen und Klopfinterventionen. Das Ziel ist eine Fokussierung der Information im derzeit abgespeicherten Zustand. In gut kontrollierten Studien konnte belegt werden, dass EMDR bei einem signifikanten Anteil der Patienten PTBS tatsächlich heilen kann.

Somatic Experiencing® ist eine durch Dr. Peter Levine[6] beschriebene Methode zur Behandlung von Traumata. Er konzentriert seine therapeutischen Bemühungen auf jene Momente, in denen das traumatisierende Ereignis encodiert wird und verwendet eine Flucht-Metapher, um seine Theorie zu beschreiben. Dies ist hier deshalb von Interesse, weil er erkannte, dass das Finden eines sicheren Ortes für die Auflösung eines traumatisierenden Ereignisses von entscheidender Bedeutung ist. Gemäß Levines Aussage:[7]

> Traumasymptome werden nicht durch das auslösende Ereignis selbst erzeugt. Vielmehr rühren sie von dem eingefrorenen Rest der Energie her, die nicht gelöst und entladen worden ist; dieser Rest verbleibt im Nervensystem gefangen und kann Chaos und Verwüstung in unserem Körper und unserem Geist anrichten. Dies geschieht, weil wir den Prozess der Bewegung in, durch und aus aus der ‚Immobilisierung' oder Erstarrung nicht zu Ende führen können.

(Dr. Levine und Dr. Scaer [siehe unten] verwenden den Begriff *freeze state* [Zustand der ***Erstarrung***], um damit ***Schlaffheit*** auszudrücken.) Levine benutzt das Modell des *freeze discharge* aus dem Tierbereich [Auflösung der Erstarrung], um den Betroffenen aus dem traumatischen Ereignis zu befreien. Misslingt der Fluchtversuch eines Tieres und wird es gefasst, erschlafft es üblicherweise. Überlebt es dennoch, beginnt das Tier die Beine zu bewegen, als ob es rennen würde. Dies ist der „freeze discharge". Kurze Zeit später ist das Tier in der Lage, sich aufzurichten und davonzumachen.

Traumatisierung findet statt, wenn das Tier keinen „freeze discharge" erleben kann. Für Levine ist das Tier psychisch und physisch erstarrt. Wie entkommt man diesem Zustand? Levine behauptet, dass dies möglich ist, indem wir auf den „felt sense" (gefühlte Wahrnehmung) zugreifen, der im prozeduralen Gedächtnissystem gespeichert ist. Dies kann auf verschiedene Weisen vollzogen werden, nicht immer ist es dazu nötig, das Ereignis selbst abzurufen. Oft reicht es, die Unentrinnbarkeit zu fühlen. Levine verwendet Eugene Gendlins Begriff des *felt sense*,[8] der

> keine mentale Erfahrung darstellt, sondern eine körperliche. Ein körperliches Bewusstsein einer Situation oder Person oder eines Ereignisses. Eine innere Aura, die alles umfasst, was du über ein bestimmtes Thema zu einem gegebenen Zeitpunkt fühlst und weißt – eine innere Aura, die es erfasst und die dir alles gleichzeitig kommuniziert.

Dieser „felt sense" ist das Bauchgefühl, das „Wissen ohne Wissen", das Spüren von richtig oder falsch; es ist eine somatosensorische Information ohne Interpretation. Es sind die körperlichen Aspekte der Emotion ohne Kognition. Dieselbe Leitbahn, die durch kognitive Erzeugung von Emotionen aktiviert wird, wird ebenso bei „felt sense" aktiviert und erlebt.

Der erste Schritt des körperlichen Erfahrens ist das Abrufen des ereignisbezogenen Gefühlsaspektes. Der nächste Schritt ist das Zuendeführen des Entfliehens, was die nichtentladene Energie freisetzt. In seiner bahnbrechenden Schilderung ermuntert Levine den Patienten wegzurennen, wenn Angst aufkommt. Dies beendet die Flucht; ein „freeze discharge" hat stattgefunden.

Auch wenn dies nur in der Imagination des Klienten erfolgte, ist der Betreffende geheilt. Seine Entdeckungsgeschichte ist äußerst lehrreich:[9]

> Als ich mit dieser Patientin zu arbeiten begann, entspannte sie sich. Plötzlich, ohne Vorwarnung, geriet sie in Panik. Entsetzt und ohne eine Ahnung, was ich nun tun sollte, hatte ich das flüchtige Bild eines Tigers, der auf uns zusprang. Es schien wie ein Traum. Zu dem damaligen Zeitpunkt hatte ich keinerlei Ahnung, wo das hergekommen war.
>
> „Nancy – ein Tiger verfolgt Sie, rennen Sie zu diesem Baum, klettern Sie rauf und entkommen Sie ihm so." Zu meinem Erstaunen begann Nancys Körper sich zu schütteln und zu zittern. Ihre Beine begannen Laufbewegungen zu vollziehen. Nach einigen Minuten nahm sie einige spontane Atemzüge. Diese Reaktion, die für uns beide beängstigend war, überkam sie eine Stunde lang wellenartig. Zum Schluss erlebte sie eine tiefe Ruhe. Sie erklärte, dass sie sich in „warmen, prickelnden Wellen gehalten" fühle.
>
> Nancy berichtete mir, dass sie während dieser Stunde mentale Bilder von sich selbst sah: Im Alter von drei Jahren erhielt sie wegen einer bevorstehenden Tonsillektomie eine Ätheranästhesie, wobei sie niedergedrückt wurde. Die Angst vor dem Ersticken, die sie als Kind durchmachte und die sie während der Sitzung mit mir in der Erinnerung wiedererlebte, war entsetzlich. Als Kind fühlte sie sich überwältigt und hilflos. Nach dieser einen Sitzung mit mir begannen sich jede Menge lähmender Symptome dramatisch zu verbessern und sie fühlte sich „als habe sie sich wiedergewonnen."

Ein weiterer Geist-Körper-Expositionsansatz nennt sich „sensorimotorische Psychotherapie". Hierbei wird der somatosensorische Bestandteil ins Bewusstsein gebracht und anschließend behandelt. Pat Ogden und Kollegen[10] beschreiben diesen Prozess in ihrem Buch *Trauma and the Body**. Bei dieser Therapieform sind Gespräche nicht wichtig. Auch nicht die Assoziationen, Fantasien, Erzählungen und Abwehrmechanismen des Betroffenen. Vielmehr sind es die unkontrollierten körperlichen Erlebnisse, auf die sich diese Therapieform konzentriert. Wenngleich die Schilderung des Ereignisses bei traumatisierten Personen dissoziiert ist, bleibt das somatische Erleben verfügbar. Mittels dieses Ansatzes kann das Gedächtnis auf sichere Weise re-evoziert und handlungsbezogene Aktionen ausgeführt werden. Diese Expositionsmethoden nutzen Emotionen und Körperempfindungen, um die spezifischen glutamatencodierten Leitbahnen zu aktivieren, die anschließend einer Auflösung zugänglich sind.

Gibt es andere Wege, um Encodierung aufzulösen?

---

* Anm. d. Ü.: In der deutschen Übersetzung (2010) veröffentlicht unter dem Titel *Trauma und Körper: Ein sensumotorisch orientierter psychotherapeutischer Ansatz* von Pat Ogden, Kekuni Minton und Clare Pain. Paderborn: Junfermann.

7.7 Die Auflösung des Amygdala-Bestandteils eines traumatischen Ereignisses: ein neurobiologischer Mechanismus

Frühe Wissenschaftler, wie Janet und Freud[11] waren der Meinung, dass Traumatisierung dazu führe, dass die Opfer auf die Vergangenheit fixiert blieben, in einigen Fällen bis hin zu einer traumabezogenen Besessenheit. Janet beobachtete Verhaltensweisen und Gefühle, einschließlich Albträume, intensive Reaktionen auf harmlose Reize, grundloses Entsetzen, untröstlichen Kummer auf erinnernde Queues aus dem ursprünglichen Ereignis. Diese Menschen sind unentrinnbar in ihrer Vergangenheit gefangen – für sie ist die Vergangenheit immer gegenwärtig. Diese Erinnerungen verblassen nicht mit der Zeit, sie lösen auch noch Jahrzehnte nach dem Ereignis Reaktionen aus.

Sonia, die Tochter eines Angestellten der Homeland Security, hörte in ihrer Kindheit furchterregende Geschichten über Terroristen und potenzielle Bedrohungen gegen den Staat. Nachdem sie geheiratet hatte, wurde Sonias Ehemann nachts durch ihre Schreie aufgeweckt. Er fand sie dann in Embryonalstellung zusammengerollt in einer Ecke des Raumes, jammernd und trotzdem schlafend. Das wird Nachtangst genannt (Pavor nocturnus, siehe Anhang D). Er konnte sie nicht aufwecken, die Episode dauerte mehrere beängstigende Minuten, an die sie sich nicht mehr erinnern konnte. Sonia wollte, wenn überhaupt, das Haus nur noch zusammen mit ihrer neuen und sehr großen Bulldogge verlassen. Ihr Leben wurde zunehmend eingeschränkt. Aus ihrer Geschichte heraus war klar, dass sie keinen sicheren Platz finden konnte; als Verfolgte konnte sie nicht flüchten.

Rasolkhani-Kalhorn, Harper und Drozd bieten ein potenzielles Modell für die Auflösung einer encodierten Glutamat-Leitbahn. Es beinhaltet den Wirkmechanismus von EMDR und Amygdala-Depotenzierung (siehe Anhang F). Die Wissenschaftler sind der Meinung, dass EMDR die aktivierten Glutamatrezeptoren durch den sogenannten Mechanismus der Depotenzierung auflöst. Der grundlegende Mechanismus der Depotenzierung ist eine Beseitigung aktivierter Glutamatrezeptoren durch Internalisierung (Rückzug in das Zellinnere), indem niederfrequente Signale mittels Augenbewegung erzeugt werden. Diese Rezeptoren, die jetzt in das Neuron zurückgezogen sind, können kein Signal mehr weiterleiten und die Leitbahn ist unterbrochen.

> Aktivierte BLC-Glutamatrezeptore ⇒ Augenbewegungen ⇒ Induktion eines niederfrequenten Signals ⇒ Depotenzierung und Internalisierung der BLC-Glutamatrezeptoren ⇒ Unfähigkeit zur Signalübermittlung ⇒ traumatische Erinnerung wird aufgelöst

Gibt es andere Arten sensorischen Inputs, die hierzu in der Lage sind?

7.8 Die extrasensorische Reaktion auf Berührung

Die ersten Erfahrungen, die wir mit Angst haben, insbesondere dem Verlassenwerden, scheinen auf Berührung zu reagieren. Was bewirkt diese Berührung? Zusätzlich zu Wärme, Schwingung, Festigkeit, Form, Textur, Druck und natürlich Schmerz bietet Berührung Trost, Sinnlichkeit, Entspannung und Erfahrungen, die nichts mit der klassischen Neurobiologie aufsteigender Leitbahnen zu tun hat. Die Berührungsempfindung bei Säugetieren muss daher Leitbahnen beeinflussen, die Kognition und Emotion beinhalten.[12] Dies sind die extrasensorischen Eigenschaften der Berührung.

Beispiel: Es macht einen Unterschied, ob ich selbst meine Fußsohle berühre oder ob eine Freundin das tut. Das Kitzeln fühlt sich im zweiten Fall wesentlich intensiver an. Es ist ein Unterschied, ob jemand, den Sie nicht ausstehen können, Ihren Kopf streichelt oder jemand, den Sie lieben. Normalerweise spielt der Kontext der Berührung eine Rolle. Aber zu Beginn, direkt nach der Geburt, fühlt sich eine zarte, besänftigende Berührung gut an, unabhängig davon, wer sie ausführt, weil der Kontext keine Rolle spielt. Diese Berührung bedeutet: Wir sind nicht verlassen. Studien haben belegt, dass Kinder, die gestreichelt wurden, lächelten, mehr sangen und weniger weinten als Kinder, die gekitzelt oder geknufft wurden.[13] Säuglinge bevorzugen Streicheln gegenüber Kitzeln und Knüffen.

Positive Berührung beinhaltet Streicheln, Halten, Umarmen, Küssen, Handhalten und pflegerische Handlungen. Mangel an positiver Berührung beeinträchtigt Wachstum, Entwicklung und emotionales Wohlbefinden. Umgekehrt fördert eine besänftigende Massagetherapie bei Frühgeborenen die Gewichtszunahme. Am wirksamsten ist Massage an Stirn, Schädel, Hinterkopf, Oberarmen und Händen.

Berührung hat Bedeutung, nicht nur für Menschen, sondern auch für Tiere. Katzen schnurren, wenn sie gekrault werden. Hunde legen sich auf den Rücken, ich vermute, damit man ihnen den Bauch krault. Alle Haustiere sind ruhiger, wenn sie gehalten werden. Berührung ist angenehm und beeinflusst die Stressachse. Nicht nur der Gestreichelte hat einen Vorteil davon – meistens profitiert der, der streichelt, ebenso. Man kann einfach einmal beobachten, wie schön es sich anfühlt, einen Hund zu verwöhnen.

In unserer Kultur gibt es viele Arten und Weisen der Berührung. Die üblichste ist der Händedruck. Er hat viele Bedeutungen: von „alles in Ordnung“ über „wir haben eine Übereinkunft“ bis „Auf Wiedersehen“. Der Punkt ist, dass Berührung Bindung erzeugt. Ihr Zweck ist kontextabhängig, ihre Bedeutung jedoch persönlich, sie erzeugt Verbundenheit. Ein Händeschütteln mit dem Feind findet erst statt, wenn Frieden auf beiden Seiten akzeptiert wurde. Ländervergleiche zwischen Kindern im Vorschulalter aus den USA und Frankreich zeigten, dass französische Kinder gegenüber Gleichaltrigen auf dem Spielplatz nur innerhalb 1 % der Zeit aggressiv waren, gegenüber 29 % bei US-amerikanischen Kindern. Diese Ergebnisse korrelieren mit der Menge an Zeit, die Eltern zur Berührung ihrer Kinder aufbringen: die Franzosen 35 % und die Amerikaner 11 %.[14] Das Rechtssystem im US-amerikanischen Kulturkreis wirkt abschreckend gegenüber ungebetener Berührung. Es ist unmöglich vorherzusagen, wie eine Person auf die Berührung von jemand reagieren wird, daher berührt man lieber niemanden.

Berührung hat den Ruf vieler heilender Qualitäten, was von verschiedenen Therapieformen aufgegriffen wurde. Die am häufigsten verwendeten Berührungstherapien sind Chiropraxis, Osteopathie, Craniosakraltherapie sowie Akupressur, Massage, Reiki, Rolfing usw. Einige dieser Therapieformen werden später weiter ausgeführt. Wenn wir berühren oder berührt werden, erleben wir interessanterweise Empfindungen, die nicht direkt auf die körperliche Handlung zurückzuführen sind. Was noch bemerkenswerter ist: Zu beobachten, wie jemand berührt wird, kann auch entspannend sein.

Wie sieht die Neurobiologie einer tröstenden Berührung aus? Wie kann diese Trost spendende Berührung, die wir Havening-Berührung nennen, ein Gefühl der Sicherheit erzeugen und es uns ermöglichen, dem Unentrinnbaren zu entrinnen? Die Technik, die dem Havening am nächsten kommt, ist die schwedische Massage. Sie beinhaltet langgezogenes Streichen, Kneten, Reiben, Klopfen, Perkussion, Vibration, Effleurage und schüttelnde Bewegungen:

- Effleurage: Streichen mit den Handinnenflächen, Daumen oder Fingerspitzen
- Petrissage: knetende Bewegungen mit den Händen, Daumen oder Fingern
- Friktion: kreisförmige Druckausübung mit den Handinnenflächen, Daumen oder Fingern
- Vibration: oszillierende Bewegungen, die den Körper schütteln oder vibrieren lassen
- Perkussion: rasch aufeinanderfolgendes Klopfen mit Handkante oder Fingerkuppen.

Studien des Touch Research Institute in Miami, Florida, zeigten,[15] dass Massagebehandlungen die Aufmerksamkeit erhöhen, Depressionssymptome lindern, Schmerzen verringern und die Immunfunktionen verbessern. Patienten auf der Intensivstation von Krankenhäusern beschreiben Berührung als etwas Entscheidendes für ihr Gefühl von Sicherheit. Im Zusammenhang mit Berührung gibt es messbare physiologische Veränderungen. Die Ausschüttung des Stresshormons Cortisol ist bei einer beruhigenden Berührung, wie z. B. einer

Massage, verringert. Der Dopaminspiegel ist wie auch der von Serotonin während der Massage erhöht (Dopamin wird von einigen als eine biochemische Belohnungssubstanz betrachtet), der Norepinephrinspiegel hingegen verringert. Obwohl in den Studien lediglich die peripheren Konzentrationen dieser Stoffe betrachtet wurden, ist durchaus anzunehmen, dass die Konzentration zentral, im Gehirn, ebenso verändert ist. Geschieht aufgrund der Erzeugung einer niederfrequenten Welle eine ***Depotenzierung*** – wie zuvor beschrieben –, stellt sich die Frage: Gibt es einen Zusammenhang zwischen den freigesetzten neurobiochemischen Substanzen und der elektrischen Aktivität des Gehirns? Es existieren umfangreiche Daten, welche die These untermauern, dass die serotonerge Modulierung der GABA-Neuronen[16, 19] und gesteigerte GABA-Freisetzung mit einer Erhöhung niederfrequenter (Delta-)Wellen in der Amygdala einhergehen.[17, 18]

Kann eine Havening-Berührung, also eine Berührung, die uns vermittelt, dass wir in Sicherheit sind, verwendet werden, um das neurobiologische Äquivalent eines sicheren Ortes zu produzieren und auch ein Depotenzierungssignal herstellen? Sollte dem so sein, haben wir eine ausgesprochen wirksame Methode zur Behandlung von Traumatisierungen gefunden.

7.9 Literatur

1. Aston-Jones, G., Akaoka, H., Charlety, P. & Chouvet, G. (1991). Serotonin selectively attenuates glutamate-evoked activation of noradrenergic locus coeruleus neruons. *J. Neurosci., 11,* 760–769.
2. Baddeley, A. (1998). Recent developments in working memory. *Curr. Opin. Neurobiol., 8,* 234–238.
3. Sarno, J. E. (2006). *The divided mind. The epidemic of mindbody disorders* (p. 159). New York, NY: Regan Books.
4. Callahan, R. (1981a*). A rapid treatment for phobias*. Collected papers of international college of applied kinesiology. (ICAK).
5. Shapiro, F. (Ed.) (2002). *EMDR as an integrative psychotherapy approach*. Washington, D. C.: American Psychological Association.
6. Levine, P. (1997). *Waking the tiger. Healing trauma*. Berkeley, CA: North Atlantic Books.
7. ebd., S. 67.
8. Gendlin, E. (1981). *Focusing* (p. 33). New York: Bantam New Age Books.
9. ebd., S. 28–30.
10. Ogden, P., Minton, K. & Pain, C. (2006). *Trauma and the body. A sensorimotor approach to psychotherapy*. New York, NY: W. W. Norton & Co.

11. Van der Kolk, B. A., Weisaeth, L. & van der Hart, O. (2007). The history of trauma in psychiatry. In van der Kolk, B. A., Weisaeth, L., McFarlane, A. C. (Eds.), *Traumatic stress. The effects of overwhelming experience on mind, body and society* (pp. 47–74). New York: Guilford Press.
12. Hertenstein, M. J., Verkamp, J. M., Kerestes, A. M. & Holmes, R. M. (2006). The communicative functions of touch in humans, non-human primates, and rats: A review and synthesis of empirical research. *Genet. Soc. Psychol. Monogr., 132,* 5–94.
13. Field, T., Diego, M. & Hernandez-Reif, M. (2005). Massage therapy research. *Dev. Rev., 27,* 75–89.
14. Field, T. (1999). *American adolescents touch each other less and are more aggressive toward their peers as compared to French adolescents* (Statistical data included). Verfügbar unter: http://findarticles.com/p/articles/mi_m2248/is_136_34/ai_59810232/ [08.05.2012]. Adolescence. Winter.
15. Field, T., Hernandez-Reif, M., Diego, M., Schanberg, S. & Kuhn, C. (2005). Cortisol decreases and serotonin and dopamine increase following massage therapy. *Int. J. Neurosci., 115,* 1397–1413.
16. Ciranna, L. (2006). Serotonin as a modulator of glutamate- and GABA-mediated neurotransmission: Implications in physiological functions and pathology. *Curr. Neuropharmacol., 4,* 101–114.
17. Halonen, T., Pitkanen, A., Koivisto, E., Partanen, J. & Riekkinen, P. J. (1992). Effekt of vigabatrin on the electroencephalogram in rats. *Epilepsia, 33,* 122–127.
18. Gasanov, G. G., Melikov, E. M. & Ibrgivnov, R. Sh. (1981). Effect of serotonin injected into the amygdala on conditioned and unconditioned food reflexes and the EEG of cats. *Neurosci. Behav. Physiol., 11* (3), 207–212.
19. Stutzmann, G. E. & LeDoux, J. E. (1999). GABAergic antagonists block the inhibitory effects of serotonin in the lateral amygdala: A mechanism for modulation of sensory inputs related to fear conditioning. *J. Neurosci., 19* (11), RC8.

8
Havening

Havening beinhaltet die imaginative Aktivierung des emotionalen oder eines anderen Bestandteils eines traumatischen Ereignisses. Daraufhin erfolgt die Anwendung der Havening-Berührung, weiteres sensorisches Input und eine Reihe von ablenkenden Anleitungen. War Havening erfolgreich, ist das Wiedererinnern oder Wiedererleben des traumatisierenden Bestandteils verändert oder aufgelöst.

Havening kann als eine Form der Behandlung betrachtet werden, die unter dem Oberbegriff der Expositionstherapien einzuordnen ist. Der am häufigsten untersuchte Ansatz ist der des sogenannten Extinktionstrainings. Die Exposition eines Tieres gegenüber einem neutralen Reiz, gekoppelt mit einem nachfolgenden unkonditionierten Angstreiz (UFS), z.B. einem Elektroschock, konditioniert das Tier, so dass es auf den neutralen Reiz mit Angst reagiert. Forschungsarbeiten, in denen versucht wird, die Angstreaktion auf den neutralen Reiz zu eliminieren, haben gezeigt, dass das Tier bei einer Exposition gegenüber dem neutralen Reiz (ohne UFS) bald nicht mehr mit Angst reagiert. Die Entdeckung, dass eine Reexposition des Individuums gegenüber einer gefürchteten Situation (bzw. Objekt, Erinnerung) die Reaktion auf emotionsauslösende Reize verändern könnte, ist Wolpe[1] zuzuschreiben – durch eine Therapie, die Gegenkonditionierung oder systematische Desensibilisierung genannt wird. Hierbei wird das angstmachende Objekt weniger angsteinflößend gemacht, indem es in einer sicheren Umgebung dargeboten wird. Beide Methoden bedürfen einer Exposition gegenüber einem Angststimulus und beide erzeugen eine Verringerung der Angstreaktion. Allerdings eliminieren diese Ansätze nicht die Erinnerung an die Assoziationen, sie bieten lediglich eine neu erlernte Reaktion. Während sowohl Havening als auch das Extinktionstraining einer Exposition gegenüber der emotionserzeugenden Angst bedürfen, erzeugen sie Resultate, die grundsätzlich voneinander verschieden sind.

8.1 Ein neuer Ansatz

Die Anwendung von Berührung nach imaginativer Reexposition wurde erstmals durch Dr. Roger Callahan beschrieben. Seine bahnbrechende Beobachtung wird in seinem Buch *The Five-Minute Phobia Cure [Leben ohne Phobie]*[2] wiedergegeben. Seinem Bericht zufolge hatte er eine Frau angeleitet, sich selbst unter dem Auge zu beklopfen, während sie an ihre Angst vor Wasser dachte. Die Phobie verschwand augenblicklich. Um dieses beeindruckende Ergebnis erklären zu können, entwickelte er eine Theorie, die auf Akupunktur, Energiefeldern und Meridianen basiert. Sie ist ein Erklärungsmodell, das stark östlich geprägt ist. Er nennt seine Methode Callahan Techniques – Thought Field Therapie (CT-TFT; siehe www.tftrx.com). Sie gründet auf die traditionelle chinesische Medizin mit ihrem bereits lange Zeit bestehenden Glauben, dass Energie über definierte Leitbahnen durch den gesamten Körper fließt; diese Leitbahnen werden Meridiane genannt. Wenn die Energie gleichmäßig fließt, sind wir gesund und fühlen uns wohl. Ist der Energiefluss jedoch blockiert, kommt es zu Krankheiten. Diese Meridiane verfügen entlang ihrer Leitbahn über bestimmte Orte, die Akupunkturpunkte genannt werden. Man glaubt, dass eine Stimulierung der Punkte den Fluss reguliert. Ein gesunder Energiefluss wird durch das Einstechen von Nadeln oder die Anwendung von Druck auf diese Stellen wiederhergestellt. Gemäß Callahan erzeugt das Erinnern eines traumatischen Ereignisses ein „Gedankenfeld", ein Energiefeld, das gestört ist, weil die Energie entlang der Meridiane blockiert ist. Indem der Betroffene angehalten wird, bestimmte Punkte in bestimmter Reihenfolge zu beklopfen, wird der gesunde Energiefluss wiederhergestellt, die Störung beseitigt und der Betreffende ist geheilt. Welche Punkte in welcher Reihenfolge stimuliert werden, hängt bei CT-TFT von der Art des zu lösenden Problems ab. Phobien werden z. B. über andere Punkte behandelt als eine Panikstörung und zur Behandlung chronischer Schmerzen sind wiederum andere Punkte wichtig. Bei CT-TFT wird Klopfen mit dem Gamut-Verfahren kombiniert. Letzteres beinhaltet verschiedene ablenkende kognitive Prozeduren sowie Augenbewegungen und verschiedene mentale Aufgaben (siehe Abb. 11 und 12).

Bei CT-TFT muss sich die Person auf das Trauma einlassen und auf der sogenannten SUD-Skala einen Wert bestimmen (SUD: SUBJECTIVE UNIT OF DISTRESS).[1] Die SUD-Bewertung ist eine Selbstevaluierung. Sie bestimmt die Intensität der bewusst gemachten traumatischen Erinnerung. Die Skala geht von 0 bis 10, wobei 0 „keinerlei Stress" und 10 „extremer Stress" bedeutet. Der Betroffene klopft dann 5- bis 10-mal auf eine Serie definierter Körperpunkte (siehe Abb. 11), wobei unterschiedliche Punkte für verschiedene Probleme zur Anwendung kommen. Nach einer Runde des Beklopfens stimuliert der Patient den Gamut-Punkt auf seiner Hand und führt das Gamut-Verfahren durch:

1. Augen schließen
2. Augen öffnen
3. Augen nach unten links richten
4. Augen nach unten rechts richten
5. Einen großen Kreis mit den Augen ziehen
6. Einen großen Kreis in die entgegengesetzte Richtung
7. Summen des Liedes „Happy Birthday"
8. Laut bis 5 zählen
9. Summen des Liedes „Happy Birthday"

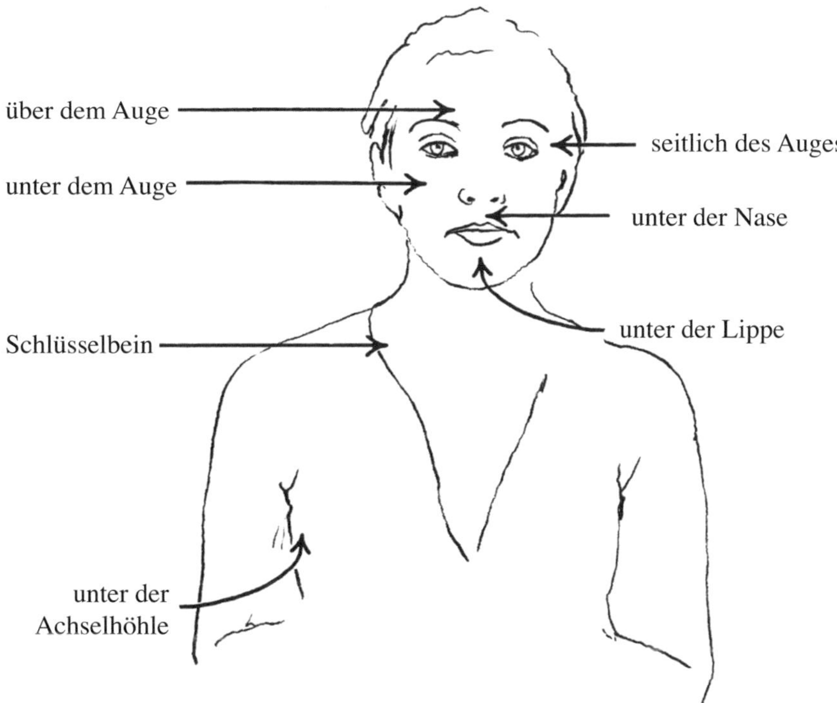

Abbildung 11: *Klopf-Punkte (abgewandelt, nach Callahan, R. & Trubo, R., 2002, Tapping the Healer Within: Using Thought Field Therapy to Instantly Conquer Your Fears, Anxieties, and Emotional Distress. New York: McGraw-Hill)*

Nach mehreren Runden des Klopfens auf Punkten und des Gamut-Verfahrens verschwindet das Problem. CT-TFT wird durch herkömmlich geschulte Therapeuten normalerweise abgelehnt, da dies aus der Perspektive westlicher Medizin keinen Sinn ergibt. Aber Callahans Ideen fanden bei anderen Behandlern Anklang. Gary Craig, ein Ingenieur und Schüler Callahans, kam zu dem Ergebnis, dass eine einzige Kombination von Klopfpunkten für sämtliche Probleme ausreicht. Er erstellte eine wichtige Website für seine Variante der Entdeckung Dr. Callahans, die er Emotional Freedom Techniques nannte (EFT; siehe www.eftuniverse.com). Hierbei werden die Probleme durch die Aussagen des Patienten aktiviert, z.B. Affirmationen wie „Auch wenn ich diesen Schmerz habe, liebe und akzeptiere ich mich selbst."

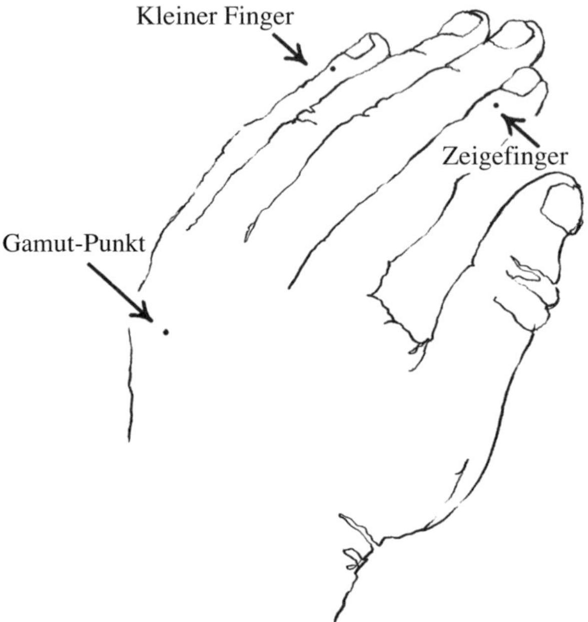

Abbildung 12: *Gamut-Punkt und Handklopfpunkte (abgewandelt, nach Callahan, R. & Trubo, R., 2002. Tapping the Healer Within: Using Thought Field Therapy to Instantly Conquer Your Fears, Anxieties, and Emotional Distress. New York: McGraw-Hill)*

Seine Website verfügt über viele klinische Beobachtungen und Empfehlungen zur Verbesserung der Behandlungsergebnisse und Lehr-DVDs. Sein 14-tägiger Newsletter beschreibt erfolgreiche Fallgeschichten zu einer breiten Palette von Problemen. Er ist bestens bekannt für seine Aussage: „Probier es aus, egal bei welchem Problem" und behauptet, dass EFT alles in Ordnung gebracht hat, von defekten Toiletten bis zum Hautauschlag durch giftigen Efeu. Das nachfolgende interessante Beispiel ist ein Beitrag aus seinem Webauftritt.

8.2 Fallstudie

Arden Compton

Unlängst nahm ich meine Familie zum Bowling mit. Das Bowlingzentrum hier in Brigham City schenkte jedem einen Truthahn, der drei Strikes in Folge landete. Also fuhren wir los, um unser Glück zu versuchen. Ich bin übrigens kein ernsthafter Bowlingspieler, in meinem ganzen Leben bin ich vielleicht durchschnittlich einmal im Jahr Bowling spielen gegangen ... vielleicht sogar seltener. Normalerweise erspiele ich 100 bis 120 Punkte. Wenn ich über 120 komme, ist das für mich ein gutes, über 130 ein wirklich gutes Spiel.

Von daher war es ziemlich unwahrscheinlich, dass ich drei Strikes in Folge schaffen würde – vielleicht könnten mir zwei oder drei Strikes in einem Spiel gelingen, aber nicht in Folge. Bei meinem ersten Frame habe ich acht Pins umgeworfen – nicht schlecht. Aber ich habe mir gedacht, wie schön das wäre, einen Truthahn zu gewinnen, und mich dann entschlossen, EFT zu probieren. Als ich an der Reihe war und den Ball in meiner rechten Hand hielt, beklopfte ich mit meiner linken Hand die Gesichtspunkte und wiederholte im Geiste: „Diese Angst davor, keinen Strike zu landen."

Ich habe etwas über fünf Sekunden gebraucht, um das durchzuklopfen. Dieses Mal habe ich einen Spare gelandet (das heißt, ich habe mit zwei Versuchen alle Pins umgeworfen), war aber nur einen Pin davon entfernt, einen Strike zu spielen. Jedes Mal danach, wenn ich an der Reihe war, habe ich den gleichen Klopfprozess durchgeführt. Beim nächsten Frame habe ich einen Strike gespielt! Bei meinen nächsten zwei Frames jedoch jeweils nur einen Spare – dabei brauchte ich drei Strikes in Folge.

Ich habe mich im Hinblick auf mein Spiel zu dem Zeitpunkt ziemlich gut gefühlt. Ich war auf dem besten Weg, eine für mich überdurchschnittliche Punktzahl zu erreichen. Beim nachfolgenden Frame habe ich einen Strike erlangt, danach noch einen! An dieser Stelle habe ich ein wenig geklopft, bevor ich wieder an der Reihe war. Ich fühlte mich etwas unter Druck, weil es beim nächsten Mal um den Truthahn ging. Ich habe „Angst, den dritten Strike zu vermasseln" ... „Angst davor, keinen Strike zu spielen" geklopft. Ich klopfte etwa nochmals fünf Sekunden, nachdem ich den Ball in die Hand genommen hatte. Und tatsächlich ist mir ein dritter Strike geglückt!

Ich war so aufgeregt und schrie laut „Ich habe einen Truthahn gewonnen!", dass es jeder im Bowlingzentrum hören konnte. Meine Frau und meine Kinder haben mich alle abgeklatscht. Ich bin zum Tresen gelaufen, und da haben mich alle Angestellten vom Bowlingzentrum abgeklatscht. Ein paar meiner Freunde befanden sich einige Bahnen weiter, ich bin zu ihnen gerannt und habe mich von ihnen abklatschen lassen. Das darauf folgende Mal, als ich den Ball bekam, klopfte ich wieder und spielte einen weiteren Strike. Vier in Folge! Und dann noch einen Strike und noch einen und noch einen! Sieben in Folge, als das Spiel zu Ende war. Ich hatte 236 Punkte erspielt, um 100 Punkte höher, als was ich bisher für ein wirklich gutes Spiel erachtete. Unsere Freunde haben mich sogar gebeten, auf ihrer Bahn mitzuspielen, um ihnen zu helfen, auch einen Truthahn zu gewinnen. Auf ihrer Bahn habe ich noch einen weiteren Strike eingeheimst.

Allerdings wurde ich etwas unsicher, weil ich glaubte, das Bowlingzentrum würde es nicht gutheißen, wenn ich einen Truthahn für andere erspiele – daher habe ich beim nächsten Frame das Spiel mit einem Spare beendet. Ich habe mich herausgeredet, indem ich erklärte: „Der Ball ist mir aus den Fingern gerutscht", was auch tatsächlich der Fall gewesen war. Ich bin mir aber ziemlich sicher, dass dies mit meinen inneren Zweifeln daran zu tun haben musste, einen Truthahn für andere zu gewinnen. Deshalb habe ich das Spiel „sabotiert".

Die statistische Wahrscheinlichkeit, dass ich acht Strikes in Folge spiele, müsste nahe null liegen. Folglich funktioniert EFT wirklich! Es beruhigt uns, beseitigt die Zweifel und die Angst, was uns erlaubt, tatsächlich auf dem jeweils gemäßen Niveau Leistung zu erbringen. EFT kann nicht nur beim Bowling helfen, sondern bei jedem Aspekt unseres Lebens – bei Beziehungen, Spiritualität, Geld, beruflichen Zielen, persönlichem Glück und innerer Ausgeglichenheit. Die Liste könnte noch weiter fortgesetzt werden! EFT kann bei so vielen Dingen hilfreich sein, es ist fantastisch! Bei Bedarf versuchen Sie doch EFT bei sich und auch bei anderen – Wunder können geschehen!

Es existieren verschiedene andere Methoden, alle beziehen sich auf das Prinzip der Meridiane, auf Energiefluss und die Verwendung von Akupunkturpunkten sowie sensorischen Input, wie z. B. Tapping (Klopfen). Die Association for Comprehensive Energy Psychology (ACEP), eine Organisation, die sich mit der Untersuchung verschiedener Arten körperlicher Energien befasst, hat das Klopfen auf Meridiane als eine wichtige Heilmethode eingestuft (für mehr Information siehe www.energypsych.org). Wie man sich leicht vorstellen kann, werden Therapieform und theoretisches Erklärungsmodell kontrovers diskutiert.

8.3 Andrades Forschungsergebnisse

In den 1990er-Jahren begann Dr. Joaquín Andrade Kliniken in Uruguay zu rekrutieren, um diese Therapieform zu untersuchen. Letztlich wurden innerhalb von 14 Jahren über 29.000 Patienten behandelt. Die Ergebnisse waren bemerkenswert.[3] Bei 76 % der Probanden und einer breiten Palette an Problemen wurden die Methoden als „erfolgreich" eingestuft. Als „erfolgreich behandelt“ galten Probanden, die nach Therapie symptomfrei waren. Bei der Vergleichsgruppe mit Standardbehandlung, bestehend aus kognitiver Verhaltenstherapie (KVT) und Pharmakotherapie, konnten lediglich 51 % als erfolgreich behandelt betrachtet werden. Für das Tapping-Verfahren brauchte man im Mittel 3 Sitzungen, während der Mittelwert für die Standardtherapie 15 Sitzungen betrug. Die Patienten waren randomisiert und die Personen, welche die Behandlungsergebnisse evaluierten, wussten nichts über die jeweilige Therapieform. Einer Doppelblindstudie so nah wie möglich beinhalteten die Daten der Nachuntersuchungen subjektive Bewertungen von unabhängigen Personen. Basierend auf einer Skala von 1 bis 5 wurde die Wirksamkeit der Interventionen im Vergleich zu anderen Methoden (kognitive Verhaltenstherapie oder Pharmaka oder beides) ermittelt. Die Zahlen geben die Bewertung der evaluierenden Person in Bezug auf das Behandlungsergebnis wieder:

1 = wesentlich bessere Ergebnisse*
2 = bessere Ergebnisse*
3 = ähnliche Ergebnisse*
4 = schlechtere Ergebnisse* (lediglich in Zusammenhang mit anderen Therapieformen verwendet)
5 = keinerlei klinische Verbesserung oder kontraindiziert

(*im Vergleich zu den Ergebnissen, die mit anderen Methoden zu erwarten sind)

Es muss darauf hingewiesen werden, dass die nachfolgenden Indikationen und Kontraindikationen hauptsächlich auf erstmaligen explorativen Untersuchungen und formlosen Bewertungen basieren und daher lediglich als unverbindliche Richtschnur zu betrachten sind. Hinzu kommt, dass die Studien in anderen Settings nicht exakt repliziert wurden. Daher ist ungewiss, inwieweit die Ergebnisse allgemeingültig sind. Die nachfolgenden Informationen basieren auf der Prüfung von Klopftechniken in 11 Settings an einer vielfältigen klinischen Population über einen Zeitraum von 14 Jahren. Sie können als vorläufige Richtlinie dienen, um Klienten, die für das Beklopfen von Akupunkturpunkten geeignet erscheinen, auszusuchen.

Note 1: Wesentlich bessere Ergebnisse im Vergleich zu anderen Methoden

Viele der bewerteten Angststörungen reagierten wesentlich besser auf Klopfinterventionen als auf andere Vorgehensweisen. Hierunter zählten Panikstörungen mit und ohne Agoraphobie, Agoraphobie ohne Panikstörung in der

Anamnese, spezifische Phobien, Trennungsangststörungen, posttraumatische Belastungsstörungen, akute Stressstörungen und gemischte Angst-Depressionsstörungen. Innerhalb dieser Kategorie befanden sich ebenso einige andere emotionale Probleme, z. B. Angst, Trauer, Schuld, Wut, Scham, Eifersucht, Zurückweisung, schmerzhafte Erinnerungen, Einsamkeit, Frustration, Liebeskummer und Prokrastination. Die Klopftechniken erwiesen sich auch bei Anpassungsstörungen, Aufmerksamkeitsdefizitstörungen, Ausscheidungsstörungen, Störungen der Impulskontrolle und Problemen in Zusammenhang mit Missbrauch oder Vernachlässigung als besonders wirksam.

Note 2: Bessere Ergebnisse im Vergleich zu anderen Methoden

Das Ansprechen bei Zwangsstörungen, generalisierten Angststörungen, Angststörungen aufgrund allgemeinen Gesundheitszustands, sozialen Phobien und bestimmten anderen Phobien, z. B. Phobien vor lauten Geräuschen, wurde als nicht ganz so gut eingestuft wie das Ansprechen auf Energieinterventionen bei anderen Angststörungen. Dennoch lautete die Einstufung, dass sie besser auf eine Heransgehensweise über Energie ansprachen als auf anderen Methoden. In diese Kategorie fielen ebenso Lernstörungen, Kommunikationsstörungen, Fütterungs- und Essstörungen bei Kleinkindern, Tickstörungen, selektiver Mutismus, reaktive Bindungsstörungen im Säuglings- und Kleinkindalter, somatoforme Störungen, artifizielle Störungen, sexuelle Dysfunktion, Schlafstörungen und Beziehungsprobleme.

Note 3: Ähnliche Ergebnisse im Vergleich zu anderen Methoden

Energieinterventionen schienen ähnlich gut zu wirken wie andere Therapien, die üblicherweise bei leichten bis mäßigen reaktiven Depressionen, Lernfähigkeitsstörungen, Störungen der motorischen Fähigkeiten und Tourette-Syndrom zur Anwendung kamen. In diese Kategorie gehörten auch Substanzmissbrauch, substanzinduzierte Angststörungen und Essstörungen. Bei Behandlungsergebnissen mit Note 3 können verschiedene Ansätze in wirksamer Weise miteinander kombiniert werden, um die Wirksamkeit zu verstärken.

Note 4: Schlechtere Ergebnisse im Vergleich zu anderen Methoden

Klinische Bewertungen der Nachsorge weisen darauf hin, dass bei der Behandlung von endogener Depression, Major Depression, Persönlichkeitsstörungen und dissoziativen Störungen andere Therapieformen im Vergleich zum primären Behandlungsansatz überlegen sind. Energieinterventionen können trotzdem nützlich sein, wenn diese ergänzend angewendet werden.

Note 5: Keinerlei klinische Verbesserung oder kontraindiziert

Die Bewertungen des Klinikers zur Energietherapie bei psychotischen Störungen, bipolaren Störungen, Delirium, Demenz, geistiger Zurückgebliebenheit und chronischer Müdigkeit belegten keinerlei Verbesserung.

Die Rückfallquoten, eine vollständige Rückkehr der Symptome betreffend, betrugen 9 % für die Gruppe KVT/Medikamente und 4 % für die Klopfgruppe. Die Publikation ist wegen ihres Mangels an absoluter Stringenz hinsichtlich Patientenselektion, Bewertungsmethoden, Datenanalyse und allgemeinem Studiendesign kritisiert worden. Trotzdem macht schon die bloße Anzahl behandelter Patienten und die Konsistenz der Ergebnisse neugierig.

Die Expositionstherapien, also CT-TFT, EFT, EMDR und Havening, bringen die Intervention unmittelbar nach Reexposition zur Anwendung. Der zeitliche Rahmen ist entscheidend für den Erfolg. Es ist der Moment, an dem die Glutamatrezeptoren offen und einer Auflösung gegenüber vulnerabel sind. Die Unterschiede der Techniken liegen in den Spezifika der Verfahrensweisen und der Häufigkeit der Berührung, des Klopfens, der Augenbewegungen oder anderer sensorischer Stimulierung. Sämtliche dieser Ansätze sind erfolgreich, wobei wir der Auffassung sind, dass ein neurobiologisches Erklärungsmodell den Behandlungsprozess verständlicher machen kann und folglich die Therapie zu optimieren vermag. Havening bietet ein solches Erklärungsmodell.

8.4 Havening

Havening beinhaltet dreierlei Aspekte:

1. Wiederaufruf und Aktivierung eines emotionalen Kerns
2. Ablenkung bzw. anderen sensorischen Input
3. Havening-Berührung

Der erste Aspekt ist ein Prozess, der einen Teil oder den gesamten traumatisch encodierten Augenblick reproduziert. Wiederaufruf und Aktivierung werden gleichzeitig von Ablenkung und anderem sensorischen Input begleitet, um die traumatische Komponente aus dem Arbeitsgedächtnis zu entfernen. Zum Schluss wird die Havening-Berührung durchgeführt, um eine Verbindung zum Erleben von Sicherheit und sicherem Ort herzustellen. Bei erfolgreicher Behandlung ist der Betreffende „havened"*. Die Anwendung von Havening wirft viele Fragen auf, die wir versucht haben zu beantworten:

---

* Anm. d. Ü.: havened, abgeleitet von *Havening*, bedeutet so viel wie: „gerettet sein, eine Zuflucht gefunden zu haben".

- Warum ist es notwendig, den kritischen Bestandteil zu aktivieren, bevor er behandelt werden kann?
- Warum müssen einzelne Probleme separat behandelt werden, wenn eine Person beispielsweise eine Schlangen- und eine Fahrstuhlphobie hat?
- Warum funktioniert das gleiche Protokoll bei verschiedenen Problemen?
- Was ist der Sinn und Zweck der Berührungen bzw. anderen sensorischen Interventionen und der Ablenkung?
- Warum scheint sich die Stressbelastung während der Behandlung zu verringern?
- Was ist das Transduktive, das aus der Berühung einen neurobiologischen Vorgang im Gehirn macht?
- Warum fühlen sich die Patienten nach einer Behandlung ruhiger?
- Warum und wie verändern sich die Erinnerungen?
- Wieso wird eine nachhaltige Wirksamkeit erzeugt?
- Warum kann es vorkommen, dass einige Symptome an anderer Stelle wieder auftreten?

Um diese Fragen zu beantworten, möchten wir zunächst eine Rekapitulation bereits diskutierter Themen vornehmen. Der Wiederaufruf eines traumatisierenden Bestandteils durch bewusste oder unterbewusste Reize bewirkt im Bereich des basolateralen Komplexes (BLC) die Freisetzung des Neurotransmitters Glutamat, was dem spezifischen neuronalen Schaltkreis entspricht, der ursprünglich die Traumatisierung encodiert hat.[4] Durch diese Aktivierung der Leitbahn werden die Glutamatrezeptoren exponiert und gegenüber Auflösung vulnerabel.

> Aktivierung des emotionalen Bestandteils eines traumatischen Ereignisses ⇒ Arbeitsgedächtnis ⇒ Hippocampus ⇒ aktivierte BLC-Glutamatrezeptoren ⇒ Ablenkung/sensorischer Input/Havening-Berührung ⇒ ⇑ Serotonin/⇑ GABA/niederfrequentes Signal wird erzeugt ⇒ Depotenzierung der aktivierten BLC-Glutamatrezeptoren ⇒ ⇓ Outflow aus der Amygdala ⇒ Emotionaler Kern ist von der Schilderung entkoppelt ⇒ Traumatisierung geheilt

Havening bewirkt eine Depotenzierung der aktivierten Glutamatrezeptoren und eine Entkopplung der emotionalen Leitbahn im BLC der Amygdala[5] (siehe Abb. 13). Die Leitbahn „Cortex ⇒ Kontext/komplexe Inhalte ⇒ wiederaufgerufenes Ereignis" bleibt manchmal erhalten (siehe Post-Havening), jedoch ohne eine emotionale Amplifizierung (siehe Abb. 14).

8.5 Mechanismen des Havening

Glutamat ist der elektrochemische Strom, der das Ereignis weiterleitet, so dass es mental sichtbar bleibt. Ohne eine Aktivierung der Glutamat-Rezeptoren in Amygdala und Locus caeruleus sind wir nicht in der Lage, jene Leitbahn dauerhaft zu unterbrechen, die uns das Geschehen immer wieder erleben lässt. Es ist anzunehmen, dass jede Emotion, bei unterschiedlichen Begleitumständen, über eine spezifische und einzigartige intra- und extra-amygdaläre Leitbahn verfügt. Wenngleich sich Gefühlszustände überschneiden können, ist es besser, jede Emotion separat zu behandeln. Die Emotion zu Schuldgefühlen sollte getrennt von Wut usw. behandelt werden. Benutzt der Reiz anderseits dieselbe Leitbahn (z.B. Angst vor Brücken), kann es ausreichen, jene Leitbahn zu deaktivieren, die eine emotionale Reaktion auf jegliche Brücke auslöst. Es ist dennoch besser, das ursprünglich encodierende Ereignis ins Bewusstsein zu bringen. Da die Aktivierung der Glutamatrezeptoren allen Behandlungsansätzen gemeinsam ist, sollte für sämtliche amygdalabasierenden Bestandteile ein und dasselbe Protokoll wirksam sein. Eine Stressverminderung wird durch die Ablenkung während der Behandlung erreicht. Stressreduktion ist eine Folge verminderten Inputs aus dem Arbeitsgedächtnis in die Amygdala. Dies vermindert den Outflow aus dem BLC in den Ce und verringert den NE-Outflow aus dem Locus caeruleus. Anders als bei EMDR – hier wird der Klient gebeten, sich auf das Ereignis zu konzentrieren – befolgt der Klient bei Havening, nach einer Aktivierung der emotionalen Komponente, nur noch die Anleitungen des Therapeuten.

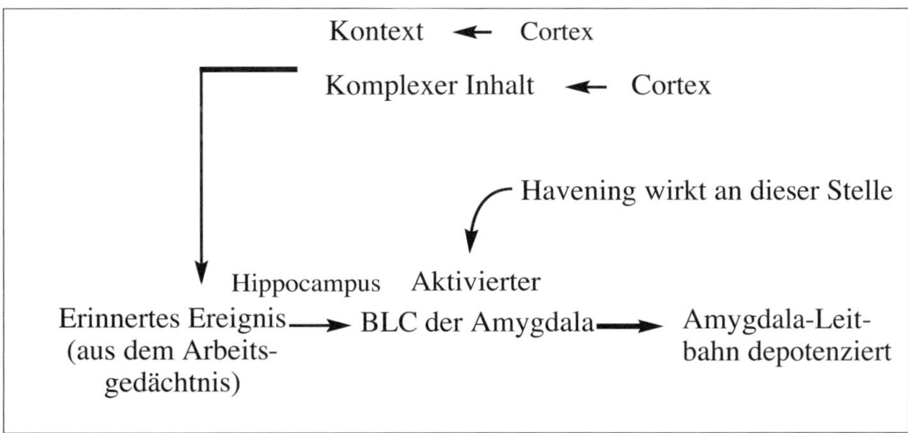

Abbildung 13: *Havening löst die Amygdala-Aktivierung auf, der emotionale Kern wird vom erinnerten Ereignis abgekopppelt*

Unklar ist noch, über welche Leitbahnen die periphere Stimulierung von Mechanorezeptoren der Haut zu einer Erhöhung von Serotonin und GABA führt sowie niederfrequente Signale weiterleitet (siehe Anhang F). Die Havening-Berührung bewirkt ein Gefühl des Trostes, ein Gefühl der Sicherheit und des Nichtverlassenseins sowie Schläfrigkeit. Das niederfrequente Hirnsignal, eine durch Havening erzeugte Delta-Welle, ist ebenso im Stadium III der Schlafphasen zu beobachten, dem tiefsten und erholsamsten Teil des Schlafes. Es wäre unmöglich, Stadium III zu erreichen, während etwas Bedrohliches wahrgenommen wird. Nach einer Havening-Behandlung ist es nicht mehr möglich, eine mittels Erinnerung generierte Emotion wiederherzustellen. Die Erinnerung ist keine traumatische mehr, die Amygdala wird nicht mehr ins Spiel gebracht (siehe „Post-Havening"-Abschnitt weiter unten). Wurde hingegen ein anderes Symptom „havened" als das im emotionalen Kern befindliche, ist es weiterhin möglich, eine Koppelung zwischen der ursprünglichen oder der verwandten traumatischen Komponente herzustellen. Dies liegt daran, dass der amygdalabasierende emotionale Anteil noch nicht gelöst worden ist.

Erfolgreiches Havening entfernt die amygdalaaktivierte traumatische Emotion. Sofern der exakte Moment der Encodierung nicht repliziert wird, geht die Fähigkeit zur Aktivierung der Amygdala durch die traumatische Komponente für immer verloren. Der Prozess der Depotenzierung der Glutamatrezeptoren in der Amygdala hat den Prozess des Erinnerungsabrufs für immer verändert (siehe Abb. 14).

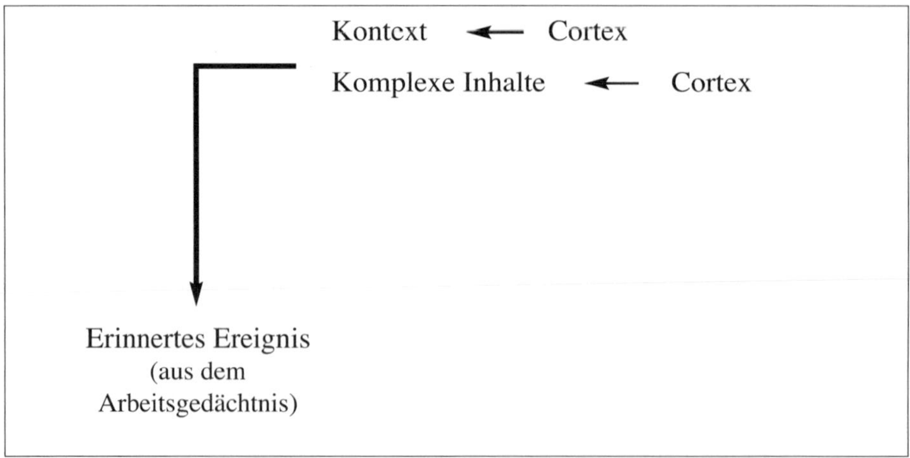

Abbildung 14: *Post-Havening ohne Amygdala-Aktivierung: Kontext und komplexe Inhalte führen nicht mehr zu emotionaler Anreicherung*

Havening nutzt eine fest verschaltete Tröstungsfunktion, weshalb es möglich sein sollte, alltägliche routinemäßige Emotionen wie z.B. Gelüste, Traurigkeit, Wut etc. zu besänftigen. Warum sollte dies aber funktionieren, wenn sie nicht als Trauma encodiert wurden? Der Grund liegt darin, dass der Betroffene emotional gestimmt ist und seine Amygdala aktiviert ist.

Havening erzeugt eine Erhöhung des Serotoninspiegels. Die Folge ist eine Verminderung von Informationsfluss sowie Salienz, die dem Arbeitsgedächtnis ermöglicht, den Reiz loszulassen. Im Gegensatz zu einer dauerhaft encodierten traumatischen Erinnerung können reflektierte Emotionen wieder auftreten, nachdem man mit Havening aufgehört hat.

8.6 Details zu Havening

8.6.1 Wiederaufrufen und Aktivieren des emotionalen Kerns

Sofern möglich besteht der erste Schritt darin, den emotionalen Kern des Ereignisses herauszufinden und zu aktivieren. In vielen Fällen wurden mehrere traumatische Ereignisse encodiert. So etwas bedarf einer gründlichen Erhebung der Anamnese, die sich im Verlauf des Behandlungserfolges in oft unerwarteter Weise entfaltet. Die Befragung des Klienten ist ein fortlaufender Prozess, der geradezu eine Innenansicht schafft, sozusagen eine innerliche Ansicht. Wir tun dies ohne die Absicht und ohne den Versuch, die Sicht des Klienten mittels Gespräch zu verändern. Das Ziel ist vielmehr, den emotionalen Kern zu finden, so dass dieser „havened“ werden kann – das ist der grundlegende Unterschied zwischen Gesprächstherapie und Havening.

Janices Schwierigkeit auf unebenen Oberflächen zu gehen, wirkte eigenartig. Sie führte stets einen Klappstuhl mit sich, auf den sie sich setzen konnte, wenn ihre Füße ermüdeten. Sie führte dieses Problem auf ein Ereignis im Krankenhaus zurück: Bei einer Knieoperation wurden ihre Beine hochgelagert, ohne dabei ihre Füße abzustützen. Aus unerklärlichen Gründen bekam sie ein Hämatom an der Hinterseite ihres Fußes. Seither hatte sie beim Gehen Schwierigkeiten. Nach vielen Sitzungen konnten wir schließlich zahlreiche traumatisierende Ereignisse aufspüren, die ihre Empfindungen ihrer Füße beeinträchtigt hatten. Für das Havening waren u.a. folgende Ereignisse entscheidend:

- *im Behandlungsstuhl eines Zahnarztes wurde sie festgehalten, während ihre Füße über der Stuhlkante baumelten und ihr vier Weisheitszähne auf schmerzhafte Weise entfernt wurden,*
- *sie erlebte, wie ein Huhn geschlachtet wurde und dabei an den Krallen festgehalten wurde,*

- *als sie auf einer am Boden liegenden Jalousie trat, schnitt sie sich dabei in den Fuß*
- *und schließlich ein Nagel, der sich in ihre Ferse gebohrt hatte.*

All das gehörte noch dazu, um ihr Problem vollständig zu lösen.

Findet man keine Lösung für ein Problem, ist das ein Hinweis darauf, dass frühere Ereignisse noch aufgedeckt werden müssen.

Während der Anamneseerhebung ist es wichtig, die Bedeutung des Ereignisses zu erkunden sowie frühere Landschaftsgestalter (andere Ereignisse im Leben, die Stress erzeugen) und das individuelle Gefühl der Unentrinnbarkeit zu einem Ereignis zu ermitteln. Halten Sie nach unkonditionierten Angstreizen Ausschau, insbesondere nach Gefühlen des Verlassenwordenseins und ungelöster Wut (was wir defensive Wut nennen würden). Fragen Sie den Klienten, ob es eine frühere Verletzung an der Stelle gab, wo jetzt chronischer Schmerz sitzt. Ermitteln Sie, ob es irgendwelche unaufgelösten Kindheitserinnerungen gibt, die auch heute noch Stress erzeugen. Fragen Sie, ob es irgendeinen Unfall mit einem Kraftfahrzeug gegeben hat oder ob man sich daran erinnern kann, wann das Problem erstmals aufgetreten ist. Folgen Sie den Spuren und beobachten Sie die physiologischen Reaktionen auf Aussagen und Erinnerungen. Seien Sie darauf vorbereitet, schwierige Fragen zu stellen, aber drängen Sie nicht auf deren Beantwortung. Überprüfen Sie Träume. Nach einer sorgfältigen Anamneseerhebung muss der Therapeut entscheiden, ob das Verhalten oder die Gefühle, die beobachtet wurden, Folge einer Traumatisierung sind. Wie zuvor bereits erwähnt, kann Traumatisierung auch bei einem Ereignis stattfinden, das für den Außenstehenden trivial erscheint, für den Betroffenen aber von Bedeutung ist.

Eine gute therapeutische Beziehung ist entscheidend, um diese Themen herauszulocken. Erst dann können sie behandelt werden. Auffälligkeiten, Ausweglosigkeit und mangelnder therapeutischer Fortschritt sind insgesamt Teil des Prozesses, der schlussendlich zu einer Heilung führen kann. Dies scheint besonders dann so zu sein, wenn es um chronische Schmerzen und posttraumatische Belastungsstörung (PTBS) geht. Hierbei sind die Erinnerungen nicht abrufbar oder dissoziiert und man könnte meinen, dass Havening nicht funktioniert habe. Gary Craig, der Erfinder von EFT, beschreibt viele Möglichkeiten, um das zu umschiffen, was wie ein Misserfolg erscheint (www.eftuniverse.com). Unter Verwendung dieses Ansatzes kann man viel dazulernen, und wenn Sie das Erklärungsmodell, das wir hier beschrieben haben, nutzen, werden Sie Ihre Fertigkeiten mit der Zeit verbessern.

Selbst wenn man den emotionalen Kern nicht ohne Weiteres finden kann, ist die Fokussierung auf ein belastendes Symptom häufig hilfreich. Man aktiviert einfach die Stressbelastung um das Symptom herum. Man sollte dabei so genau wie möglich das Symptom vor der Havening-Anwendung (siehe Anhang E) beschreiben (z. B. die rechte Seite des oberen Rückens oder des Nackens).

Havening führt manchmal zu einem erstaunlichen medizinischen Wunder: zur augenblicklichen Heilung. Diesen Prozess zu beobachten, scheint die Aussage Sehen bedeute Glauben zu widerlegen. Mit Sicherheit ist hier ein Trick im Spiel und die langfristigen emotionalen Probleme, der Schmerz und die Angst werden mit ziemlicher Wahrscheinlichkeit wieder zurückkehren. Die meisten Patienten verharren im Unglauben. Es kommt häufiger vor, dass während einer einzelnen Behandlungssitzung nur ein Teil der zugrunde liegenden emotionalen Themen gelöst wird. Das ist nachvollziehbar, denn Traumatisierung erzeugt weitere Traumatisierung und die Auflösung eines Ereignisses deckt weitere, andere Ereignisse auf.

8.6.2 Ablenkung und weiterer sensorischer Input

Beim therapeutischen Teil des Havening-Prozesses müssen sowohl Ablenkung als auch weiterer sensorischer Input und die Havening-Berührung selbst unmittelbar nach der Aktivierung durchgeführt werden. Wir verwenden eine relativ standardisierte Sequenz, aber der jeweilige Therapeut kann das verwenden, was er für den Patienten als am geeignetesten erachtet. Zukünftige Forschungsarbeiten werden die verschiedenen Schritte näher beleuchten, um die Interventionen zur Ablenkung und Tröstung zu optimieren. Der Klient und ich sitzen bequem einander gegenüber, so dass unsere Augenpaare möglichst auf einer Höhe liegen. Ich gebe ihm dann eine kurze Sequenz an Anleitungen:

1. Ich bitte den Patienten, dass er nach dem Beginn der Behandlung nur noch auf den Klang meiner Stimme achtet, während ich ihm mitteile, was die nächsten Schritte sind.
2. Nachdem der Patient das Ereignis/Symptom ins Bewusstsein gebracht und eine SUD-Bewertung zugewiesen hat, ist es wichtig, dass seine Aufmerksamkeit auf das Thema fokussiert bleibt.
3. Ich bitte den Patienten, während der Sitzung nicht spontan zu sprechen.
4. Zwischen den Havening-Runden bitte ich den Patienten, dass er seine Augen geschlossen hält und dabei auf die Rückseite seiner Augenlider schaut.
5. Ich bitte den Patienten mir Bescheid zu geben, wenn er sich aus irgendeinem Grund unwohl fühlt.

Nach dem Wiederaufrufen des traumatischen Bestandteils mit geschlossenen Augen wird vom Klienten eine SUD-Bewertung erbeten. Ich beginne mit dem Beklopfen des Schlüsselbeins mit beiden Händen auf beiden Seiten, was sich angenehm vibrierend anfühlt. Während ich dies tue, bitte ich den Klienten, die Augen zu öffnen, nach links unten zu schauen, nach rechts unten, mit den Augen einen großen Kreis zu zeichnen, erst in eine Richtung, dann in die andere. Ich lasse ihn die Augen schließen und langsam (eine Zahl pro Sekunde) laut von 1 bis 20 zählen, während er visualisiert, wie er eine Treppenflucht hinaufgeht, eine Zahl pro Stufe. Dann gebe ich folgende Anleitung: „Während Sie die Treppe hinaufgehen, fühlen Sie sich mit jeder Treppenstufe entspannter und wenn Sie oben ankommen, erwartet Sie ein herrlicher Ausblick.“ Dies aktiviert den visuell-räumlichen Bestandteil des Arbeitsgedächtnisses (die Vorstellung, treppaufwärts zu gehen). Ich lasse den Klienten anschließend eine Melodie summen, um den phonologischen Bestandteil des Arbeitsgedächtnisses zu aktivieren. Dieser Zyklus visuell-räumlicher und phonologischer Ablenkung zusammen mit verschiedenen Berührungstechniken wird mit diversen Stimuli wiederholt. Bei jeder Runde werden beispielsweise folgende Visualisierungsaufgaben gestellt wie einen Basketball in einen Korb werfen, einen Wurfring auf eine Stange werfen, Treppensteigen, Rudern in einem Boot sowie verschiedene Melodien zu summen (z.B. „Kommt ein Vogel geflogen“). Die Runden werden mehrfach durchlaufen, bis der SUD-Wert bei 0 liegt oder nicht weiter gesenkt werden kann. Abschließend lasse ich den Klienten die Augen öffnen, seine Augen folgen dann meiner Hand in die vier Ecken des Gesichtsfeldes. Ich bitte den Klienten, die Augen zu schließen, tief einzuatmen und dann während des Ausatmens „Ommmmm“ zu summen. Ich empfehle dem Klienten, die Schultern fallen zu lassen, während ich von den Schultern ausgehend zu den Händen hinunterstreiche. Danach lasse ich ein weiteres Mal den SUD-Wert bestimmen.

8.6.3 Havening-Berührung

Berührung ist eine der wirksamsten Formen der Kommunikation. Die Havening-Berührung soll beruhigend, tröstend, entspannend und angenehm sein. Es ist keine leichte Berührung, aber auch keine starke. Einige der Körperregionen, die berührt werden, sind in Abb. 15 bis 18 zu sehen. In der Regel verändere ich die zu berührenden Areale während eines Zyklus.

Während dieses Prozesses arbeite ich mit einer unmodulierten, leicht monotonen Stimme, die niemals hastig ist. Ich bin stets ermutigend. Sätze mit der gleichen unmodulierten Stimmlage, z.B. „beinahe zu Hause“ und „Sie machen das hervorragend“ werden während der beruhigenden und tröstenden Havening-Berührung eingestreut. Dieser Vorgang dauert selten länger als zehn Minuten. In den meisten Fällen wird ein SUD-Wert von 0 erreicht. Bleibt er darüber, erhebe ich nochmals eine Anamnese und suche nach früheren Hinweisen.

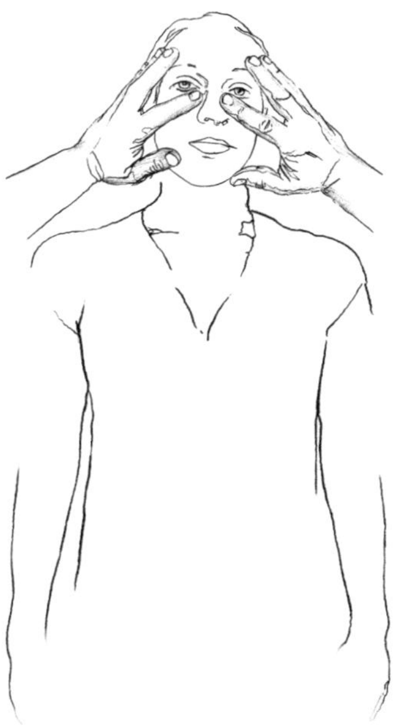

Abbildung 15: *Gesichts-Havening (mit freundlicher Genehmigung von Ronald Ruden und Steve Lampasona)*

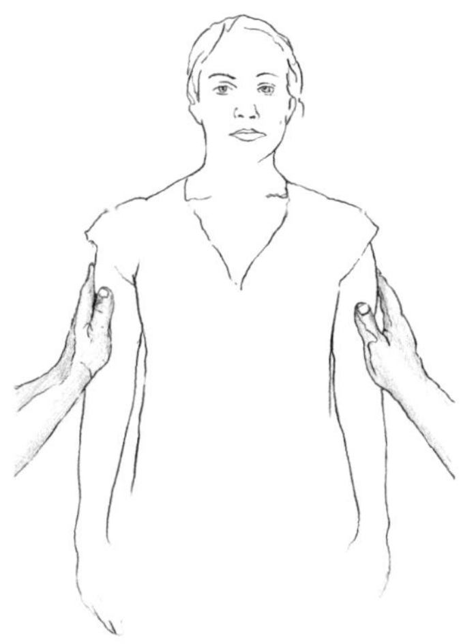

Abbildung 16: *Arm-Havening (mit freundlicher Genehmigung von Ronald Ruden und Steve Lampasona)*

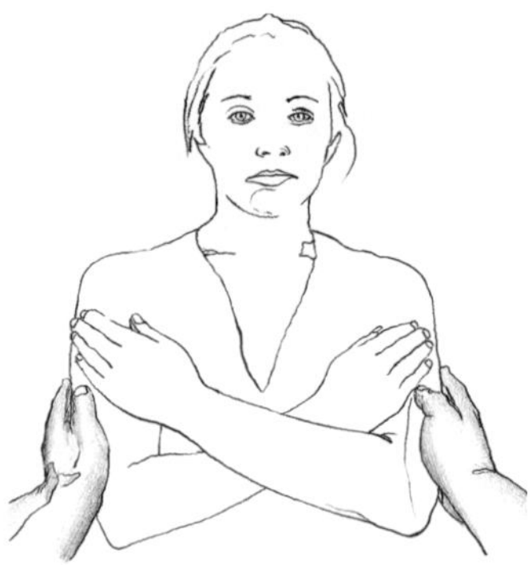

Abbildung 17: *Havening-Umarmung (mit freundlicher Genehmigung von Ronald Ruden und Steve Lampasona)*

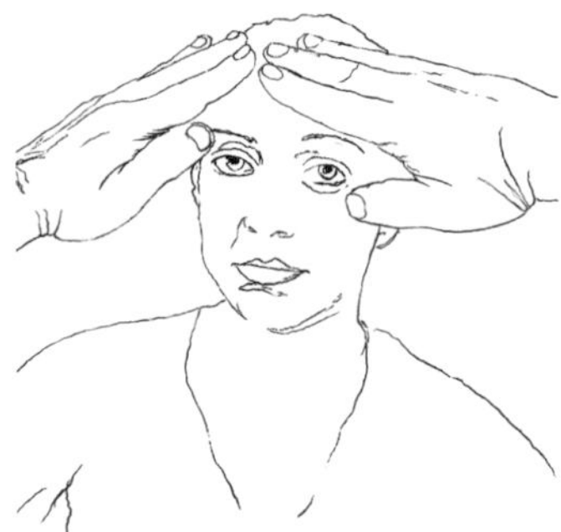

Abbildung 18: *Stirn-Havening (mit freundlicher Genehmigung von Ronald Ruden und Steve Lampasona)*

Wenn ich beginne, die emotionalen und körperlichen Auswirkungen einer Traumatisierung zu untersuchen, bin ich häufig beeindruckt, wie viele emotionale Themen ein einziges Ereignis hervorrufen kann. Menschen, die beispielsweise in jungen Jahren sexuell missbraucht worden sind, erleben Wut, Scham- und Schuldgefühle. Jede dieser Emotionen muss getrennt behandelt werden. Hinzu kommt, dass die Wut manchmal auch gegen die Eltern gerichtet ist, die den Missbrauch gebilligt haben. Bei Menschen, die nach einem Unfall unter Rückenschmerzen leiden, muss nicht nur der Unfall selbst, sondern auch die Angst vor dem Wiederkehren des Schmerzes „havened" werden. Je spezifischer man sein kann, desto wahrscheinlicher ist es, dass Havening erfolgreich sein wird. Man kann Angst vor Schlangen haben, aber genau genommen ist es die Schlängelbewegung, die beim Patienten Gänsehaut erzeugt und die Amygdala aktiviert. Sehr wichtig sind Bewegung und kinästhetische Aspekte.

8.7 Havening: Eine Zusammenfassung

Nach dem Erheben der Patientengeschichte leitet man den Klienten dazu an, den emotionalen Kern des traumatischen Ereignisses zu aktivieren. Dies ist der entscheidendste Aspekt der Therapie und es lohnt sich, Zeit hierauf zu verwenden. Ist dies nicht möglich, konzentriert sich der Klient auf seine belastendsten Symptome. Zu Beginn der Aktivierung des Ereignisses ermutige ich die Klienten, einen Film dieses Ereignisses zu produzieren, und zwar so klar und detailliert wie möglich. Manchmal wirke ich bei dieser Visualisierung unterstützend mit. Normalerweise vergehen nicht mehr als 30 Sekunden, bis ich den SUD-Wert abfrage. Nachdem der SUD vorliegt:

1. Machen Sie dem Klienten deutlich, er möge auf die Anleitungen achten.
2. Während Sie das Schlüsselbein des Klienten beklopfen, bitten Sie den Klienten die Augen zu öffnen und nach links unten zu schauen, dann nach rechts unten und schließlich in beide Richtungen mit den Augen einen Kreis zu rollen.
3. Bitten Sie den Klienten, die Augen nochmals zu schließen und leiten Sie einen ablenkenden visuellen Prozess an (eine Treppe hinaufzusteigen, während er laut von 1 bis 20 zählt, 20 Stufen lang). Dies wird durchgeführt, während Sie Arm-Havening anwenden.
4. Nachdem zählenderweise die Zahl 20 erreicht worden ist, lassen Sie den Klienten mit geschlossenen Augen ein Lied summen (z. B. „Happy Birthday", „Old McDonald Had a Farm", „Kommt ein Vogel geflogen" etc.) Das Arm-Havening wird fortgesetzt. Nach dem Ende des Liedes lassen Sie den Klienten seine Augen öffnen und Ihrem Finger eine Sequenz lang folgen: nach oben, unten, nach beiden Seiten, dann wieder nach oben.
5. Lassen Sie den Klienten tief einatmen und mit einem „Ommmmmm" wieder ausatmen; bewegen Sie Ihre Hand nach unten, während er die Augen schließt.
6. Bitten Sie den Klienten, die Schultern fallen zu lassen, und führen Sie das Arm-Havening fort.
7. Bitten Sie den Klienten, die Augen zu schließen, auf die Innenseite der Augenlider zu schauen und nur Ihrer Stimme zuzuhören. Ermitteln Sie den SUD-Wert.
8. Wiederholen Sie den Prozess 1 bis 7 unter Verwendung der verschiedenen Havening-Berührungsmethoden und Ablenkungen, bis der SUD bei 0 angelangt ist oder sich nach drei Runden nicht verändert hat.

Wenn gleichzeitig schwerwiegende Angststörungen vorlagen (z. B. Zwangsstörungen), hatte ich große Schwierigkeiten, Traumata mittels Havening zu behandeln.

8.8 Selbst-Havening

Havening kann bei einer Vielzahl an alltäglichen emotionalen Zuständen in Selbstanwendung genutzt werden. Bei reaktiven und reflektierten Emotionen, denen ein Trauma zu Grunde liegt, ist es jedoch am besten, einen Therapeut hinzuzuziehen. Es gibt viele Feinheiten in der Anwendung dieses Ansatzes, weshalb eine Anleitung durch einen erfahrenen Fachmann sinnvoll ist.

Selbst-Havening kann eine sinnvolle Behandlungsalternative bei Störungen sein, die zwanghaftes Denken und Wiederholungsverhalten beinhalten. Wie durch Dr. David Lake beschrieben (siehe Anhang I, S. 220), wirkt Selbst-Havening bei Zwangsstörungen wie z. B. Bulimie, Kontrollzwang, zwanghaftem Händewaschen und Trichotillomanie. Es ist am besten, den jeweiligen Handlungsdrang nicht zu bekämpfen, sondern den Impuls als eine Aktivierung des BLC zu betrachten und in diesem Moment Havening anzuwenden. Im Lauf der Zeit sollte die betreffende Person in der Lage sein, das unerwünschte Verhalten zu kontrollieren oder auszuschalten. Bei Klienten, die mit Panikstörungen zu kämpfen haben, gilt: Stellen Sie sich vor, dem Anfall liegt eine Aktivierung des BLC zu Grunde und wenden Sie Selbst-Havening an. Versuchen Sie nicht zu verstehen, warum es passiert, oder versuchen Sie nicht, es sich wegzuwünschen. Grafische Darstellungen von Self-Haveningmethoden finden Sie unter den Abbildungen 20 bis 22.

Selbst-Havening kann in Gegenwart eines Therapeuten durchgeführt werden. Sofern der Klient keine grundsätzliche Abneigung gegenüber fremder Berührung hat (siehe Anhang G), halte ich es für besser, wenn der Therapeut den Patienten berührt, da der Unterschied zwischen Selbstberührung und der Berührung durch den Therapeuten bedeutsam sein kann.*

* Anm. d. Hrsg.: Viele Psychotherapeuten, die Tapping-Methoden anwenden, sehen die körperliche Berührung durch den Therapeuten kritisch – insbesondere wenn es sich um Patienten mit Erfahrungen von Grenzverletzungen, sexuellem und/oder emotionalem Missbrauch handelt. Vielmehr wird darauf Wert gelegt, dass die Patienten, indem sie die entsprechende körperliche Berührung selbst vornehmen, Erfahrungen von Selbstwirksamkeit machen und sich selbst und ihren Körper als Quelle von Problembewältigung erleben können, statt den Therapeuten als überlegenes Gegenüber zu sehen, vom dem die Lösung kommt. Der therapeutische Prozess kann so mehr auf einer gleichberechtigt-kooperativen Ebene stattfinden und der Therapeut kann die Berührungen und Bewegungen, die der Patient vornimmt, an sich selbst durchführen und so den Patienten begleiten. Auf diese Weise fühlt sich der Patient mit diesen möglicherweise zunächst fremd oder seltsam anmutenden Berührungen und Bewegungen nicht allein gelassen und exponiert.

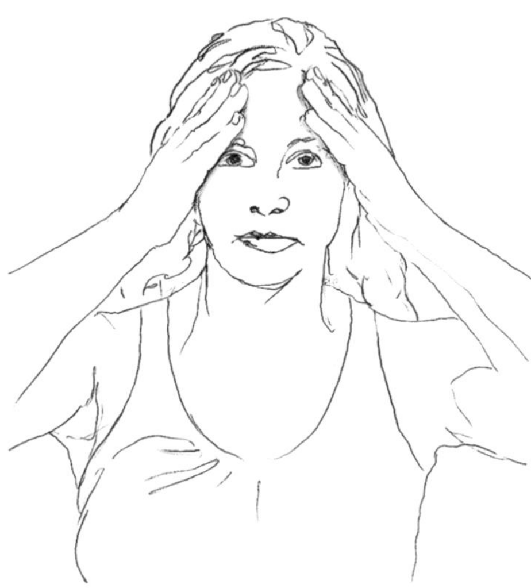

Abbildung 19: *Eine Möglichkeit des Selbst-Havenings im Gesicht (mit freundlicher Genehmigung von Ronald Ruden und Steve Lampasona)*

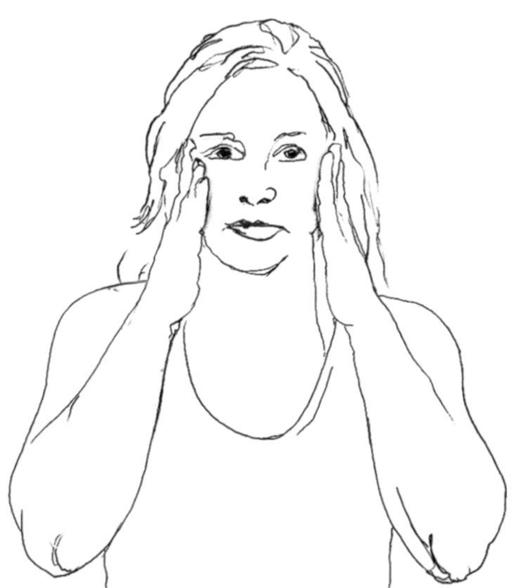

Abbildung 20: *Eine Möglichkeit des Selbst-Havenings im Gesicht (mit freundlicher Genehmigung von Ronald Ruden und Steve Lampasona)*

8.9 Post-Havening

Nach erfolgreichem Havening ist stets ein Zustand der Entspannung sichtbar. Die ins Bewusstsein gebrachte Erinnerung ist stets auf eine der nachfolgenden vier Weisen verändert:

1. Sie ist blockiert und nicht zugänglich.
2. Sie ist diffus und lückenhaft.
3. Sie wird von einer Entfernung aus betrachtet, als ob man ein losgelöster Beobachter wäre.
4. Sie ist hinsichtlich peripherer Details reichhaltiger, die Angst machende Komponente hingegen ist weniger klar oder fehlt vollständig.

Diese vier Behandlungsergebnisse stehen in direktem Zusammenhang mit einem Verlust an Norepinephrin, Depotenzierung der BLC-Leitbahn und nachfolgender Eliminierung der emotionalen Reaktion (siehe Abb. 14). Das Erinnerungsvermögen hinsichtlich des Angst machenden Erinnerungsbestandteiles wird unmittelbar aufgelöst und verringert sich im Verlauf der Zeit. Wenn wir nach erfolgreichem Havening ein Ereignis wieder aufrufen möchten, erscheint es entfernt und wenige Minuten später noch entfernter.

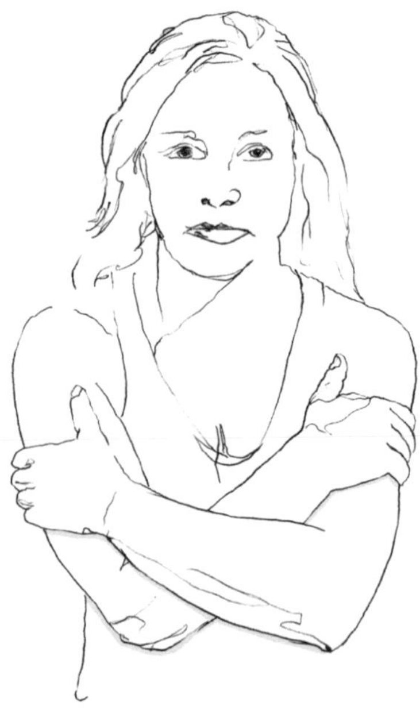

Abbildung 21: *Selbst-Havening-Umarmung (mit freundlicher Genehmigung von Ronald Ruden und Steve Lampasona)*

Die Bestandteile sind nicht mehr gekoppelt, weil die Assoziation zum UFS/unimodalen sensorischen Inhalt (die zu einer emotionalen Reaktion geführt hatte) aufgelöst worden ist. Das Entfernen des emotionalen Bestandteils erlaubt uns eine Loslösung, weswegen wir das betreffende Ereignis leidenschaftslos betrachten können. Ist schließlich das gefürchtete Objekt beseitigt, kann der Kontext des Ereignisses, der zuvor emotional überschattet war, verfügbar werden. Am Beispiel einer traumatischen Erinnerung aufgezeigt (vor der Havening-Intervention), geschieht Folgendes: Wir erinnern uns selektiv an die emotional belastenden Bestandteile. Andere Aspekte zu diesem Ereignis treten in den Hintergrund. Im Augenblick der Angst beschränken wir häufig unseren Fokus auf das Angst erzeugende Objekt. Wir erinnern uns an die Pistole, an das Messer, aber nicht unbedingt an die Umgebung – sie stehen dem Bewusstsein nicht ohne Weiteres zur Verfügung, da unser Hauptfokus dem gefürchteten Gegenstand gilt. Wird der gefürchtete Gegenstand eliminiert, können wir uns des Kontextes wieder erinnern.

Fannie kann sich entsinnen, dass die Tür offen stand, als ihr Cousin ihr mitteilte, ihr Vater sei bei einem Motorradunfall zu Tode gekommen. Erst nach der Havening-Intervention konnte sie sich erinnern, dass ihr Cousin eine rosafarbene Hose getragen hatte.

Es ist hilfreich, zusammen mit dem Klienten eine Nachbesprechung abzuhalten, bei der er befragt wird, ob er die Erinnerung abrufen kann und wie er nun sie wahrnimmt. Sowohl der Therapeut als auch der Klient werden aus dieser Frage lernen können. Unser komplexes Gehirn löst Probleme manchmal in bewundernswerter Weise. Die häufigste Lösung ist bildhaft.

Diana litt unter Panikanfällen. Bei der Arbeit war sie extrem gestresst, ein Großteil ihrer Panik war eine Folge ihres Jobs in der Abteilung für Küchenutensilien eines großen Kaufhauses. Ihr Chef hatte keine Kontrolle mehr über sich, maßregelte jeden, ohne dass es Sinn gab, was er sagte. Zu Beginn sah sie sich durch die Etage gehen, in der sie arbeitete. Das Betrachten all der Angestellten und ihres Chefs führte zu einem SUD-Wert zwischen 7 und 8. Nach der Havening-Behandlung sollte sie in ihrer Vorstellung erneut das Stockwerk besuchen. Zu ihrer Überraschung stellte sie fest, dass das gesamte Stockwerk menschenleer war.

Wenn die Erinnerung an das Ereignis immer noch eine emotionale Reaktion auslöst, ist es hilfreich, den Prozess zu wiederholen. Es ist auch ein Hinweis darauf, nach anderen Aspekten des Ereignisses oder früheren Ereignissen zu suchen, die des Havenings bedürfen.

8.10 Nachwort

Im Endeffekt erzeugt Traumatisierung einen Zustand, der sich von anderen Stressoren erzeugten Symptombildern unterscheidet. Der Zustand dauert an, solange er nicht behandelt wird. Es ist wahrscheinlich, dass jeder von uns aufgrund von bestimmten Ereignissen unter irgendeiner Art von Traumatisierung leidet. Manch einer ist schwerwiegend beeinträchtigt, andere Menschen nur geringfügig. Abhängig von weiteren Faktoren motiviert uns Traumatisierung tatsächlich manchmal, uns mehr weiterzuentwickeln, als wir dies ohne diese Erfahrung gemacht hätten. Manche Patienten haben das Gefühl, dass sie das Entfernen dieser Erinnerungen verändern wird und möchten den emotionalen Zustand bewahren, unabhängig davon, welcher Art dieser ist (siehe Anhang H). Für die meisten jedoch bedeutet Traumatisierung eine niemals enden wollende Stressbelastung.

Um diese Techniken erfolgreich anzuwenden – und sei es in einer Selbstbehandlung –, müssen Sie willens sein, ein Entdecker zu werden. Entdecken, was Sie besänftigt, herausfinden, was Ihnen Unbehagen bereitet – seien Sie mutig auf der Suche nach dem emotionalen Kern des Problems und erschaffen Sie sich danach ein Refugium.

8.11 Literatur

1. Wolpe, J. (1958). *Psychotherapy by reciprocal inhibition*. Stanford, CA: Stanford University Press.
2. Callahan, R. (1985). *The five-minute phobia cure*. Wilmington, DE: Enterprise. [Dt.: Callahan, R. (1993). *Leben ohne Phobie*. Kirchzarten: VAK Verlag]
3. Andrade, J. & Feinstein, D. (2003). *Preliminary report on the first large scale study of energy psychology*. Verfügbar unter www.emofree.com/research/andradepaper.htm [Andrade, J. & Feinstein, D. (2004). *Energy psychology. Theory, indications, evidence: Energy Psychology Interactive*. Ashland, OR: Innersource.]
4. Rainnie, D. G., Mania, I., Mascagni, F. & Shinnick-Gallaher, P. (1991). Excitatory transmission in the basolateral amygdala. *J. Neurophysiol., 66,* 986–998.
5. Kim, J., Lee, S., Park, K., Hong, I., Song, B., Son, G., Park, H., Kim, W. R., Park, E., Choe, H. K., Lee, C., Sun, W., Kim, K., Shin, K. S. & Choi, S. (2007). Amygdala depotentiation and fear extinction. *Proceedings of the National Academy of Sciences, 104* (52), 20955–20960.

9
Eine kurze Einführung in die psychosensorischen Therapien

9.1 Extrasensorische Reaktionen

Während sich dieses Buch hier auf Havening konzentriert, kann jede psychosensorische Therapie, die Berührung oder andere sensorische Stimuli beinhaltet, ebenso extrasensorische Reaktionen hervorrufen. Extrasensorische Reaktionen auf Geräusch, Geschmack, Geruch und Anblick können, genauso wie Berührung, aufregend oder beruhigend wirken, sei dies angeboren oder erlernt. Das Vorhandensein extrasensorischer Reaktionen bei sämtlichen Tierarten – es betrifft Raubtiere wie Beutetiere – weist darauf hin, dass sie einen Überlebensvorteil bieten.

Wir haben extrasensorische Reaktionen als Folge ungebetenen sensorischen Inputs definiert. Eine der bemerkenswertesten literarischen Reisen in die Auswirkungen extrasensorischen Inputs ist in Prousts Bänden *Auf der Suche nach der verlorenen Zeit*[1] festgehalten. Hierin beschreibt Proust seinen Weg, um die Ursache eines ihn aufweckenden Ereignisses zu erkunden. Es illustriert, wie ein sensorischer Queue Erinnerungen und Emotionen zurückbringen kann. Natürlich ist der sensorische Input selbst nicht der Auslöser der Reaktion. Wenn irgendeine andere Person den darin beschriebenen Tee getrunken und das kuchenähnliche Gebäck gegessen hätte, wäre deren Reaktion eine ziemlich andere gewesen als die des Protagonisten. Die Reaktion ist eine Folge unterbewusster Assoziationen. Seine Beschreibung ist deshalb wichtig, weil sie offenbart, dass zusätzlich zu den negativ konnotierten traumatischen Erinnerungen auch positiv belegte Erinnerungen aufgerufen werden können, wenn sie in entsprechender Weise angeregt werden:

> … Viele Jahre lang hatte von Combray außer dem, was der Schauplatz und das Drama meines Zubettgehens war, nichts für mich existiert, als meine Mutter an einem Wintertage, an dem ich durchfroren nach Hause kam, mir vorschlug, ich solle entgegen meiner Gewohnheit eine Tasse Tee zu mir nehmen. Ich lehnte erst ab, besann mich dann aber, ich weiß nicht warum, eines anderen. Sie ließ darauf eines jener dicken ovalen Sandtörtchen holen, die man ›Madeleine‹ nennt und die aussehen, als habe man als Form dafür die gefächerte Schale einer St.-Jakobs-Muschel benutzt. Gleich darauf führte ich, bedrückt durch den trüben Tag und die Aussicht auf den traurigen folgenden, einen Löffel Tee mit dem aufgeweichten

> kleinen Stück Madeleine darin an die Lippen. In der Sekunde nun, als dieser mit dem Kuchengeschmack gemischte Schluck Tee meinen Gaumen berührte, zuckte ich zusammen und war wie gebannt durch etwas Ungewöhnliches, das sich in mir vollzog. Ein unerhörtes Glücksgefühl, das ganz für sich allein bestand und dessen Grund mir unbekannt blieb, hatte mich durchströmt. Mit einem Schlage waren mir die Wechselfälle des Lebens gleichgültig, seine Katastrophen zu harmlosen Missgeschicken, seine Kürze zu einem bloßen Trug unsrer Sinne geworden; es vollzog sich damit in mir, was sonst die Liebe vermag, gleichzeitig aber fühlte ich mich von einer köstlichen Substanz erfüllt: oder diese Substanz war vielmehr nicht in mir, sondern ich war sie selbst. Ich hatte aufgehört mich mittelmäßig, zufallsbedingt, sterblich zu fühlen. Woher strömte diese mächtige Freude mir zu? Ich fühlte, dass sie mit dem Geschmack des Tees und des Kuchens in Verbindung stand, aber darüber hinausging und von ganz anderer Wesensart war. Woher kam sie mir? Was bedeutete sie? Wo konnte ich sie fassen? Ich trinke einen zweiten Schluck und finde nichts anderes darin als im ersten, dann einen dritten, der mir sogar etwas weniger davon schenkt als der vorige. Ich muß aufhören, denn die geheime Kraft des Trankes scheint nachzulassen. Es ist ganz offenbar, daß die Wahrheit, die ich suche, nicht in ihm ist, sondern in mir. Er hat sie dort geweckt, aber er kennt sie nicht und kann nur auf unbestimmte Zeit und mit schon schwindender Stärke seine Aussage wiederholen, die ich gleichwohl nicht zu deuten weiß und die ich wenigstens wieder von neuem aus ihm herausfragen und unverfälscht zu meiner Verfügung haben möchte, um entscheidende Erleuchtung daraus zu schöpfen. Ich setze die Tasse nieder und wende mich meinem Geiste zu. Er muß die Wahrheit finden. Doch wie? Eine schwere Ungewißheit tritt ein, so oft der Geist sich überfordert fühlt, wenn er, der Forscher, zugleich die dunkle Landschaft ist, in der er suchen soll und wo das ganze Gepäck, das er mitschleppt, keinen Wert für ihn hat. Suchen? Nicht nur das: Schaffen. Er steht vor einem Etwas, das noch nicht ist, und das doch nur er in seiner Wirklichkeit erfassen und dann in sein eigenes Licht rücken kann.*

Es existieren zwei für therapeutische Zwecke nützliche Leitbahnen, die extrasensorische Reaktionen erzeugen. Die erste ist eine intrinsische, die vom Rezeptor der jeweiligen Sinnesorgane in das Gehirn läuft und die Freisetzung neurobiochemischer Substanzen direkt beeinflusst. Die zweite Leitbahn betrifft erlernte Reaktionen.

* Anm. d. Ü.: Abschnitt zitiert aus der deutschen Übersetzung des Romans von Marcel Proust (1997): *Auf der Suche nach der verlorenen Zeit – In Swanns Welt* (S. 63f.). Aus dem Französischen übersetzt von Eva Rechel-Mertens. Frankfurt/M.: Suhrkamp Verlag.

9.2 Intrinsische und konditionierte extrasensorische Reaktionen

Die Möglichkeit der Reaktion auf bedrohliche, Angst auslösende Reize allein reicht als Verhaltensmuster zum Überleben nicht aus. Grundsätzlich müssen wir uns auch wohlfühlen können, so dass wir lachen, in Ruhe essen oder uns paaren können, ohne das Gefühl der Bedrängnis als Folge chronischer Vigilanz. Folglich muss es Reize geben, die Sicherheit kennzeichnen und uns vermitteln, dass wir derzeit nicht das Objekt des Appetits anderer sind. Die Wahrnehmung von Sicherheit vermindert die Verarbeitung von Informationen über unsere Umwelt, die Vigilanz wird verringert. Sämtliche psychosensorischen Therapien bauen auf diese Tatsache auf. Eine extrasensorische Reaktion muss uns das Gefühl geben, dass die Welt ein sicheres Refugium ist. Wie bereits zuvor erwähnt, kann das bei Herdentieren erlebt und beobachtet werden: Das beruhigende Gefühl führt bei Säugetiermüttern zur Pflege ihrer Jungen und erzeugt Bonding. Diesen Aspekt möchten wir nachfolgend untersuchen. Gibt es Reize, die diesen Zustand auf natürliche Weise bewerkstelligen, ohne ein Lernen? Die Antwort lautet: Ja. In Ruhe zu atmen, die hohlen Hände ineinander geschoben und im Schoß liegend, die Schultern hängen zu lassen und lockerer Unterkiefer sind hilfreich, um sich zu beschwichtigen und Befürchtungen zu lösen (siehe Abb. 22 und am besten probieren Sie es selbst aus). Der Geruch von Lavendel macht uns weniger ängstlich. Ordnung gibt uns das Gefühl von größerer Sicherheit. Havening, also Berührung in einem therapeutischen Setting, beruhigt uns. Solche Gefühle entstehen durch intrinsische Leitbahnen, die von Geburt an fest verschaltet sind und uns Sicherheit vermitteln.

Die andere Quelle heilender extrasensorischer Erfahrung ist eine konditionierte Reaktion, die mit einem sensorischen Reiz gekoppelt ist, z. B. der Geruch nach Hühnersuppe (wie hausgemacht) oder die Musik eines bekannten Volksliedes (wie zu Hause). In der Regel wird das Zuhause als ein sicherer Ort betrachtet.

9.3 Psychosensorische Therapie

Es existieren zwei grundsätzliche Arten psychosensorischer Therapien: Die eine ist nicht spezifisch und erzeugt eine allgemeine Verminderung der Ansprechbarkeit auf Stress. Diese Art von Therapie steigert die Resilienz, sie dient insgesamt einer Schwellenerhöhung gegenüber weiterer Traumatisierung. Die andere Therapieform ist ereignisspezifisch (eine Auflistung dieser Therapieformen ist ohne Anspruch auf Vollständigkeit im Kap. 1.5 zu finden).

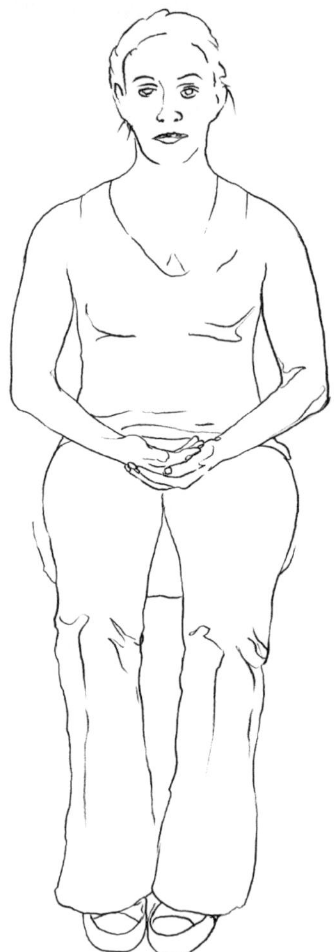

Abbildung 22: *Positurbild (mit freundlicher Genehmigung von Ronald Ruden und Steve Lampasona)*

9.4 Unspezifische psychosensorische Therapien

Es existieren viele Körper-Geist-Ansätze (somatisch, viszeral, zerebral), welche die neurobiochemischen Konzentrationen und Wirksamkeit zu verändern scheinen. Hierbei handelt es sich um unspezifische Therapieformen, die zu vorübergehenden Veränderungen unserer neuronalen Landschaft führen. Die Dauer bis zum Wirkungseintritt ist unterschiedlich, wird jedoch in geeigneten Abständen eine unspezifische psychosensorische Therapie angewendet, kann es zu langfristigen Veränderungen kommen. Diese Therapieformen sind tatsächlich Körper ⇒ Geist-Therapien, bei denen der sensorische Input das Gehirn beeinflusst ⇒ die geistige Funktionsfähigkeit.

9.5 Berührung

Berührung, so wie wir sie verstehen, hängt mit Mechanorezeptoren zusammen, die in unsere Haut eingebettet sind und keinerlei emotionale Bedeutung haben. Sie überwachen die Wahrnehmung von Schmerz, Hitze, Temperatur, Druck, Vibration und Position. Die westliche Medizin geht nicht davon aus, dass Berührung irgendetwas behandeln oder heilen kann. Die innewohnende Wirkung muss dennoch irgendeinen evolutionären Vorteil bieten. Wir nehmen an, dass zarte, wohltuende Berührung Gefühle erzeugt, die vermitteln, dass man weder allein und wehrlos ist noch im Stich gelassen wird.

Akupunktur ist Teil einer 4.000 Jahre alten Praxis und Teil der ***traditionellen chinesischen Medizin*** (TCM). Sie ist frei von intrinsischem emotionalem Wert, trotzdem führt das Setzen von Nadeln oder Anwenden von Druck entlang der Akupunkturpunkte zu starken Wirkungen auf Stimmung und Schmerzwahrnehmung. Es existieren umfassende Forschungsarbeiten über Akupunktur mit Nadeln. Sie belegen eine Erhöhung von Serotonin und Opioid-ähnlichen Substanzen, was wiederum Zufriedenheit und das Gefühl des Wohlbefindens steigert.[2]

Reiki[3] ist eine japanische Berührungstechnik zur Stressverminderung und Entspannung, die durch das Auflegen von Händen oder allein durch das Bewegen der Hände über den Körper Heilung fördert. Die Wirkung ist unspezifisch. Reiki liegt der Gedanke zugrunde, dass eine unsichtbare Lebensenergie durch uns hindurchfließt, die uns am Leben erhält. Ist sie niedrig, steigt die Wahrscheinlichkeit zu erkranken oder Stress zu empfinden. Ist sie hoch, erleben wir mehr Glück und Gesundheit. Das Wort *Reiki* besteht aus zwei japanischen Wörtern: *Rei*, was so viel wie „Gottes Weisheit oder die höhere Kraft" bedeutet, und *Ki*, was für Lebensenergie steht, d. h. Reiki ist „spirituell geleitete Lebensenergie".

Der Berührung durch Massagetherapien und Rolfing[4] (eine Art tiefer Massage) wird nachgesagt, dass sie Verspannungen im Gewebe löst und die optimale Länge von Muskeln sowie Sehnen wiederherstellt, was stressvermindernd wirkt. Wie zuvor erwähnt bewirkt Massage nachweislich eine Erhöhung des Serotonin- und Dopaminspiegels sowie eine Verminderung von Cortisol.

Es existieren viele Therapieformen, die zum Ziel der Heilung Berührung beinhalten. Therapeutische Berührung[5] ist ein zeitgemäßer Behandlungsansatz, der aus historischen Praktiken abgeleitet worden ist und durch Dora

Kunz sowie Dolores Krieger entwickelt wurde. Die Callahan Techniques – Thought Field Therapy (CT-TFT) und Emotional Freedom Techniques (EFT) – sowie viele der oben genannten Berührungstherapien basieren auf der Annahme, dass alle Wesen aus komplexen Energiefeldern bestehen und eine Veränderung des Energieflusses durch diese Felder den Heilungsprozess verbessert. Obwohl es an Evidenz zu solch einer Annahme mangelt, können diese Therapien erstaunliche Ergebnisse hervorbringen.

9.6 Positur (Positionsempfinden)/Kinästhetik

Körperhaltung und Gesichtsausdruck sind andere Bausteine unspezifischer psychosensorischer Therapien. Nehmen Sie eine entspannte Positur ein und beobachten Sie, wie dies auf Sie wirkt. Yoga[6] ist eine außergewöhnliche psychosensorische Therapie. Es gibt kein westliches Erklärungsmodell dafür, warum ein Spüren des Atems und verschiedene Körperpositionen beruhigend wirken, die Resilienz gegenüber Stress erhöhen und Zwangsverhalten vermindern können, trotzdem scheint genau dies zu geschehen. Eine Erklärung dafür ist, dass wir, wenn wir angespannt oder gestresst sind – ein allgemein übliches Problem in unserer heutigen Welt –, tendenziell flacher atmen. Worauf wird dies zurückgeführt? Die Begegnung mit einem Raubtier verursacht eine schnellere Atmung durch den Mund. Wenn wir gejagt werden, atmen wir für gewöhnlich nicht durch die Nase, weil wir über den Mund mehr Luftvolumen bewegen können. Es ist anzunehmen, dass die Nasenatmung unseren Atemrhythmus auf natürliche Art und Weise verlangsamt und unserem Gehirn rückmeldet, dass uns kein Raubtier verfolgt, wir uns also in Sicherheit befinden. Man kennt viele Yogaarten, angefangen mit einfachem Atmen und Positur-Yoga (Hatha), über heißes Yoga (Bikram) bis hin zu Kraft-Yoga (Ashtanga). All diese Yogaarten bieten vielfältige sensorische Inputs, die damit übereinstimmen, wie Menschen die Welt erfahren. Wie zuvor beschrieben, ist die Anwendung kinästhetischer Interventionen und Atemtechniken eine einfache Methode, um eine aufgeregte Person zu beruhigen: Man setzt sie auf einen Stuhl, mit beiden Füßen flach auf dem Boden, die Hände hohl ineinander geschoben in den Schoß gelegt, Schultern nach unten fallend, Unterkiefer locker und entspannt und mit langsamer Atmung durch die Nase (siehe Abb. 22). Diese Körperhaltung ist das physische Gegenteil der defensiven Wut. Es ist praktisch unmöglich, erregt zu bleiben. Interessanterweise kann Lächeln[7] als eine psychosensorische Therapie wirken. Versuchen Sie zu lächeln, wann immer Sie können. Selbst eine nach oben gerichtete Lippenbewegung kann mit der Zeit eine heilsame, Stirnrunzeln hingegen eine gegenteilige Wirkung haben.

9.7 Sehen

Die Chinesen beschreiben die Anwendung von Feng Shui[8] als das Arrangieren visueller Stimuli zur Induktion von Gelassenheit in Heim und Garten. Feng Shui funktioniert deshalb, weil ein geordnetes Hintergrundmuster die Identifizierung eines Raubtieres erleichtert. Unordnung erleichtert es einem Raubtier, sich zu verstecken. Feng Shui platziert ein Individuum derart, dass es die Welt sehen kann. Daher sind Betten oder Tische in Richtung Tür ausgerichtet. Die Fähigkeit, Unordnung zu bemerken und die Positionierung unserer Sichtlinie so zu gestalten, dass wir ein weites Sichtfeld haben, sind Dinge, die in einer einfachen Weise helfen, uns zu schützen.

Sonnenuntergänge, ein herrlicher Ausblick und ein Grand Canyon wirken beruhigend. Schönheit, die dem Auge des Betrachters entspricht, kann angenehme Gefühle auslösen. Ein lächelndes, symmetrisches Gesicht erregt Aufmerksamkeit und erzeugt ein Glücksgefühl. Interessanterweise erleben Personen nach dem Havening-Prozess Ausgeglichenheit und Wohlbefinden. Diese Reaktion ähnelt einem Phänomen, das auch Surrogatklopfen[9] genannt wird: Nach Reaktivierung der traumatischen Komponente beklopft der Therapeut seinen eigenen Körper, wovon der Klient profitiert. Diese Reaktion wird möglicherweise durch Spiegelneuronen vermittelt (siehe Anhang A). Die Untersuchung dieser außergewöhnlichen extrasensorischen Wirkung steckt noch in den Kinderschuhen.

Der Mangel an Sonnenlicht während der Wintermonate führt zu Depressionen,[10] erhöhtem Suizidrisiko und Substanzmissbrauch. Die Erhöhung der Lichtmenge hat bei Störungen, wie jahreszeitlich bedingter Depression, zu dokumentiert verbesserten Behandlungsergebnissen geführt.

9.8 Klang

Gemäß dem Glauben der alten Griechen konnten Musik und Klang in die Tiefen der Seele eindringen. Angeblich kann Musik eine wilde Bestie besänftigen. Der Klang plätschernden Wassers wirkt beruhigend. Geschwindigkeit, Rhythmus, Instrumentation, Melodie und Molltonart versus Durtonart sind einige der uns beeinflussenden Aspekte von Musik. Frühere Musikarten beinhalteten Gesang. Während dieser Gesang keinen festgelegten Rhythmus hat, sind die verwendeten Töne und die Fähigkeit zur Aufrechterhaltung des Atems für die Klangqualität des Gesangs bestimmend. Religiöse Zeremonien nutzen das Singen in der Gemeinschaft, um ein Gefühl von Sicherheit und Einheit zu erzeugen.

Für das westliche Gehör ist es schwer möglich, während der letzten Momente von Beethovens 9. Symphonie keine Erregung oder etwa Gefühle der

Entspannung beim Erklingen der Mondscheinsonate zu verspüren. Manch einer behauptet, Mozarts Musik habe therapeutische Qualitäten. Popmusik verführt uns zum Tanzen und Singen, wobei wir Freude erleben. Obwohl Musik uns nicht intelligenter macht, erhöht sie unsere Fähigkeit zur Lösung bestimmter Probleme. Möglicherweise geschieht dies durch eine unspezifische Veränderung unserer Stimmung und unseres Erregungsniveaus. Manche Wissenschaftler sind der Meinung, Musik entfalte ihre beruhigende Wirkung dadurch, dass sie anderen sensorischen Input daran hindert, auf die Sinne einzuwirken. Viele sind der Meinung, dass Musik eine bestimmte Stimmung erzeugt. Animationsmusik macht uns tendenziell fröhlicher, während uns sanfte Musik romantische Gefühle beschert.[11]

W. B. Canon[12] diskutiert andere Aspekte psychosensorischer Beobachtungen, wie die Wirkung militärischer Musik auf den Kampfgeist:

> Für die grauenvollen Absichten eines Krieges wären der Einsatz von Rohrblatt-Instrumenten* (Klarinette, Oboe) und Laute** absurd. Um Männer zum Handeln anzustacheln, bedarf es schriller Blechblas- und kreischender Perkussionsinstrumente sowie der vollen Lautstärke (...) Die Römer griffen ihre Gegner unter Beschallung von Trompeten und Hörnern an (...) Der russische General Linevitch wird folgendermaßen zitiert: „Musik ist eine der wichtigsten Munitionen der Armee."

9.9 Geschmack und Geruch

Geschmack ist eine weitere Sinneswahrnehmung, die nicht nur den Hunger stillt. Die sogenannte Nervennahrung[13] enthält in der Regel einen hohen Anteil an Kohlenhydraten bzw. Zucker. Zucker scheint die beständigste bewusstseinsverändernde Substanz zu sein, die zudem häufig Heißhunger erzeugt. Vielleicht ist dies eine Folge des Zuckers in der Muttermilch, die wir nach der Geburt bekamen. Ähnlich wie im Falle der Musik haben auch Nahrungsmittel einen kulturellen Bezug, der von Hühnersuppe über Baklava bis Schokoladenpudding reicht. Sie werden mit guten Gefühlen in Zusammenhang gebracht, mit Zuhause und mit Sicherheit. Aufgrund der extrasensorischen Komponente von Nahrung verwenden wir diese (häufig fälschlicherweise) als Medikament zur Beseitigung von Angstzuständen und Langeweile, was zu schwerwiegenden Folgen in Form von Fettsucht führen kann.

Aromatherapie[14] hat eine mäßige, aber bedeutsame Wirkung in verschiedenen Situationen. In einer Studie untersuchten Wissenschaftler ätherisches

---

* Anm. d. Ü.: Das Rohrblatt dient bei vielen Blasinstrumenten zur Erzeugung des Tons.

** Anm. d. Ü.: Zupfinstrument mit Korpus und angesetztem Hals.

Lavendel-, Rosen- und Zitronenöl hinsichtlich ihrer stress-mindernden Wirkung. Etwas überraschend war die Feststellung, dass Zitrusöle bei den untersuchten stresserzeugenden Situationen die besten Antistressaromen waren.

Es sind daher Bilder, Klang, Geruch, Geschmack, Berührung und Positur, auch Temperatur und Feuchtigkeit und andere Umweltreize untersucht worden (niedriger Atmosphärendruck wurde mit erhöhter Gewalttätigkeit in Zusammenhang gebracht)[15]. Manche Reize scheinen einen positiven Effekt zu haben. Zu klären gilt noch, über welchen Mechanismus diese nichtemotionalen sensorischen Inputs wirken und unsere Gefühle verändern. Möglicherweise gibt es noch weitere unentdeckte Messfühler in unserem Körper, die Umweltempfindungen transduzieren und damit verändern können, wie wir uns fühlen und verhalten. Zukünftige Forschungsarbeiten werden ergründen, wie und warum uns diese Inputs sowohl langfristig als auch kurzfristig beeinflussen.

9.10 Ereignisspezifische psychosensorische Therapien

Die Expositionstherapie am Tiermodell nennt man Extinktionstraining. Hierbei wird das Tier durch ein Geräusch konditioniert, mit Angst zu reagieren (konditionierter Reiz, conditioned stimulus = CS), indem der akustische Reiz mit einem Elektroschock gekoppelt wird (der Elektroschock stellt einen unkonditionierten Angstreiz dar, unconditioned fear stimulus = UFS). Später entfällt der elektrische Reiz (CS ⇒ //UFS), das Tier reagiert jedoch trotzdem mit Angst, wenn es das Geräusch hört. Nach mehreren Wiederholungen ohne Elektroschock lernt das Tier die neue Reaktion auf den konditionierten Reiz: CS ⇒ kein Schock. Forschungsarbeiten belegen, dass die ursprüngliche CS ⇒ UFS ⇒ Angstreaktionsleitbahn jedoch nicht gelöscht, sondern leicht zu reaktivieren ist. Nach einer Havening-Behandlung hingegen ist die Fähigkeit verloren gegangen, das emotionale Reaktionsmuster wieder zu erzeugen. Insofern ist das Behandlungsergebnis des Extinktionstrainings (nichtverstärkte Exposition gegenüber dem CS) gegenüber dem der psychosensorischen Therapie (beruhigende Berührung und Ablenkung nach imaginativer Exposition) unterschiedlich, was darauf hinweist, dass die Wirkmechanismen verschieden sind. Man kann annehmen, dass im Gegensatz zum Extinktionstraining bei Havening kein neues Lernen, sondern lediglich eine Eliminierung der Koppelung zwischen dem Ereignis und der Emotion stattfindet.

Eine weitere interessante Frage ergibt sich nun: Können wir diesen Prozess auch in umgekehrter Richtung verwenden, d. h. einen sensorischen Prozess mit einer Emotion koppeln und dieses Verfahren zum Nutzen des Patienten verwenden? Es gibt einen Ansatz in der konditionierten psychosensorischen Therapie, der Ankern genannt wird. Es koppelt das Gefühl einer Berührung mit einem Verlangen. Der Prozess ist einfach. Der Betreffende denkt an etwas, das er begehrt, beispielsweise Schokolade. Er wird dann angewiesen, sie eklig zu gestalten und sich vorzustellen, mit Haaren und Staub bedeckte Schokolade zu essen. Gleichzeitig drückt er den Daumen und Mittelfinger der rechten Hand gegeneinander. Dieser Vorgang koppelt den körperlichen Akt des Aneinanderpressens mit dem nun ekligen begehrten Objekt. Anschließend denkt der Betreffende an etwas Schönes und presst Daumen und Mittelfinger der anderen Hand aufeinander. Wenn Begierde (Craving) nach Schokolade aufkommt, kann eine Kombination aus Zusammendrücken von Daumen und Mittelfinger der rechten Hand, gefolgt vom Aufeinanderdrücken der linken den Suchtdruck beseitigen.

Psychosensorische Therapien sind als grundlegendes therapeutisches Gebiet bisher nur bruchstückhaft untersucht worden. Es existieren möglicherweise gemeinsame Mechanismen, durch welche die hier betrachteten Sinne uns beeinflussen. Zukünftige Forschungsarbeiten werden es uns ermöglichen, diese schlagkräftigen und gleichzeitig sicheren Techniken zur Behandlung traumabasierender Störungen und zur Resilienzerhöhung zu verwenden.

9.11 Literatur

1. Proust, M. (1919–1927). *Remembrance of things past: Swan's way: Within a budding grove* (Definitive French Pleiade ed., C. K. S. Moncrieff & T. Kilmartin, Trans., Vol. 1, pp. 48–51). New York, NY: Vintage.
2. Cabioglu, M. T. & Surucu, H. S. (2009). Acupuncture and neurophysiology. *Med. Acupuncture, 21,*13–20.
3. The Reiki Center. Verfügbar unter http://www.reiki.com. Siehe diese Seite und www.reiki.org für weitere Information [10.12.2008].
4. European Rolfing Association. Verfügbar unter http://www.rolfing.org [10.12.2008]. Siehe diese Seite für weitere Information wie auch: Field, T., Hernandez-Reif, M., Diego, M., Schanberg, S. & Kuhn, C. (2005). Cortisol decreases and serotonin and dopamine increase following massage therapy. *Int. J. Neurosci., 115,* 1397–1413.
   Field, T., Diego, M. & Hernandez-Reif, M. (2005). Massage therapy research. *Dev. Rev., 27,* 75–89.
5. Therapeutic Touch. Verfügbar unter http://www.therapeutictouch.org [10.12.2008].
6. Yang, K. (2007). A review of yoga programs for the four leading risk factors of chronic disease. *Evid. Based Complem. Alt. Med., 4,* 487–491.
   Cloud, J. (2009). How to lift your mood? Try smiling. *Time*. Verfügbar

unter http://www.time.com/time/health/0,8599,1871687,00.html/ [16.01. 2009].
7. Matsumoto, D. & Willingham, R. (2009). Spontaneous facial expressions of emotion in congenitally and non-congenitally blind individuals. *J. Personality Soc. Psychol., 96,* 1–10.
8. Wikipedia. *Feng shui*. Verfügbar unter http://en.wikipedia.org/wiki/Feng_shui [10.12.2008].
9. Kurczak, R. (2010). *How to do intentional (or surrogate) EFT. A four part series*. Verfügbar unter http://emofree.com/Articles2/International-tapping-series.htm [12.01.2010].
10. *Seasonal affective disorder.* Verfügbar unter http://www.nlm.nih.gov/medlineplus.seasonalaffectivedisorder.htm/ [19.12.2008].
11. *Music therapy*. Verfügbar unter http://www.nccata.org/music_therapy.htm [19.12.2008].
12. Canon, W. B. (1929). *Bodily changes in pain, hunger, fear and rage*. New York, NY: Harper Torchbooks.
13. Wikipedia. *Comfort food*. Verfügbar unter http://en.wikipedia/wiki/Comfort_Food/ [19.12.2008].
14. Fellows, D., Barnes, K. & Wilkinson, S. (2004). Aromatherapy and massage for symptom relief in patients with cancer. *Cochrane Database Syst. Rev., 2,* CD00287.
15. Schory, T. J., Piecznaki, N., Nair, S. & El-Mallakh, R. S. (2003). Barometric pressure, emergency psychiatric visits and violent acts. *Can. J. Psychiatry, 48,* 624–627.

10
Traumata und deren Behandlung: Patientenberichte

Die Schilderungen dieses Kapitels wurden von Patienten verfasst. Sie hatten Havening-Behandlungen erhalten und ihr Einverständnis zur Publikation der Fallberichte erteilt. Die dokumentierten Fälle werden ohne Diskussion präsentiert. Sie sollen die Vielzahl behandelbarer Probleme als mögliche Folge von Traumatisierung illustrieren. Verbunden ist damit die Hoffnung, dass diese Patientengeschichten die Suche nach den traumatischen Ursachen rätselhafter Probleme anregen.

10.1 Verlust eines Angehörigen (I)

In der Geschichte der Witwe aus Kapitel 5 haben wir uns entschieden, das grauenvolle Gefühl beim ersten Telefonanruf per Havening zu behandeln sowie die Wut und Frustration in Zusammenhang mit der Fahrt zum Krankenhaus und dem Blick des Arztes.

Es gibt gar nicht genug Worte, um meine tiefe Dankbarkeit für diesen verblüffenden Frieden und die Ruhe, die in mein gesamtes Wesen wieder eingekehrt ist, zum Ausdruck zu bringen. Gestern Nacht, als ich Ihre Praxis verlassen habe, fühlte ich mich euphorisch und beruhigt zugleich. Ich sagte zu Arnold, dass Sie mich irgendwie unter Drogen gesetzt haben müssen. Ich dachte sogar, Sie hätten jedes Mal, wenn Sie mein Gesicht berührten und ich tief atmete, etwas in Ihrer Hand gehabt. Ich bin dermaßen verwundert und völlig überwältigt über diese augenblickliche Befreiung aus jenem schrecklichen Gefängnis, in dem ich mich drei Jahre lang befunden habe.

Als wir Ihre Praxis verlassen hatten, sind wir über die Straße gegangen, um zur Parkgarage zu gelangen. In dem Moment sind eine Alarmanlage und ein Blinklicht losgegangen. Ich bin nicht einmal zusammengezuckt. Normalerweise hätte ich einen „Adrenalinkick" gehabt – so nenne ich es, was wohl einem Cortisolstoß aus der Magengrube entspricht. Ich hätte mich extrem ängstlich und wachsam dadurch gefühlt. Ich hatte aber nichts Derartiges, ich habe den Alarm zwar gehört, aber nicht gefühlt. Das Gleiche beim Heimfahren. Mindestens zwei Stunden lang steckten wir im Stau von New York City. Nun musste ich Arnold darauf hinweisen, dass er sich beruhigen kann, dass alles in Ordnung ist, dass es sich nur um Straßenverkehr handelt – der Stau hat mich nicht im Geringsten gestört. Hätte ich Ihre Behandlung zuvor nicht gehabt, ich hätte getobt, geflucht und wäre total wütend geworden. Ich bin dermaßen überrascht! Auf dem heutigen Rückweg nach Hause habe ich Krankenwagen und Sirenen gehört. Es passierte genau dasselbe: Ich hörte sie, aber ich fühlte dabei nichts! Wenn ich versuche, die Ereignisse ins Gedächtnis zu bringen, sind sie durcheinandergewürfelt, aber ich spüre sie nicht mehr. So weit meine Erfahrung am ersten Tag. Ich kann die Dinge hören und sehen, bin aber nicht mehr körperlich oder in irgendeiner anderen unangenehmen Weise darin verwickelt. Sie haben mir meinen Frieden zurückgegeben, ich bin so überaus dankbar und bete, es möge so bleiben.

Drei Tage später schreibt sie: „Ich bin jetzt wirklich auf dem Weg der Besserung."

10.2 Verlust eines Angehörigen (II)

Direkt nachdem er im Krankenhaus verstorben ist, hat mich ein ganz besonderes inneres Bild meines Vaters verfolgt. Ich habe von diesem Bild geträumt und allein der Gedanke daran hat mir die Tränen in die Augen getrieben. Ich habe aus freien Stücken an der Havening-Übung teilgenommen. Ich freue mich sagen zu können, dass die Deutlichkeit des Bildes verblasst ist. Auch wenn ich es mir manchmal vorstelle, taucht es nicht häufig in meinen Träumen auf, es löst auch keine starken Emotionen mehr aus. Ehrlich gesagt, ist mir nie der Gedanke gekommen, ich könnte unter einem posttraumatischen Syndrom leiden. Ich kann mich an den eigentlichen Grund meines Praxisbesuches an jenem Tag nicht mehr erinnern, aber ich weiß, dass er mir viele friedvolle Nächte beschert hat.

10.3 11. September 2001

Seit dem 11. September 2001 litt ich unter extremer Angst und hatte Schlafstörungen. Jede Nacht lag ich wach und beobachtete durch mein Schlafzimmerfenster, wie die Flugzeuge den Hudson River entlangflogen. Jedes Mal, wenn eines in einer Flugbahn lag, die ich für zu niedrig hielt, sprang ich aus dem Bett, hastete ins Wohnzimmer und verfolgte das Flugzeug weiter, um abzuschätzen, ob ich meine Familie aufwecken müsste, um schnell zu fliehen. Ich dachte, dass eines dieser Flugzeuge sicherlich irgendwann einmal direkt in unser Gebäude fliegen würde. Ich habe dieses Ereignis visualisiert und den schrecklichen Moment immer wieder im Geiste durchlebt.

Obwohl ich durch das Ereignis vom 11. September längst nicht so belastet war wie andere Menschen, war doch nichts mehr wie früher. Ich habe mir niemals professionelle Hilfe gesucht, weil ich der Meinung war, dass diese unzähligen Therapiestunden nichts bringen, meine Ängste oder den Stress nicht mindern würden, wohl aber den Inhalt meiner Geldbörse. Als Sie mir Ihre Hilfe anboten, war mir noch nicht klar, welche Auswirkung dieser schreckliche Tag auf mich hatte. Ich konnte mir auch nicht vorstellen, wie sehr sich mein Leben durch die Behandlung verändern würde.

Ich bin mir nicht sicher, ob ich Ihre Behandlungsweise verstanden habe oder gar die wissenschaftliche Erklärung dazu, aber Sie haben es geschafft, dass die Flugzeugbilder aufgehört haben. Außerdem haben Sie eine große Veränderung in meinem Leben bewirkt. Nach Ihrer Behandlung haben Sie das vielleicht an meinem Gesichtsausdruck bemerkt. Ich habe mich gefühlt, als sei eine schreckliche Belastung abgefallen. Nachdem ich Ihre Praxis verlassen hatte, ging ich nach Hause, ich betrachtete meine schöne Frau und meine entzückende Tochter, verbrachte einen wunderbaren Abend mit ihnen, ging um elf ins Bett und erlebte den besten Schlaf seit dem 10. September. Die Flugzeuge waren nie mehr ein Problem.

Zum ersten Mal seit diesem Tag kann ich sagen, dass ich wirklich glücklich bin. Ich weiß nicht, ob ich zu naiv bin zu glauben, dass meine Familie und ich jetzt in Sicherheit sind, aber das ist mir gleichgültig. Wichtig ist, dass ich das Leben jetzt wieder in seiner ganzen Fülle genießen kann.

10.4 Medizinisches Trauma

Nochmals vielen Dank für die Havening-Behandlung. Meine Brustkrebsdiagnose hat mich schwer getroffen. Körperlich fühlte ich mich gut, aber der letzte Termin mit dem Chirurgen ging mir nicht aus dem Kopf. Das Einzige, woran ich dachte, war ein Rückfall. Meine Stimmung schwankte zwischen Angst und Depression. Ich hatte das Wochenende heulend im Bett verbracht. Ich habe mich sogar am Freitag, bevor ich Sie konsultiert habe, in der Arbeit krank gemeldet, weil meine Augen vom vielen Weinen zugeschwollen waren.

Als ich Sie besuchte, lag mein Blutdruck bei 150/100. Mein Puls fühlte sich an, als würde das Herz durch meine Brust hindurchschlagen. Als Sie mich gebeten haben, den Arzttermin zu visualisieren, fing ich unmittelbar an zu weinen.

Nachdem Sie mich behandelt hatten, geschah etwas Erstaunliches: Ich konnte den Arzttermin nicht einmal mehr visualisieren. Ich kann es immer noch nicht. Mein Blutdruck hat sich normalisiert, und nach langer Zeit fühle ich mich zum ersten Mal beruhigt. Als Sie mir sagten, meine Angst sei nun für immer vorbei, konnte ich das kaum glauben, aber bis jetzt, toi, toi, toi, ist es so geblieben!

10.5 Sprechen in der Öffentlichkeit

Als Sie mir vor etwa einem Jahr gezeigt haben, wie Ihr Havening-Verfahren meine Angst vor dem Halten einer Rede heilen könnte, hat sich das Gesetz der unerwarteten Folgen manifestiert. Ich habe ganz angstfrei und spät im Leben eine berufliche Tätigkeit als öffentlicher Redner begonnen. Meine Ansprachen sind an große wie kleine Zuhörergruppen gerichtet. Sie betreffen eine Vielzahl an Themen und finden an verschiedenen Veranstaltungsorten statt.

Aber aufgrund „remembrance of things past" [„Auf der Suche nach der verlorenen Zeit" von Marcel Proust] habe ich befürchtet, dass die Wirksamkeit der Behandlung inmitten einer Rede verblassen könnte – wie der Akku meines Mobiltelefons während eines Telefongesprächs. Deshalb wende ich kurz, bevor ich das Podium betrete, ein Verstärkungsritual an. Ich beklopfe meine linke Hand mehrmals mit der rechten, dann die rechte mit der linken, ich beklopfe das Schlüsselbein auf beiden Seiten und dann meine Stirn und rolle meine Augen in Richtung Decke. Anschließend rezitiere ich vor einer erstaunten Zuhörerschaft das Alphabet rückwärts und summe „Happy Birthday".

Allgemein meinte man, ich litte unter der Huntington-Krankheit oder vollzöge ein religiöses Ritual, so ähnlich, wie wenn man sich bekreuzigt, bevor man ein Feldtor* schießen will, oder hätte eine allergische Reaktion auf das schreckliche Essen, das man auf Vortragsreisen bekommt.

Die Behandlung funktioniert und hat einen zusätzlichen Nutzen: Das Verstärkungsritual ist meine (einzige) körperliche Betätigung.

10.6 Angst vor Schlangen

Danke für Ihre Hilfe, durch die ich meine Schlangenangst bewältigte. Obwohl ich immer noch nicht verstanden habe, *wie* es wirkt, weiß ich, *dass* es wirkt. Der wiederkehrende Traum, den ich seit meiner Kindheit zwei Mal wöchentlich erlebte, ist seit Ihrer Behandlung nicht mehr aufgetreten. Welch eine Wohltat, nicht mehr zwei, drei Mal pro Woche aufzuwachen und ängstlich unter dem Bett und zwischen den Decken nach Schlangen suchen zu müssen, um weiterschlafen zu können.

Ich reagiere auch nicht mehr auf Fotos von Schlangen oder Schlangen in Fernsehshows bzw. Filmen, wie dies früher der Fall war. Das ging sogar so weit, dass ich aus dem Kino rannte und ein Kind zurückließ, als eine Schlan-

* Anm. d. Ü.: Ein Feldtor (Field Goal) ist das Tor des amerikanischen Fußballs (American Football) oder Rugby.

ge auf der Leinwand erschien. Ich kam gar nicht auf den Gedanken, dass ich ein sechs Jahre altes Kind alleine ließ, bis ich das Foyer erreicht hatte.

Wenn ich früher im Fernsehen eine Schlange sah, musste ich, je nachdem, wo ich mich gerade befand, unter dem Sessel, hinter mir, unter den Bettdecken oder dem Bett nachsehen. So irrational das auch sein mag, ich konnte mich nicht mehr wohlfühlen, solange ich mich nicht vergewissert hatte, dass sich keine Schlange im Raum befindet. Jetzt habe ich diese Angst nicht mehr. Ich wende mich ab, wenn ich das Bild einer Schlange sehe, aber nur, weil ich sie scheußlich finde – ich fühle nicht mehr die Angst, die ich früher empfunden habe. Es ist, als ob aus einem 3-D-Bild lediglich ein Foto geworden wäre, das jetzt nicht mehr bedrohlich wirkt.

10.7 Trauer lösen

Seit dem Besuch letzten Donnerstag, als Sie diese Prozedur zur Verringerung meines Kummers bei mir angewendet haben, fühle ich mich zunehmend leichter und weniger traurig, wenn ich über den Tod meines Partners nachdenke.

Ich habe bemerkt, dass ich am Tag viel häufiger an ihn dachte, als vor meinem Besuch bei Ihnen – das betrachte ich als interessanten Ausgleich für das verminderte Trauergefühl. Ich danke Ihnen für die „erträgliche Leichtigkeit des Seins".

10.8 PTBS

Ich wollte Sie lediglich wissen lassen, dass sich am (vergangenen) Wochenende zwei Dinge ereignet haben, die früher bestimmt eine emotionale Reaktion auf das erzeugt hätten, was meinem Vater passiert ist und bei mir die PTBS ausgelöst hat – aber nichts geschah! Ich habe darüber gesprochen und bin weder ängstlich noch traurig geworden. Ich habe auch eine Kettensäge gehört, dies war für mich immer ein Auslöser, weil mein Vater einen Baum mit einer Kettensäge fällte, als ich zu sehen meinte, wie er zu Tode gedrückt wird.

10.9 Rückenschmerzen (I)

Was dieses Voodoo-Schamanen-Juju-Zeug betrifft, das Sie für meinen Rücken angewendet haben – obwohl ich immer noch mit Schmerzthemen zu tun habe –, so ist die Rückkoppelungsschleife aufgelöst, durch die Schmerz zu Stress führte, was wiederum mehr Schmerz bewirkte usw. Das Beste daran ist, dass ich mich ohne Angst klar auf den Schmerz konzentrieren kann, so dass ich in der Lage bin, Dinge zur Schmerzerleichterung durchzuführen, z. B. Dehnungsübungen oder das bisschen Yoga, das ich kenne, und es so unter Kontrolle halten kann. Zuvor hinderte mich die Panikreaktion daran, ein bisschen Muskeldehnung zu riskieren, aus Angst davor, irgendetwas könnte „krachen".

10.10 Rückenschmerzen (II)

Vor einer Woche kam ich mit schweren Rückenschmerzen in Ihre Praxis. Es fiel mir extrem schwer, mich zu bücken oder vornüberzubeugen und danach wieder aufrecht zu stehen. Das ging nur, indem ich mich an Gegenständen festhielt, z. B. an Stühlen, Tischen etc. Ich kämpfte damit mehr als ein Jahr lang, ich habe Physiotherapeuten konsultiert, Medikamente eingenommen und mir sogar eine schmerzlindernde Pumpe in den Rücken implantieren lassen. Seit meinem Besuch bei Ihnen kann ich mich mittlerweile bücken, vornüberbeugen und gerade stehen, ohne mich an irgendetwas festhalten zu müssen; was noch wichtiger ist, ich bin dabei schmerzfrei! Wie Sie wissen, hatte ich als Folge des schweren chirurgischen Eingriffs vor eineinhalb Jahren auch Angst vor öffentlichen Verkehrsmitteln. Heute macht es mir nichts mehr aus, ich benütze sie wie jeder andere auch und denke gar nicht mehr darüber nach.

10.11 Ein Grillhähnchen für alle Fälle

Meine Großmutter hatte immer ein Hähnchen in ihrer Handtasche. Es war ein gegrilltes, das anschließend vorsichtig in Alufolie verpackt wurde, so dass nichts auslaufen konnte. Ich habe ein klares Bild von Omas schwarzer Handtasche mit dem goldenen Verschluss zum Öffnen – auf dem Spielplatz, am Strand, im Schuhgeschäft bei Best & Co .... und darin lag das Grillhähnchen in Alufolie. Sie hatte auch Obst dabei, ein paar Schokosplitterkekse sowie kleine Lutschbonbons mit Kaffeegeschmack. Ich nehme an, dass sie auch andere Dinge in der Tasche verstaute, z. B. Bargeld, Schlüssel und Make-up, aber das habe ich niemals bemerkt. Ich kann mich nur an das Essen erinnern.

Meine Oma war 14, als ihre Familie aus Ungarn auswanderte. Ich habe keine Ahnung, wen sie dort zurückließen, wie schrecklich ihre Lebensbedingungen waren oder wieviele Freunde und Verwandte sie letztendlich im Holocaust verloren haben.

Meine Mutter verließ Oma mit 16 für immer, um Tänzerin zu werden, weswegen sie auch niemals Kochen gelernt hat. Als Erwachsene habe ich versucht, Oma nachzueifern, so gut ich konnte. Als ich 40 wurde, war ich die vielbeschäftigte Mutter dreier Buben mit einem Minivan, der mit Lebensmitteln gefüllt war. Anfangs handelte es sich dabei um Cheerios* in kleinen Beuteln und Saft-Trinkpäckchen, danach waren es Snacks, wie z. B. Popkorn und geschälte Äpfel, vielleicht mal ein Stück Pizza.

Jahrelang auf alles vorbereitet zu sein, bedeutete, dass ich das Haus niemals verließ, ohne Lebensmittel im Auto oder in der Tasche mitzuführen. Vielleicht ist mir niemals klar geworden, dass das Essen auch für mich gedacht war, denn es war nicht in Alufolie eingepackt. Als die Kinder größer wurden, wollten sie nur noch Geld für die Snack-Automaten in der Schule, aber ich stellte fest, dass ich immer noch Essbares mitnahm. Die Art der Lebensmittel hat sich etwas geändert: Für mich nahm ich zum Frühstück einen Vorrat an Kleie-Muffins, Powerriegeln, geschälten Äpfeln, Käse-Sticks und Mentos für Zwischendurch mit. Somit war ich für eine lange Reise gerüstet.

Natürlich blieben schließlich die Folgen dieser Auto-Essvorräte nicht aus und ich brauchte wegen meines Übergewichts professionelle Hilfe. Ich verließ das Haus niemals ohne Nahrung. Als ich dies mit Dr. Ruden besprach, meinte er: „Lassen Sie uns etwas ausprobieren.“ Die Behandlung war sanft, er klopfte und rieb Punkte auf meinem Gesicht, er ließ mich eine Melodie summen, rückwärts zählen und meine Augen bewegen. Die angstvollen Gedanken, das Haus ohne Lebensmittel verlassen zu müssen, schienen zu schwinden. Die Behandlungssequenz wurde mehrmals wiederholt. Was mein Leben betrifft, fühle ich mich insgesamt ruhiger und definitv entspannter, was das Essen angeht.

Ich habe sogar begonnen – jawohl – das Haus ohne Essen zu verlassen. Ich habe das klare Gefühl, dass ich entweder Essen kaufen kann, egal wo ich bin, oder dass ich damit zurechtkomme, eine Weile hungrig zu sein, bevor ich nach Hause zurückkehre. Ich bin mittlerweile mit einer kleinen Handtasche unterwegs und habe die zähen letzten 10 Pfund** verloren!

10.12 Klaustrophobie und Aufzüge

Ich habe ein Unbehagen in meinem Magen gespürt, als ich mich den Fahrstuhltüren näherte. Ich konnte nicht klar unterscheiden, ob ich Angst hatte oder ob ich einfach nur aufgeregt war, weil ich die Behandlung testen wollte, die Sie an mir durchgeführt hatten. Als ich den Fahrstuhl betrat, hörte das Magengrummeln auf und einen Augenblick lang unterhielt ich mich mit meinem Mann, während ich nicht einmal bemerkte, dass ich mich bereits in dem ge-

* Anm. d. Ü.: Cheerios®: Markenname einer amerikanischen Frühstückscerealie aus Hafer und in Ringform.

** Anm. d. Ü.: Pfund als angloamerikanische Maßeinheit: 2,2 pounds entsprechen etwa 1 kg.

fürchteten Aufzug befand. Als wir uns unserem Stockwerk näherten, habe ich allerdings nach oben geschaut und nichts gespürt! Nicht einmal ein bisschen Unbehagen. Ich hatte fast das Gefühl, dass irgendetwas an dieser Fahrt gefehlt hatte (stellen Sie sich das vor!).

10.13 Ratten

Jahrelang hatte ich eine schreckliche Angst vor Nagetieren; das ging so weit, dass ich furchtbare Albträume erlebte. Üblicherweise wachte ich schweißgebadet und weinend auf. Eines Tages wurde meine Angst Realität! Ich kam nach Hause und entdeckte ein kleines umherhuschendes Vieh. Ich reagierte sofort hysterisch und rannte aus meiner Wohnung. Meine Angst war dermaßen gravierend, dass ich nicht mehr nach Hause zurück konnte.

Nach zwei Sitzungen mit Ihnen konnte ich nicht nur wieder nach Hause zurückkehren, sondern war auch ziemlich stolz darauf, dass ich mich meinem buchstäblich schlimmsten Albtraum hatte stellen können. Ich habe seit unserer Arbeit nie mehr einen Traum dieser Art gehabt.

10.14 Angst davor, zu stürzen

Ich stürzte einen Treppenlauf hinunter – eine alte viktorianische Treppe mit metallenen Teppichklammern – und zerfetzte mir mein halbes Bein. Glücklicherweise konnte es erhalten werden, aber mit Komplikationen. Seit diesem Unfall reagiere ich sehr empfindlich, wenn andere zu verunglücken drohen, etwa wenn jemand stolpert. Ich selbst halte mich beim Abwärtsgehen am Treppengeländer sehr fest und achte dabei auf jeden einzelnen Schritt. Vor meinem Unfall hatte ich damit weder große Schwierigkeiten noch Angst, aber die Realität hat mich eingeholt. Zwei Wochen nach Ihrer Behandlung war ich sehr in Eile und lief eine Treppe hinab. Ich bemerkte, dass ich sie hinunterrannte, ohne mich am Geländer festzuhalten. Auf halbem Weg hielt ich an und dachte an Ihre Therapie und wie Sie zum Schluss sagten: „Wegen Ihres Unfalls werden Sie keine Angst mehr haben." Ich lachte laut auf und hüpfte die restliche Treppe, ohne mich festzuhalten, hinunter. Als ich unten ankam, sprang ich von der letzten Stufe wie ein kleines Kind. Welch eine Erleichterung … Freiheit!

10.15 Verstopfte Nase

Ich hatte Sie gebeten, mich wegen des chronisch verstopften linken Nasenlochs an einen HNO-Arzt zu überweisen. Sie fragten mich danach, seit wann dieses Problem auftrat. Ich erzählte Ihnen von dem Ereignis, als ich meine Nase an einem Zaun verletzte, weil ich voller Angst aus einem Wald rannte.

Dann sollte ich das Ereignis ins Bewusstsein bringen, sanfte Berührungen durchführen und ein bisschen summen und zählen. Nachdem Sie mit Ihrer Behandlung fertig waren, konnte ich es nicht glauben: Die verstopfte Nase war nach sieben Jahren wieder frei!

Anhang

Anhang A: Berührungsfreies Havening*

Erlauben es die Klienten, sind bei der Behandlung gelegentlich Beobachter anwesend. In der Regel sind sie hinter dem Klienten positioniert und können von dort aus die Durchführung der Therapie miterleben. Es ist mir aufgefallen, dass sich aufmerksame Beobachter nach dem Ende der Behandlung ausnahmslos beruhigt fühlten. Sie haben sich einfach durch das Miterleben der Therapie entspannt, ohne dass ich sie jemals berührt hätte. Zunächst war dies sehr verwirrend, denn ich hatte angenommen, dass gerade die Berührung für das Havening-Behandlungsergebnis entscheidend ist. Wie konnte man getröstet werden und die Erfahrung der Ruhe und Entspannung machen, ohne dabei körperlich berührt zu werden?

Spiegelneuronen

Die Antwort dürfte in einer Gruppe von Neuronen liegen, die Spiegelneuronen genannt werden. Eine italienische Forschergruppe[1] hat sie erstmals beschrieben. Sie untersuchten die Reaktion des Gehirns auf die visuelle Beobachtung einer Tätigkeit, die ein anderer ausübt. Die Forscher waren sehr erstaunt, als sie entdeckten, dass sowohl die Tätigkeit selbst als auch ihr Beobachten ähnliche Neuronen aktivierte. Wie ist dies möglich? Die Wissenschaftler nahmen an, dass diese Spiegelneuronen eine wichtige Rolle beim Lernen durch Nachahmung spielen.

Viele Weltklasseathleten trainieren, indem sie aufmerksam auf sich selbst beim Durchführen der Übung achten. Einige Wissenschaftler haben Klienten untersucht, die andere sowohl beim Erleben von Emotionen beobachteten als auch wenn sie diese Emotionen selbst fühlten. Auch hier stellten sie fest, dass in beiden Fällen dieselben Neuronengruppen aktiv waren. Dies, so wird angenommen, ist die Quelle der Empathie: Zu fühlen, was andere fühlen, wenn man sie beobachtet. Sprach- und andere Lernprozesse scheinen sich auch des Spiegelneuronensystems zu bedienen. Fehlentwicklungen dieses Systems ist nach Meinung einiger Wissenschaftler die Ursache von Autismus.

Die durch Spiegelneuronen vermittelten Funktionen hängen von der Anatomie und den physiologischen Eigenschaften der Leitbahn ab, in denen sich

---

* siehe Kap. 2.6, S. 40

diese Neuronen befinden. Bei den anfänglichen Forschungsarbeiten über Spiegelneuronen wurde das motorische Verhalten untersucht; man stellte Aktivierung in den Leitbahnen fest, die einen Bezug zur Motorik haben. In späteren Studien wurde festgestellt, dass die Exposition gegenüber ekelhaften Geruchstoffen und die Betrachtung von Filmclips, in denen Personen mit einem Gesichtsausdruck des Ekels zu sehen waren, ähnliche Leitbahnen aktivierte. Es existieren bereits Daten[2] zu selbst erlebtem sensorischen Schmerz im Vergleich zu dem erfahrenen Schmerz einer Person, die dem Beobachter nahesteht. Zusammengefasst kann man sagen, dass sowohl die durch Gedanken als auch die durch extrinsische Stimuli erzeugten Emotionen über die gleichen Schaltkreise aktiviert werden.[3] Beobachtet man jemanden, der „havened" wird, sollte es daher nicht überraschen, eine ähnliche Reaktion zu erleben wie die beim aktuell behandelten Klienten. Dies ist von Interesse, da man eine audiovisuelle Dokumentation zu Havening therapeutisch nutzen könnte, indem die Zuschauer ihr Problem aktivieren, während sie den Film ansehen.

Literatur

1. Rizzolatti, G. & Craighero, L. (2004). The mirror neuron system. *Annu. Rev. Neurosci, 27,* 169–192.
2. Saarela, M. V., Hlushcuk, Y., Williams, A. C., Schurmann, M., Dalso, E. & Hari, R. (2007). The compassionate brain: Humans detect intensity of pain from another's face. *Cereb. Cortex, 17,* 230–237.
3. Gallese, V., Keysers, C. & Rizzolatti, G. (2004). A unifying view of the basis of social cognition. *Trends Cognitive Neurosci., 8,* 396–403. Verfügbar unter http://www.scholarpedia.org/article/Mirror_neurons [15.06. 2012].

Anhang B: Resilienz fördern*

Während ein Mensch durch ein bestimmtes Ereignis traumatisiert wird, bleibt ein anderer unversehrt. Wie bereits erklärt, müssen vier Bedingungen erfüllt sein, damit ein Ereignis traumatisierend wirkt. Eine davon ist eine entsprechende neuronale Landschaft des Gehirns. Zunächst müssen wir den Begriff ***psychische Resilienz*** definieren. Einfach ausgedrückt ist sie die Fähigkeit einer Landschaft, gegenüber Veränderung resistent zu sein oder aber rasch wieder zu einem Pegel zurückkehren zu können, der nicht die Bedingungen für Traumatisierung erfüllt. Resilienz erhöht somit die Schwelle gegenüber Traumatisierung. Wie kann man das erreichen?

Andere zu befragen, wie sie sich von einem Trauma erholt haben, kann hilfreich sein. Das gibt einem Gelegenheit zu erfahren, wie andere Menschen Lösungen für belastende Erlebnisse gefunden haben; dieser Lernprozess erhöht den Glauben in die Fähigkeit, eigene Probleme zu lösen. Wenn wir diese Fertigkeiten ausbauen, können wir die Dinge besser handhaben. Wir vermindern das Risiko einer Traumatisierung allein durch den Glauben daran, selbst wenn das Problem momentan nicht lösbar ist. Solche Fähigkeiten beinhalten kommunikative Kompetenz, Problemlösungstechniken, Vorausschau (die Fähigkeit zu planen) und Ressourcenmanagement. Das Ziel eines solchen Prozesses – das, was wir erreichen wollen – ist eine modulierte Reaktion auf eine emotional intensive Situation. Wie jede Fähigkeit verlangt auch diese Übung. Erstaunlicherweise wird in Schulen darüber nichts gelehrt. Manche Menschen sind anfälliger gegenüber Traumatisierung als andere. Jeder von uns kann jedoch die eigene Resilienz durch Üben verbessern. In Dr. Tony Newmans Buch *Promoting Resilience: A Review of Effective Strategies for Childcare Services* [*„Eine Übersicht wirksamer Strategien in der Kinderbetreuung“*] findet man eine Anleitung zur Resilienzförderung. Eine Inhaltsübersicht kann unter http://www.barnardos.org.uk/resources/researchpublications/documents/RESILSUM.PDF [18.06.2012] heruntergeladen werden.

Neben einem formellen Unterricht können auch unspezifische Ansätze genutzt werden, z. B. Yoga und Meditation. Techniken, die den Stresshormonspiegel vermindern, erhöhen die Traumatisierungsschwelle. Sich fit zu halten, ist hierfür ein gutes Beispiel; es löst den Stress aus einem Körper, der nicht in Form ist. Körperliche Betätigung, angemessener Schlaf, ausgewogene Er-

* siehe Kap. 5.7, S. 76

nährung und liebevolle Beziehungen sind Aspekte, die zur Beseitigung und Vermeidung von Stress beitragen, ebenso wie nach einer geleisteten (und leistbaren!) Arbeit auch eine angemessene Belohnung wichtig ist.

Ein wenig gebräuchlicher Ansatz, der durch Naturvölker entwickelt wurde, verwendet Totemfiguren, um einen Menschen zu unterstützen. Sicherlich nicht für jeden geeignet, geht es hierbei, ein lebendes Objekt zu finden, wie ein Tier oder eine Pflanze. Diese Lebewesen sollten einige Eigenschaften enthalten, die bereits Teil von uns sind, aber auch Attribute besitzen, die man gerne erlangen möchte. Jemand findet beispielsweise, dass die Schönheit, Gewandtheit und Geschicklichkeit eines Kolibris zu ihm passen. Weitere Totems können ein Affe sein, der seine Horde per Grooming [Fellpflege] pflegt, bei dem er ebenso gepflegt wird, oder die Loyalität von Pinguinen, das rasche Wachstum einer Rebe oder die Kraft eines religiösen Symbols usw. Im Rahmen einer Therapie habe ich aufgeschlossene Patienten gebeten, ein Totem auszuwählen. Eine Patientin suchte sich einen Grashalm aus. Als ich sie fragte, weshalb sie sich ihn als ihr Totem ausgewählt hatte, erklärte sie: „Jedes Mal, nachdem der Halm nach unten gedrückt wird, richtet er sich wieder auf." Schreiben wir diesen Totems besondere Kräfte zu und setzen wir sie zu unserem eigenen Gebrauch ein, kann dies zur Verbesserung von Resilienz sehr nützlich sein.

Carl C. Bell stellt einige Charakteristika der Resilienz in seinem Artikel *Cultivating Resiliency in Youth* [*„Resilienz in der Jugend kultivieren"*] dar (www.giftfromwithin.org/html/cultivat.html [18.06.2012]). Er beschreibt Persönlichkeitszüge, Fähigkeiten, Eigenschaften und spirituelle Ansätze, die Resilienz verstärken:

- Neugierde und intellektuelle Beherrschung
- Mitgefühl bei gleichzeitiger Losgelöstheit
- Die Fähigkeit, Dinge in Begrifflichkeiten zu fassen
- Die Überzeugung, ein Recht auf das eigene Überleben zu haben
- Die Fähigkeit, Bilder des Guten zu evozieren und Werte aufrechtzuerhalten
- Mit seinen eigenen Gefühlen in Verbindung zu sein
- Ein Ziel zu haben
- Über Anziehungskraft zu verfügen und Unterstützung in Anspruch nehmen zu können
- Das Bedürfnis und die Fähigkeit, anderen zu helfen
- Ressourcenfülle
- Das Gefühl, ein wahres Ich zu haben
- „Kokoro" (Herz) zu entwickeln, Kampfgeist
- Über ein Totem zu verfügen

William Osler, der Begründer der Johns Hopkins Medical School, zeigte in seiner Ansprache an die ersten Absolventen seiner Schule einen Weg auf, Resilienz zu entwickeln. Seine Totems hierin sind starke Menschen. Er schreibt wie folgt:

> Es stimmt traurig, wenn man daran denkt, dass auf manch einen unter Ihnen Enttäuschung und vielleicht Versagen zukommen wird. Sie können natürlich auch nicht erwarten, den Sorgen und Ängsten, die mit dem Berufsleben verbunden sind, vollständig zu entkommen. Stehen Sie selbst im Angesicht der schlimmsten Lage mutig auf. Ihre größten Hoffnungen sind vielleicht völlig aus dem Sichtfeld geraten, so wie all das, was dem Patriarchen Jakob am Flussübergang des Jabbok lieb und teuer war, und wie er, sind Sie vielleicht im nächtlichen Kampf auf sich allein gestellt. Sie haben sich gut entschieden, wenn sie weiterhin ringen, denn in der Beharrlichkeit liegt der Sieg und mit dem aufkommenden Morgen könnte auch der erhoffte Segen erscheinen. Aber nicht immer wird es so sein. Sie werden Kämpfe mit Niederlagen erleben, die manch einer unter Ihnen wird ertragen müssen. Tritt dieser Tag ein, wird Ihnen zugute kommen, wenn Sie eine heitere Gelassenheit kultiviert haben. Erinnern Sie auch, dass manchmal „aus der Trostlosigkeit das bessere Leben beginnt". Selbst bei drohendem Unheil und unmittelbar bevorstehendem Ruin ist es besser, diesen mit einem Lächeln und erhobenen Hauptes zu begegnen, als sich zu ducken. Halten Sie an Ihren Idealen fest, am Kampf ums Prinzip und um Gerechtigkeit, selbst wenn ein Versagen wahrscheinlich erscheint, da viele bereits zuvor gescheitert sind. Setzen Sie wie der Junker Roland vor dem dunklen Turm das Horn an Ihre Lippen, blasen Sie herausfordernd hinein und warten Sie gelassen auf den Konflikt. (Die vollständige Schrift finden Sie unter www.medicalarchives.jhmi.edu/osler/aeqtable.htm.)

Ich las dies an meinem allerersten Praxistag.

Anhang C: Eine Analyse zur Flugangst*

Carrie litt unter gravierender Flugangst. Bereits mehrere Tage vor einem Flug begann sie darüber nachzudenken und geriet in große Aufregung. Sie vermied das Fliegen so gut es ging und musste Medikamente einnehmen, bevor sie in ein Flugzeug steigen konnte. Dies führte sie auf einen besonders schlimmen Flug in einem kleinen Flugzeug zurück, das extremen Turbulenzen ausgesetzt war. Seither hatte sie Flugangst, die sich nach dem 11. September noch verschlimmerte.

Wenn Sie Angst vor dem Fliegen haben, leiden Sie möglicherweise unter Aviaphobie.

Eine Phobie definiert sich als ausgeprägte und anhaltende Angst, die übermäßig und unangemessen ist. Sie wird in Gegenwart oder bei Antizipierung eines bestimmten Gegenstands oder einer bestimmten Situation ausgelöst. Wie sensorischer Input kann auch das Denken eine Angstreaktion auslösen, indem man das Objekt oder die Situation ins Bewusstsein bringt. Allein die Vorstellung in einem Flugzeug zu sitzen, ruft bei einigen Aviaphobikern Angst hervor.

Diese kurze Einführung soll helfen, Flugangst zu beseitigen. Allerdings wird hier keinerlei Statistik zum Thema Flugsicherheit angeführt. Sie werden nicht grundsätzlich mit einem Flugzeug vertraut gemacht, beispielsweise werden merkwürdige Geräusche, die während eines Fluges zu hören sind, nicht erklärt. Das wäre reine Zeitverschwendung. Es ist unmöglich, irrationale Ängste auf rationale Weise zu lindern. Wir werden herausfinden, wie das Problem der Flugangst in Ihrem Gehirn encodiert wurde und wie wir es lösen können.

Was ist Angst? Sie ist eine Überlebensreaktion, die uns auf einen Kampf oder auf ein Rennen um unser Leben vorbereitet. Angst spannt unsere Muskeln an, beschleunigt unseren Atem und lässt uns unseren Herzschlag stärker spüren. Wir schwitzen, fühlen uns unwohl, unsere Gedanken rasen. „Bloß weg von hier!“, schreit unser Verstand. Der Muskeltonus wird erhöht, die Pupillen dilatieren und wir konzentrieren uns aufs Flüchten. Diese biologische Orchestrierung soll unsere Überlebenschancen verbessern, indem sie uns buchstäblich das Gefühl vermittelt, unser Leben stehe auf dem Spiel.

---

* siehe Kap. 6.6, S. 100f.

Stellen Sie sich vor, Sie befinden sich in 10.000 m Höhe, sitzen in der Business-Class und halten ein Getränk in der Hand. Sie werden das kaum als lebensbedrohliche Situation werten. Wenn Sie sich im Flugzeug umsehen, scheint sich keiner der Passagiere zu fürchten. Und trotzdem bekommen einige Menschen dabei schreckliche Angst. Es ist äußerst schwierig, jemandem dies verständlich zu machen, der diesen Zustand nicht kennt. Der medizinische Begriff hierfür ist phobische Angst, in extremen Fällen handelt es sich um eine Panikattacke. Man hat das Gefühl, als würde man sterben. Sie können versuchen, sich zu erklären, dass keine Gefahr besteht, aber Ihr Gehirn und Körper behaupten etwas anderes. Das Gehirn ist immer der Gewinner.

Angst ist eine Reaktion auf ein Überlebensbedürfnis, weshalb eine rasche Reaktion ohne langwierige Analyse und Abwägen von Optionen nötig ist, es gilt, schnell zu handeln. Die Emotion Angst treibt uns zu Handlungen an. So funktioniert sie: Sensorischer Input – die Tatsache, dass Sie im Flugzeug sind, die Realität eigenartiger Geräusche, das Vorhandensein von Turbulenzen – wird zunächst in den sogenannten Thalamus gesendet. Dies ist eine Art „zentrale Postniederlassung“ für hereinlaufende sensorische Information und die erste Haltestelle, bevor Information entweder direkt in die Amygdala läuft oder über den denkenden und bewertenden Teil unseres Gehirns, den Cortex.

Die Amygdala hat sich entwickelt, um uns überlebenstüchtiger zu machen: Sie zwingt uns zu Aufmerksamkeit, bereitet uns auf Flucht oder Kampf vor und motiviert uns zur Handlung. Unter normalen Bedingungen wird eine Angstreaktion durch einen Reiz erzeugt, der evolutionsbedingt fest verschaltet ist und uns auf eine Gefahr hinweist. Um die Überlebenswahrscheinlichkeit zu erhöhen, muss das System schon beim ersten Mal Bedrohungen identifizieren können. Manchmal bekommt man keine zweite Gelegenheit. Es bedarf also fest verschalteter Muster, die Gefahr signalisieren. Es gibt bei allen Tieren Angstreize, die Handlungen auslösen und Vigilanz bewirken. Sie werden ***unkonditionierte Angstreize*** genannt und beinhalten:

- Geschlossene Räume
- Offene Plätze
- Laute Geräusche
- Tiefe Töne (man denke an den Film „Der Weiße Hai“)
- Höhe
- Kriechend-Krabbelndes, sich Schlängelndes
- Dinge, die außerhalb unseres Gesichtsfeldes plötzlich auftreten
- Angst vor Verletzung, Schmerz oder dem Getötetwerden
- Angst vor dem Ersticken
- Dinge, die sich schleimig anfühlen

Wenn ein Muster eines unkonditionierten Angstreizes (UFS) erkannt wird, läuft es sowohl in die Amygdala als auch in den Cortex des Gehirns weiter.

Die Weiterleitung zur Amygdala geschieht beinahe augenblicklich, während die Verarbeitung im Cortex etwas länger dauert.

Sensorischer Input (UFS-Muster) ⇒ Thalamus ⇒ Amygdala ⇒ Angstreaktion

Das Signal aus dem Cortex an die Amygdala kann die Reaktion entweder aufrechterhalten oder hemmen.

Thalamus ⇒ Cortex ⇒ verarbeitete Information ⇒ Muster analysiert ⇒ ± Amygdalaaktivierung

Unter normalen Umständen, wenn die Evaluierung dieser Signale keinerlei Gefahrenpotential vermittelt, sendet der Präfrontalcortex (da, wo wir die Gefahr evaluieren) hemmende Signale an die Amygdala und die Angstreaktion wird gestoppt. Dies ist eine intelligente und einfache Lösung. Wenn wir also zur Seite springen – während wir durch einen Wald laufen –, weil wir im Gras etwas gesehen haben, das sich bewegt, vermittelt uns die kortikale Evaluierung anschließend, dass es sich lediglich um einen Stock handelt (und nicht um eine Schlange) und wir beruhigen uns wieder.

Medialer Präfrontalcortex ⇒ Amygdala ⇒ keine Angst

Gäbe es niemals einen Flugzeugabsturz, auch keinen Beinahe-Absturz oder andere mentale Bilder dieses großen, vom Himmel fallenden Vogels, sollte man meinen, dass es auch keine Flugangst geben dürfte. Allerdings befinden wir uns in einer Aluminiumröhre, 10.000 m über der Erde, wir bewegen uns mit einer Geschwindigkeit von 500 km/h und haben keine Möglichkeit, auszusteigen, solange das Flugzeug nicht gelandet ist. Es gibt also eine Menge Gründe dafür, dennoch Angst vor dem Fliegen zu haben:

- Höhe
- Gefangen sein
- Angst davor, getötet zu werden
- Eigenartige Geräusche
- Veränderungen der Flughöhe (Turbulenzen erzeugen im Magen ein Gefühl, als ob man fallen würde)
- Angst vor Terroristen oder einer Flugzeugentführung

Sie schauen aus dem Fenster und sehen, wie der Boden aus Ihrem Sichtfeld verschwindet, Sie wundern sich dabei, wie dieses tonnenschwere Ding in der Luft schweben kann (an dieser Stelle soll die Physik des Luftstroms, der durch das Streichen über die Flugzeugflügel für den notwendigen Auftrieb sorgt, nicht von Relevanz sein). Höhe kommt auch auf ungewöhnliche Weise ins Spiel und ist mit der Erfahrung von Turbulenzen verknüpft. Während einer Turbulenz kann das Flugzeug plötzlich absacken und Sie fühlen etwas Eigenartiges in der Magengegend. Es handelt sich um einen UFS, der nur auftritt, wenn Sie mit hoher Geschwindigkeit fallen (es wird Ihnen zwar unklar sein, weshalb dieses Gefühl auftritt, aber Sie werden sofort die möglichen Folgen erkennen und Angst haben, sterben zu müssen). Diese Angst könnte aus der Kindheit herrühren, als man beispielsweise auf einer Achterbahn Angst bekam. Nachdem man den ersten Bahngipfel erreicht hatte, sauste man plötzlich hinab. Sowohl die Angst vor der Höhe wie auch das Fallen ereigneten sich zeitgleich und das Gefühl im Magen stellte sich ein. Hat zu diesem Zeitpunkt eine Traumatisierung stattgefunden, wird das Gefühl im Magen mit Angst assoziiert, d.h., wenn Flugturbulenzen auftreten und das Flugzeug absackt, erleben Sie genau diese Angst wieder.

Fassen wir noch einmal zusammen: Sie befinden sich im Flugzeug, die Türen werden geschlossen, Sie sind gefangen. Als Sie aus dem Fenster blicken, sehen Sie, wie der Boden schwindet. Sie hören eigenartige Geräusche oder Turbulenzen geben Ihnen das Gefühl abzustürzen. Nun erkennen Sie etwas Gravierendes: Es gibt keine Fluchtmöglichkeit. Das Kernthema ist Unentrinnbarkeit, denn Sie können nicht wegrennen. Befindet sich die neuronale Landschaft des Gehirns im einem adäquaten Zustand, treten Angst und Traumatisierung auf.

Denken Sie zukünftig ans Fliegen, sind Sie auf eine Angstreaktion konditioniert, d.h. das Flugzeug ist zu einem konditionierenden Stimulus geworden. Dabei können die Reize auch genereller Art sein, so dass sich der Besuch eines Flughafens, das Packen der Koffer oder das Entgegennehmen der Bordkarte vor dem Flug zu einem Angstreiz entwickeln. Sie sind konditioniert und haben nun Angst vor dem Fliegen.

Unkonditionierten Angstreizen ist jeder Mensch ausgesetzt. Warum manifestieren dann nicht alle Passagiere Flugangst? Die Antwort lautet: Sie sind nicht traumatisiert worden.

Für jeden Flugpassagier gilt zunächst, dass er sich im Flugzeug in einer unentrinnbaren Situation befindet. Die Traumatisierung eines Menschen hängt von der Bedeutung, seinen früheren Erfahrungen und seinem Temperament ab. Wenn Verwandte von Ihnen in einem Flugzeugunfall ums Leben kamen oder einen solchen Unfall miterlebt haben, sind Sie anfälliger (Bedeutung, frühere Erfahrungen). Sollten Sie ein insgesamt ängstlicher Mensch, ist die Manifestation einer Phobie wahrscheinlicher (Temperament).

Das Auflösen einer Phobie

Wie behandelt man eine Phobie? Es gibt verschiedene Möglichkeiten, u. a.:
- Havening, EMDR und EFT
- Kognitive Verhaltenstherapie
- Systematische Desensibilisierung

Diese Ansätze sind bei der Behandlung jahrelanger Flugangst erfolgreich. Havening beginnt mit der Erhebung einer sorgfältigen Anamnese. Die Frage nach prädisponierenden Faktoren ist sinnvoll, um die Landschaft des Gehirns zu bestimmen. Viele Menschen mit Flugangst können diese mit einem Ereignis oder bestimmten Flug in Zusammenhang bringen. Andere erwerben eine derartige Angst, nachdem sie über nahestehende Personen (Freunde, Verwandte) von einem Flugunfall gehört oder einen einschlägigen Gruselfilm gesehen haben. Viele Einzelfallberichte belegen ein deutliches Ansteigen der Flugangst nach dem 11. September. Der Therapeut sollte nach verwandten Phobien fragen, z. B. Klaustrophobie oder Höhenphobie, denn diese müssen im Rahmen der Flugangsttherapie mitbehandelt werden. Möglicherweise gibt es verwandte Themen wie ein bereits bestehender Kontrollzwang. Diese Themen gewinnen an Bedeutung, wenn die Havening-Behandlung unvollständig oder nicht erfolgreich war.

In der Praxis

Wir leiten den Klienten an, sich nicht nur die Vorbereitungen für eine Fahrt zum Flughafen vorzustellen, sondern auch das Überprüfen des Gepäcks, den Gang durch die Sicherheitskontrolle, die Ausgabe des Flugscheins, das Platznehmen im Flugzeug (in der Regel weise ich den Klienten an, sich imaginativ im rückwärtigen Teil an ein Fenster zu setzen. Neben ihm sitzt eine übergewichtige Person), das Starten und Landen. Dies aktiviert die meisten relevanten Anteile der Flugangst. Wir widmen uns anschließend anderen Aspekten, die für den Klienten belastend sind, z. B. Turbulenzen. Wird an irgendeiner Stelle dieses Prozesses Angst aktiviert, bringen wir dem Klienten das Selbst-Havening bei, lassen es ihn ausführen und üben.

Wird eine gründliche Evaluierung durchgeführt, ist die Erfolgsquote extrem hoch.

Carrie war in der Lage eine Angstreaktion hervorzubringen, indem sie sich durch Imagination in eine bevorstehende Flugsituation begab. Havening senkte den SUD-Wert von 9 auf 3, jedoch nicht weiter darunter. Die fortgesetzte Anamneseerhebung brachte den Flug ans Tageslicht, mit dem alles be-

gonnen hatte und der ebenso „havened" wurde. Obwohl eine Besserung eintrat, konnte der SUD beim Besteigen eines Flugzeuges nicht auf 0 gebracht werden. Die Klientin offenbarte dann, dass die Turbulenzen sie am meisten ängstigten und sie auf einer Achterbahnfahrt ein ähnliches Gefühl gehabt hatte, als sie noch klein war. Bezeichnenderweise konnte sie dies erinnern, obwohl es überaus lange zurücklag (mehr als 50 Jahre). Die Erinnerung erzeugte tatsächlich eine Angstreaktion! Sie wurde ebenso „havened" und brachte schließlich den SUD auf null. Seither kann Carrie entspannt fliegen. Wenn sie sich ein wenig ängstlich fühlt, wendet sie Selbst-Havening an.

Anhang D: Albträume, Nachtängste oder einfach schlechtes Träumen … und Havening*

Dieses Kapitel stellt eine theoretische und hochspekulative Analyse der Anwendung von Havening bei wiederkehrenden Träumen dar. Auch wenn sich dieser Abschnitt auf Albträume und Nachtangst konzentriert, kann grundsätzlich jeder belastende Traum und mit ihm die darunter liegende Thematik behandelt werden. Träume sind mit verwirrender Symbolik und metaphorischer Bedeutung gespickt. Warum produziert der Geist in Träumen ein solches Mysterium? Freud glaubte, dass die in Träumen auftauchenden Bilder sowohl maskiert als auch offenkundig sind: Auch wenn der Übergang zwischen dem unterbewussten und bewussten Verstand mehr ins Fließen gerät, müsste der Angst erzeugende oder anstößige Stoff während des Schlafs unterdrückt werden, um eine Stressbelastung zu vermeiden.

Um die wahre Identität der Symbolik zu identifizieren, war eine Analyse des Traumes erforderlich. Während dieses Prozesses dienten die Traumbestandteile (Gedanken oder Gefühle) dem Klienten als Anhaltspunkte zur freien Assoziation. Hieraus konnte die wahre, jetzt unmaskierte, bisher verborgene Bedeutung erahnt werden. Der Vorgang ähnelt jenem aus der Archäologie: Man gräbt sich durch Ruinen mit vielen Türen, auf der Suche nach der Tür zum Gemach des Königs.

Wie wählt der unterbewusste Verstand die Symbole aus, die während eines Traumes erscheinen? Freud war der Meinung, dass sie akzeptablere Alternativen gegenüber unzumutbaren Gedanken und Gefühlen sind.

Modernere Analysemethoden zur Art und Weise, wie Information im Gehirn abgespeichert wird, bieten eine andere Perspektive. Objekte werden in Kategorien entweder als Prototyp (hier ist das Objekt aus vielen Objekten gleichen Typs zusammengesetzt, z.B. hundeartig) oder als eine Gruppe von Musterexemplaren (Musterexemplare sind Objektgruppen, die viel miteinander gemeinsam haben) abgespeichert. Wie der Verstand diese Selektion durchführt, ist noch unklar. Wiederkehrende Träume sind deshalb so interessant, weil sie

---

* siehe Kap. 7.7, S. 121f.

nicht den Inhalt des Traumes, sondern den Affekt widerspiegeln. Das Gefühl bleibt, die Handlungen sowie die Protagonisten der Geschichten unterscheiden sich jedoch. Wir träumen etwa, dass wir gejagt werden, nackt dastehen, unvorbereitet oder gefangen sind usw. All dies erzeugt Angst. Während die Trauminterpretation unterschiedlich ausfallen kann, bleibt die spezifische Ursache dieses Traums für den Betroffenen oft verborgen. Einige Wissenschaftler sind der Meinung, der Sinn eines wiederkehrenden Angsttraumes liege darin, dass die Person einen sicheren Ort, ein Refugium findet (Haven), damit der Ausgang verändert werden kann und eine Wiederholung vermieden wird.

Während des Träumens – das heißt während des REM-Schlafes (REM = rapid eye movement) und der non-REM-Phasen (NREM) – verändert sich die Neuromodulatorenfreisetzung. In der REM-Schlafphase sinken die Norepinephrin- und Serotoninspiegel dramatisch. Welche Folgen hat das Absinken dieser Spiegel? Der Mangel an Norepinephrin, so mutmaßen wir, mindert die logische Verbindung zwischen dem Hergang des Traumes und seinen Objekten. Dies bedeutet, dass der Verstand sich an den Ort wenden, an dem der Prototyp/die Musterbeispiele abgespeichert sind und sich eines davon aussucht, um es in den Traum einzubringen. Dementsprechend könnte man unter dem Begriff „männliche Persönlichkeit" den besten Freund, Großvater, Vater, Lehrer usw. verstehen.

Der Mangel an Serotonin vermindert die Assoziationsschwelle und erweitert die Kategorien, aus denen Symbole verwendet werden können. Dies verhindert dabei zunehmend zu erkennen, wo der Ursprung eines Symbols liegt.

Nachtangst ist anders. David Richards macht dies deutlich (Auszug mit freundlicher Genehmigung aus www.nightterrors.org):

> Nachtangst unterliegt häufig einer Fehldiagnose. Die übliche lautet: Albtraum. Jeder von Ihnen, der einmal unter Nachtangst gelitten hat, wird bestätigen, dass diese Diagnose der Realität in keiner Weise nahekommt. Eine andere häufige Fehldiagnose, die insbesondere bei Kriegsveteranen gefällt wird, ist PTBS. Aus diesem Grund habe ich eine Beschreibung des Unterschieds zwischen Albtraum und Nachtangst aufgeführt.
>
> **Symptome der Nachtangst**: Plötzliches Erwachen aus dem Schlaf, anhaltende Angst oder Schrecken während der Nacht, Schreien, Schwitzen, Verwirrung, Herzrasen, Unfähigkeit zu erklären, was passiert ist, üblicherweise keine Erinnerung an einen „schlechten Traum" oder Albtraum, manchmal eine diffuse Ahnung hinsichtlich furchterregender Bilder. Viele Menschen sehen Spinnen, Schlangen, Tiere oder Menschen in einem Raum, sie sind nicht in der Lage vollständig aufzuwachen und schwer zu trösten. Sie erinnern sich auch nicht mehr an das Ereignis, wenn sie am nächsten Tag aufwachen.
>
> **Nachtangst oder Albtraum**: Albträume ereignen sich während der Traumphase des Schlafs, die als REM-Schlaf (Stadium 2) bekannt ist. Die meisten Menschen geraten etwa 90 Minuten nach dem Einschlafen in dieses Stadium. Der Albtraum

> macht dem Schlafenden Angst, oft erwacht er hieraus mit einer plastischen Erinnerung an einen langen, filmähnlichen Traum. Die Nachtangst hingegen tritt während eines tiefen non-REM-Schlafstadiums auf, meist innerhalb einer Stunde, nachdem der Betreffende schlafen gegangen ist. Während der Nachtangstphase, die zwischen 5 und 20 Minuten andauern kann, schläft die Person weiter, auch wenn die Augen des Schlafenden (*sic*) möglicherweise geöffnet sind. Wacht der Betreffende auf, hat er manchmal außer einem Gefühl der Angst keine Erinnerung an den Vorfall. Dies ist jedoch nicht immer der Fall. Einige der befragten Personen konnten sich an Teile der Nachtangst erinnern, andere erinnerten sich an das gesamte Ereignis.

Es gibt kein Entrinnen aus der Nachtangst. Das ist anders als bei Albträumen, aus denen man erwachen kann. Die Nachtangst ist möglicherweise das nächtliche Pendant zu einer Panikattacke am Tage, bei der keinerlei Rettungsplan zur Verfügung steht und die Prozesse der Entscheidungsfindung für einen geeigneten Lösungsweg (üblicherweise dem Präfrontalcortex anvertraut) außer Betrieb gesetzt sind. Das fehlende Erwachen bei Nachtangst weist darauf hin, dass jener Teil des Gehirns blockiert ist, der eine bewusste Wahrnehmung erlaubt.

Albtraumtherapie

Wenn der emotionale Zustand – so nehmen wir an – der Leim ist, der die Bestandteile einer Traumatisierung verbindet und ein wiederkehrender Albtraum die Folge einer Traumatisierung ist, sollte das Wiedererinnern des Traums und das Erzeugen einer emotionalen Reaktion, gefolgt von Havening, die Leitbahn unterbrechen, welche die Emotion aktiviert.

Der Klient ist angehalten, den Gefühlszustand im therapeutischen Umfeld ins Bewusstsein zu bringen, indem er sich an den Traum erinnert und eine SUD-Bewertung abgibt. Dies dürfte die in den BLC laufende Leitbahn aktivieren. Es besteht keinerlei Notwendigkeit, die symbolische Bedeutung zu interpretieren oder zu verstehen. Wenn sich das Ereignis wiederholt, sollte die Intervention nicht nur ein Wiederkehren des Traumes unterbinden, sondern auch die Traumatisierung selbst beseitigen. Erwacht ein Klient aus einem wiederkehrenden Albtraum, sollte er den emotionalen Stress mittels Selbst-Havening behandeln, bis der SUD den Wert 0 erreicht.

Dr. Sergio Serrano empfiehlt die Durchführung einer einfachen Übung (http://www.eftmx.com/newsletter/eft-dreams-core-issues-sp.html [20.06.2012]):

1. Sagen Sie vor dem Einschlafen zu sich selbst, dass Träume wichtig sind und Sie sich an sie erinnern möchten, wenn Sie von alleine aufwachen.
2. Rekapitulieren Sie den Traum unmittelbar und so plastisch und klar wie

möglich, wenn Sie in der Nacht aufwachen. Konzentrieren Sie sich hierbei auf den emotionalen Inhalt des Traumes. Wenden Sie Selbst-Havening an (Dr. Serrano verwendet die Klopfintervention).
3. Schlafen Sie weiter, wenn die emotionale Reaktion beseitigt worden ist.
4. Wenn Sie während der Nacht nicht aufwachen, den Traum aber während des Tags erinnern, wenden Sie nach der Aktivierung seines emotionalen Inhaltes Havening an.

Diese Technik kann bei jeglichem belastenden Traum angewendet werden, eigentlich bei jedem belastenden intrusiven Gedanken, wie er bei PTBS auftritt. Weitere Forschungsarbeit ist notwendig, um die Wirksamkeit dieses Ansatzes zu bestimmen.

Anhang E: Behandlungsvorschläge*

Während einer Traumatisierung können sehr viele verschiedene Verhaltensweisen, körperliche Gebrechen und emotionale Zuständen abgespeichert werden. Die sechs in diesem Buch beschriebenen psychischen Probleme betreffend, haben wir hervorragende Ergebnisse erzielt. Besteht eine Zwangsstörung als Begleiterkrankung, ist Havening weniger wirksam.

Erheben Sie eine gründliche Anamnese hinsichtlich des Beginns der begleitenden und vorherigen emotionalen Ereignisse. Versuchen Sie, den emotionalen Ursprung der Symptome herauszufinden. Bei körperlichen Beschwerden frage ich den Klienten, ob es irgendeine ungelöste Wut gibt oder ob er einmal in einen Autounfall verwickelt war bzw. einen anderen Unfall erlebt hat. Suchen Sie nach traumatisierter Wut oder ungelöster Angst sowie deren Begleiterscheinungen. Im Falle von Nacken- und Rückenschmerzen suche ich nach ungelöster Wut. Häufig gibt es mehrere Menschen, gegen die sich die Wut richten kann. Beispiel: Bei ungelöster Wut gegenüber einem missbrauchenden Elternteil kann sich die Wut gegen den Ehepartner richten, der den fortwährenden Missbrauch gebilligt hat. Sie kann auch eine andere bedeutsame Person treffen, der die Erfahrung oder Gefühle des Betroffenen bagatellisiert. Manchmal sind die Symptome ungelebter Wut encodiert.

Bringen Sie einen Klienten mit Panikstörung dazu, die letzte Panikattacke zu aktivieren und behandeln Sie anschließend mittels Havening die Angst vor den körperlichen Gefühlen (z.B. Herzrasen, Atemnot). Erkundigen Sie sich beim Klienten, was ihm hinsichtlich seiner körperlichen Gefühle Angst macht. Bei körperlichen Leiden, insbesondere chronischem Schmerz, ist zu überprüfen, ob eine organische Erkrankung ausgeschlossen werden kann. Wenn nicht, empfehlen Sie ihm, dies vor einer weiteren Behandlung abklären zu lassen.

Substanzmissbrauch in der Familienanamnese sollte Sie für zugrunde liegende psychische Probleme sowohl inhärenter Art als auch als Folge des Zusammenlebens in einem entsprechenden Haushalt sensibilisieren. Die nachfolgende Geschichte belegt die Notwendigkeit einer kontinuierlichen Anamneseerhebung bei einem emotionalen Ereignis, das trotz Havening ungelöst geblieben ist:

---

* siehe S. 129

Ich wurde gebeten, einen Arzt zu besuchen, der unlängst einen schweren Schlaganfall erlitten hatte. Die Begleitumstände dieses Schlaganfalles waren für ihn schrecklich gewesen. Der Insult ereignete sich eines Nachts, als er im Bereitschaftsraum schlief. Der Arzt wachte durch den Vorfall auf und bemerkte, dass er sich in einer extrem misslichen Lage befand. Er versuchte, sich zu erheben, doch die linksseitige Lähmung machte es ihm unmöglich aufzustehen, er fiel zu Boden und schrie immer wieder: „Helft mir! Ich möchte hier nicht sterben!“ Nachdem man seine Schreie endlich gehört hatte, wurde er in die Notaufnahme gebracht. Die Behandlung begann leider viel zu spät, um Schäden rückgängig zu machen. Einem kurzen Aufenthalt im Krankenhaus folgte die Aufnahme in eine Reha-Einrichtung. Etwa eine Woche später begann er etwa 90 Minuten nach dem Einschlafen unter quälenden Schmerzen in seinem gelähmten Fuß wieder aufzuwachen. Sie sprachen auf zentral wirksame Analgetika nicht an. Als ich gebeten wurde, ihn zu besuchen, hatte er bereits einige Monate lang unter diesen Schmerzen gelitten.

Zu Beginn meiner therapeutischen Intervention wurde die Angst machende Erinnerung „havened“, wie er auf dem Boden lag und schrie. Während er die kognitiven und emotionalen Bestandteile dieser Erinnerung nicht mehr abrufen konnte, hielten die Schmerzen im Fuß an. Beim weiteren Abfragen der Einzelheiten zu früheren Verletzungen erinnerte er sich an ein Ereignis, das 50 Jahre zurücklag. Damals spielte er Tennis und verstauchte sich das Gelenk des betroffenen Fußes auf gravierende Weise, so dass er unter Schmerzen zu Boden stürzte. Diese Situation ähnelte der des Schlaganfalls. Ich bat ihn, die Erinnerung ins Bewusstsein zu bringen, er gab hierauf einen SUD-Wert von 7 an (aus 10). Und das nach 50 Jahren! Wir haben das ebenso „havened“. Während der darauffolgenden Nacht konnte er ohne Schmerzen durchschlafen. Seither ist er schmerzfrei geblieben.

Es ergibt sich nun eine interessante Frage: Warum manifestierten sich die Schmerzen erst viele Wochen nach dem Schlaganfall?

Lassen Sie mich rekapitulieren: Die 90 Minuten nach dem Einschlafen entsprechen dem Beginn der ersten REM-Schlafphase. Norepinephrin- und Serotoninspiegel fallen innerhalb dieses Zeitraums dramatisch ab, während der Acetylcholinspiegel ansteigt. Es ist anzunehmen, dass der betroffene Arzt – aufgrund der gleichen Position auf dem Boden – den früheren traumatisierenden Tennisunfall mit dem Schlaganfall im Traum unterbewusst assoziiert hat. In Zusammenhang mit diesem Ereignis löste der traumatisch encodierte Schmerz wegen des niedrigen Norepinephrinspiegels ein starkes Schmerzempfinden aus. Das mangelnde Ansprechen auf Betäubungsmittel ist darauf zurückzuführen, dass der Schmerz nicht aus der Peripherie stammte – vielmehr wurde er während der Traumatisierung jenseits opioidabhängiger Leitbahnen zentral encodiert.

Es gibt auch Momente, in denen der Klient auf ein Ereignis mit einem starken Gefühl der Scham und Peinlichkeit reagiert. Drängen Sie nicht auf ein Gespräch! Für den Therapeuten ist es nicht nötig, das Problem zu verstehen, es ist ausreichend, wenn der Betroffene das Ereignis und dessen emotionale Bestandteile ins Bewusstsein bringen kann.

Wenn die Anamnese die Ursache eines erachteten Problems offenlegt, lassen Sie den Klienten den entsprechenden emotionalen Zustand aktivieren.

Viele Aspekte eines traumatischen Ereignisses und dessen Folgen müssen „havened" werden. Man sollte nicht nur den Unfall per Havening behandeln, sondern auch die Angst vor einer Wiederverletzung, vor Bewegung, vor Invalidität und andere Ängste, die der Klient mit dem Ereignis in Zusammenhang bringt. Modulieren Sie Ihre Stimme hinsichtlich des Tonfalls und Klangs, sprechen Sie nicht gehetzt. Selbst-Havening ist dabei für jene Menschen geeignet, die Schwierigkeiten damit haben, berührt zu werden.

1. Lernen Sie aus den Anhaltspunkten, die sich von selbst offenbaren, wenn man die Erinnerung des Klienten auflöst. Patienten haben nach einer Runde Havening oft eine Erkenntnis.
2. Berücksichtigen Sie auch die Verwendung von Affirmationen: „Auch wenn ich diese Schmerzen, diese Gefühle etc. habe, weiß ich, dass ich gesund werde." (siehe Gary Craigs Ansatz unter www.eftuniverse.com).
3. Bleiben Sie beharrlich und seien Sie aufmerksam. Wenn Klienten bei einem SUD-Wert hängen bleiben und dieser nicht auf null gesenkt werden kann, suchen Sie an anderer Stelle oder einem früheren Zeitpunkt der Anamnese nach weiteren Anhaltspunkten.
4. Beginnt der Patient die emotionale Kontrolle über Abreaktionen zu verlieren, muss der Therapeut entscheiden, ob er mit der Behandlung fortfährt oder nicht. Solche Abreaktionen zeigen sich als Weinen, Zittern, Wut, Angst und andere starke Reaktionen auf das imaginierte Ereignis, das der Klient evoziert hat. Ich habe festgestellt, dass eine feste Stimme und der Satz: „Bleiben Sie bei mir und konzentrieren Sie sich darauf, das zu tun, worum ich Sie bitte" bei gleichzeitiger Anwendung einer Havening-Berührung diese Abreaktionen häufig unterbrechen.
5. Verwenden Sie während der Ablenkungsphase des Havenings Suggestionen, beispielsweise: „Während Sie eine Treppe hinaufgehen, werden Sie mit jeder Stufe ruhiger."
6. Eine Traumatisierung sollte Sie nach früheren traumatischen Episoden Ausschau halten lassen. Auf diese Weise vermeiden wir, dass zukünftige Ereignisse traumatisierend wirken. Tatsächlich bedeutet das Suchen nach früheren Anhaltspunkten, dass man in die früheste Kindheit zurückgeht – eine Zeit, aus der unsere Erinnerung nicht leicht abrufbar ist, da der Teil des Gehirns, der Narratives abspeichert, noch nicht entwickelt war. Den Klienten zu bitten, seine Eltern zu befragen, kann wertvolle Hinweise lie-

fern. Auch wenn es nicht einfach ist, müssen wir diese Gefühle gezielt ausfindig machen, denn sie beeinflussen – wenn auch versteckt – unsere Reaktion auf die Gegenwart.

Abschließende Analyse: Lösen wir die Koppelung zwischen der Emotion und dem kognitiven Bestandteil des Ereignisses auf, verlieren die anderen Bestandteile ebenso die Fähigkeit, reaktiviert zu werden. Meiner Meinung nach sollte Havening als etwas betrachtet werden, das ein Gefühl der Sicherheit vermittelt und uns ermöglicht, das Ereignis zu ent-traumatisieren. Ein hervorragendes Buch mit weiterführenden Gedanken und Ansätzen ist: Wells, S. & Lake, D. (2010). *Enjoy Emotional Freedom*. Wollambi, Australia: Exisle Publishing Limited.

Anhang F: Transduktion, Depotenzierung und das elektrochemische Gehirn*

Dieses Buch präsentiert ein elektrochemisches Modell. Die biochemischen Stoffe, die eine Schlüsselrolle spielen, sind jene neurochemischen Substanzen, welche die „Landschaft" des Gehirns gestalten und stehen mit Vigilanz, Salienz und dem Gefühl der Sicherheit in Zusammenhang. Berührungsreize (und andere sensorische Stimuli) laufen in das Gehirn und werden dort sowohl in elektrische als auch biochemische Signale transduziert (umgewandelt). Die Dualität dieser Signale ist vergleichbar mit dem Welle-Teilchen-Dualismus des Lichts. Das, was wir messen, ist das, was wir beobachten.

Untersuchen wir folglich das „elektrische" Gehirn mittels Elektroenzephalogramm (EEG), messen wir die elektrischen Bestandteile aktiver Neuronen in Form von Wellen. Ein EEG kann verändert werden, indem man Stoffe in das Gehirn injiziert. Wir können spezifische chemische Substanzen verwenden, z. B. GABA-Agonisten (ein Agonist wirkt wie die Substanz, für die der Agonist steht), um das EEG zu verändern. GABA-Agonisten und Acetylcholin (ein Neurotransmitter, der auch bei Lernprozessen eine Rolle spielt) erhöhen eine spezifische Wellenart (im Bereich von 1 bis 2 Hz), die sogenannten Delta-Wellen.

Kurz gesagt gibt es ohne Neurotransmitter keine elektrochemische Aktivität und ohne diese werden auch keine Neurotransmitter freigesetzt.

Rasolkhani-Kalhorn und Harper[1] nehmen an, dass jene Synapsen, die traumatische Erinnerungen an den BLC vermitteln, über eine höhere Anzahl spezifischer Glutamatrezeptoren verfügen als üblich. Dies stimmt mit anderen Forschungsergebnissen überein, die belegen, dass Expositionstherapien diese Glutamatrezeptoren öffnen und die Erinnerungsspuren labilisieren sowie einer Auflösung zugänglich machen. Gemäß der Autorenmeinung werden Erinnerungen durch die Depotenzierung und Eliminierung dieser Glutamatrezeptoren als direkte Folge von Berührung, Klopfen und Augenbewegung mittels eines 1- bis 2-Hertz-Signals aufgelöst. EEG-Studien an Probanden, die sich einer EMDR-Behandlung unterzogen, belegen, dass Augenbewegungen oder Klopfen (unspezifische Hirnstimulierung) eine vorbestehende neurona-

---

* siehe Kap. 8.9, S. 148f.

le 1,5-Hertz-Impulsfrequenz der Hauptneuronen im Bereich aktivierter Leitbahnen verstärken.

Gemäß Harper und Kollegen[2] wird eine traumatische Erinnerung durch einen überpotenzierten Glutamatrezeptor reaktiviert, der auch a-Amino-3-hydroxy-5-methyl-4-isoxazol-Propionsäure-Rezeptor (AMPA-REZEPTOR) genannt wird. Wir nehmen an, dass EMDR, EFT, TFT-CT und Havening die Amplitude einer depotenzierenden Welle erhöhen, indem der GABA-Spiegel steigt. Depotenzierung geschieht durch die Internalisierung des aktivierten Glutamatrezeptors. Dies entfernt aktivierte AMPA-Rezeptoren dauerhaft und verhindert, dass das Neuron die traumatische Erinnerung und deren Bestandteile aufrechterhält.

Dieses elektrochemische Modell verfügt über eine Einfachheit und über experimentelle Nachweise, die uns erläutern, auf welche Weise Havening die traumatische Erinnerung auflöst. Das biochemische Modell bietet eine Erklärung dafür, warum wir uns nach einer Havening-Behandlung anders fühlen.

Literatur

1. Rasolkhani-Kalhorn, T. & Harper, M. L. (2006). EMDR and low frequency stimulation of the brain. *Traumatology, 12,* 9–24.
2. Harper, M. L., Rasolkhani-Kalhorn, T. & Drozd, J. F. (2009). On the neural basis of EMDR therapy: Insights from qEEG studies. *Traumatology, 15,* 81–95.

Anhang G: Klinische Richtlinien zur Havening-Berührung*

Obwohl in vielen therapeutischen Situationen Berührungen angewendet wurden, waren sie in der psychotherapeutischen Praxis bisher prinzipiell verboten. Während Massagetherapeuten, Physiotherapeuten, Zahnärzte und Ärzte ihre Klienten berühren, tut dies der ausgebildete Gesprächstherapeut grundsätzlich nicht.

Freud setzte die Richtlinien für die gegenwärtige Situation, indem er Berührungen zwischen Therapeut und Klient als etwas beschrieben hat, das einer erotischen Fehldeutung unterliegen könnte. Folglich wurde die Praxis der Psychoanalyse und anderer Gesprächstherapien berührungsscheu. In der Havening-Therapie hat sich erwiesen, dass die einfache Erklärung für den Zweck der Berührung, nämlich dem Klienten ein Gefühl von Sicherheit zu vermitteln, ausreicht, um die sexuelle Konnation zu vermeiden und den therapeutischen Rahmen zu wahren. Während der vergangenen sechs Jahre habe ich die Havening-Berührung ausschließlich auf therapeutische Weise erlebt.

Berührung ist wohl die mächtigste Form der Kommunikation. Die extrasensorische Reaktion auf Berührung kann Schmerzen lindern, ein Gefühl der Zugehörigkeit sowie Gefühle des Angenommenseins und des Vertrauens vermitteln. Sie ist besonders für ältere Menschen wichtig, die oft sehr einsam leben und deswegen wenig berührt werden. Vermutlich mangelt es den meisten Menschen an Berührung.

Welche Bereiche des Körpers erzeugen ein Gefühl der Sicherheit? Wie auch durch Field[1] belegt sind wir der Meinung, dass es sich um jene Areale handelt, die im Rahmen elterlicher Fürsorge üblicherweise Kontakt erfahren haben. Diese Bereiche liegen im Gesicht und am Kopf, an Armen und Händen. Einfaches Händehalten hat eine starke extrasensorische Wirkung.

Während einschlägige Forschungsarbeiten noch ausstehen, vermittelt der gesunde Menschenverstand, dass die extrasensorischen Bestandteile einer Berührung wirksamer sind, wenn sie von anderen ausgeführt werden. Kitzeln steht als Beispiel dafür. Selbstberührung ist trotzdem an und für sich wirksam. Beim Selbst-Havening kann sich ein Klient jemanden vorstellen, von dem er

---

* siehe Kap. 8.8, S. 146f.

sich wünscht, dass dieser Havening an ihm vollzieht. Entsprechend dem theoretischen Modell, das in diesem Buch beschrieben wird:

Ich erklärte einer Frau, die unter verschiedenen Phobien und chronischer Fatigue litt, wie sie sich selbst mittels Havening behandeln kann: Ich wies sie an, ihre Arme über der Brust zu überkreuzen und sanft ihren jeweils gegenüberliegenden Oberarm mit der Hand zu reiben. Plötzlich hielt sie inne, rang nach Luft und begann zu weinen. Sie sagte, dass sie sich soeben daran erinnert hatte, wie wunderbar und tröstend es war, als ihr Vater dies bei ihr tat.

Wird Havening außerhalb eines psychotherapeutischen Settings angewendet, z.B. in der Praxis eines Internisten, sollte es hinsichtlich Berührung keinerlei Probleme geben. Wird die Technik allerdings im Rahmen einer psychotherapeutischen Behandlung eingesetzt, müsste eine eingehende Beratung vorausgehen. Dies mag sich vielleicht als irrevelantes Problem erweisen, sollte der Therapeut sich jedoch in irgendeiner Weise unsicher sein, kann er dem Klienten die Selbst-Havening-Berührung vermitteln, damit er sie alleine anwenden kann.

Der Psychotherapeut Durana bietet dem Therapeuten sechs Richtlinien, damit er entscheiden kann, in welcher Form Berührung angebracht ist:[2]

1. Der Therapeut muss sich beim Klienten erkundigen, ob er zu Berührung bereit ist.
2. Vor einer Berührung muss der Therapeut herausfinden, ob ein potentieller Kontakt angebracht ist, und den Klienten hinsichtlich der zu berührenden Areale aufklären.
3. Der Therapeut sollte darauf achten, wie der Klient den Körperkontakt interpretiert.
4. Der Therapeut sollte sich seiner eigenen Gefühle bewusst sein.
5. Die Familienangehörigen des Klienten könnten den Körperkontakt fehldeuten, weshalb eine diesbezügliche Aufklärung nötig sein kann.
6. Die Entscheidung zur Berührung sollte sich ausschließlich nach dem Bedarf des Klienten richten.

In dieser Weise verwendet, stellen Havening-Berührung, Ablenkung und andere sanfte Hirnstimulierungen wirksame Instrumente der Veränderung dar. Häufig führen diese Techniken zu einem tieferen Verständnis der Probleme des Klienten und lösen Themen, zu denen man innerhalb einer Gesprächstherapie keinen Zugang findet.

Es ist bedauerlich, dass Vertreter der psychotherapeutischen und psychiatrischen Berufszweige solch wirksame Werkzeuge bisher noch weitgehend ignorieren.*

Literatur

1. Field T., Diego, M. & Hernandez-Reif, M. (2005). Massage therapy research. *Dev. Rev., 27,* 75–89.
2. Durana, C. (1998). The use of touch in psychotherapy: Ethical and clinical guidelines. *Psychotherapy, 35,* 269–280. Mehr Information finden Sie unter www.zurinstitute.com/touchintherapy.html#guidelines [19.06. 2012].

* Anm. d. Hrsg.: Ein Arzt darf zu Behandlungszwecken einen Patienten berühren, allerdings wird beispielsweise in der klassischen Psychoanalyse nach Sigmund Freud der Körperkontakt zwischen Analytiker und Klient untersagt (bis auf das Händeschütteln bei der Begrüßung bzw. Verabschiedung). Körperliche Berührungen spielen aber mittlerweile in vielen Methoden wie EMDR, EFT und andere Tapping-Methoden einschließlich Havening eine wesentliche Rolle. Richtlinien finden sich in der Berufsordnung der Psychotherapeutenkammer und über den Deutschen Psychotherapeutenverband e. V.

Anhang H: Die Kehrseite der Entfernung einer traumatischen Erinnerung*

Man sollte meinen, die Beseitigung einer belastenden Erinnerung biete ausschließlich Vorteile. Unter bestimmten Umständen ist das jedoch nicht der Fall. Bindung ist bei einer traumatischen Erinnerung stark und die ausgelösten Emotionen erhalten sie aufrecht. Dies gilt insbesondere dann, wenn man einen geliebten Menschen verloren hat. Man wird durch Emotionen intensiv motiviert und daher kann ein traumatisierendes Ereignis die treibende Kraft für ein Lebenswerk sein. Deshalb ist es sinnvoll, auf eventuelle Ängste des Klienten vor der Behandlung einzugehen, ob sich emotionale Bestandteile aus der Erinnerung auflösen, möglicherweise einschließlich der Fähigkeit, das Ganze zu visualisieren. Es ist wichtig, dass wir die Gefühle des Klienten respektieren und nicht stets versuchen, das Leben weniger schmerzhaft zu machen. Wir sollten darauf hinweisen, dass sich die Sicht verändern kann, wie der Betreffende die Welt wahrnimmt – was aber nicht das Vergessen des geliebten Menschen bedeutet.

Es gibt einen Medizinerwitz, der folgendermaßen lautet: Sadie, 85 Jahre alt, ruft ihre Freundin an und schreit: „Ich bin tot! Ich bin tot!“ Ihre Freundin, völlig erschreckt, fragt: „Woher weißt du das?“ Sadie antwortet: „Es tut mir nichts mehr weh.“

---

* siehe Kap. 8.10, S. 150

Anhang I: Hinweise und zusätzliche Literatur

Dieser Abschnitt bietet eine kommentierte Übersicht ausgesuchter Artikel und Bücher, die zum Verständnis von Traumatisierung und der Havening-Therapie nützlich sind.

Kapitel 1: Eine dritte Säule

In Kapitel 1 wird der Leser in das Thema der Traumatisierung und die dritte therapeutische Säule, die psychosensorischen Therapien, eingeführt, eine davon nennt sich ***Havening***. Kritisch ist in der modernen Medizin folgende Tatsache: Die meisten Ärzte erkennen nicht an, dass Traumatisierung die Ursache verschiedener Symptome sein kann. Bisher haben wenige Forscher und Kliniker versucht, diese Tatsache in das Bewusstsein der Schulmedizin zu bringen.

Tallis, F. (2002). *Hidden minds. A history of the unconscious*. New York, NY: Arcade Publishing.

Dieses schön geschriebene Buch untersucht, auf welche Weise das Unbewusste unser Leben beeinflussen kann. Tallis beschreibt die Ideen und Bemühungen der ersten Wissenschaftler wie Charcot, Janet, Freud, Breuer, Jung und anderer großartiger Forscher und Denker zu ihren Untersuchungen des Unbewussten. Er kommentiert die intellektuelle Suche, die Eifersüchte, Kämpfe und Enttäuschungen, die diese genialen Männer auf ihrer Suche nach einem Zugang zur verborgenen Seele erlebt haben. *Hidden minds* wird Ihr Denken über das Unbewusste verändern. Siehe auch *Changing Minds*, ein weiteres Buch von Tallis.

Kirmayer, L. J., Lemelson, R. & Barad, M. (Hrsg.). (2007). *Understanding trauma. Integrating biological, clinical and cultural perspectives*. New York, NY: Cambridge University Press.

Dieses Buch gibt eine Übersicht zur Neurobiologie der Angstkonditionierung und Angstlöschung wie auch zu den Auswirkungen frühkindlicher Stressbelastung auf die Entwicklung neuraler Systeme, die in Bezug zur Vulnerabilität gegenüber Traumatisierung stehen. Es werden die klinischen Folgen und die derzeit üblichen Behandlungsmethoden traumatisierter Menschen beschrieben. Dieses Buch untersucht auch, auf welche Weise massiv traumatische Ereignisse die Gesellschaft insgesamt beeinträchtigen. Diesbezüglich behandelt es Themen, die jenseits einfacher Labor- oder klinischer Beschreibungen liegen. Es stellt Traumatisierung als Motor gesellschaftlicher Transformation dar. Ganz besonders gut gefiel mir das Kapitel von Rousseau und Meashm über posttraumatische Leiden als Quelle der Transformation.

van der Kolk, B. A., McFarlane, A. C. & Weisaeth, L. (Eds.). (1996). *Traumatic stress. The effects of overwhelming experience on mind, body and society*. New York, NY: Guildford Press. [Van der Kolk, B. A., McFarlane, A. C. & Weisaeth, L. (Hrsg.). (2000). *Traumatic Stress: Grundlagen und Behandlungsansätze. Theorie, Praxis, Forschung zu posttraumatischem Stress und Traumatherapie*. Paderborn: Junfermann.]

Dieses Buch muss man gelesen haben, wenn man Traumageschehen besser verstehen möchte. Es beschreibt den Prototyp traumatischer Störungen: die posttraumatische Belastungsstörung PTBS. Bessel A. van der Kolk und seine Mitherausgeber haben das angesammelte Wissen aus Jahrzehnten klinischer, epidemiologischer und neurowissenschaftlicher Studien zusammengetragen. Die Autoren präsentieren neue und aufregende Ideen über die Störung als solche und die Auswirkungen auf den Betroffenen, die Gesellschaft und die Welt insgesamt. Das Buch erörtert potenzielle neurobiologische Mechanismen und nutzt diese Ansätze, um Behandlungsweisen zu entwickeln. Es liegt als Taschenbuch der ersten Ausgabe auf, die 1996 publiziert wurde. Die hierin enthaltenen Beobachtungen und Konstrukte sind für die heutige Forschung immer noch wegweisend. Eventuell fühlt man sich aufgrund des Umfangs überwältigt. Ein langsames und wiederholendes Lesen ist notwendig, um die Gesamtheit dessen, was hier publiziert wurde, zu erfassen.

Sarno, J. E. (2006). *The divided mind: The epidemic of mindbody disorders*. New York, NY: ReganBooks, HarperCollins.

John Sarno stellt auf Seite 1 fest:

> Die Gesundheitsversorgung in den USA befindet sich in einer Krise. Teile der US-amerikanischen Medizin haben sich in einen dysfunktionalen Albtraum verantwortungsloser Praktiken, gefährlicher Prozeduren, bürokratischer Regulierung und explodierender Kosten verwandelt. Anstatt sich der Heilung von Menschen zu widmen, verlängert dieses marode Gesundheitssystem ihr Leiden in allzu vielen Fällen. Anstelle der Vermeidung von Epidemien werden diese geradezu erzeugt.
> Die enorme Fehlentwicklung medizinischer Verfahrensweisen kann dem gegenübergestellt werden, welche Auswirkung es hätte, wenn die Medizin die Existenz von Bakterien und Viren schlichtweg ignorieren würde. Die Eliminierung des Begriffes *psychosomatisch* aus dem DSM (*Diagnostic and Statistical Manual of*

Mental Disorders, offizielle Publikation der American Psychiatric Association) ist die vielleicht ruchloseste Manifestation einer mittelalterlich anmutenden Wissenschaft. Damit könnte man auch das Wort *Infektion* aus den medizinischen Wörterbüchern streichen.

Mag dies auch noch so krass erscheinen, Dr. Sarno zeigt auf, dass wir etwas übersehen haben, was sich hinter einer Offensichtlichkeit verbirgt, nämlich wie fest Geist und Körper miteinander verwoben sind. Er nutzt wissenschaftliche Ergebnisse aus jahrzehntelanger Forschungsarbeit, um den Ursprung und die Behandlung chronischer Schmerzen zu untersuchen, insbesondere Rückenschmerzen, von denen Millionen von Menschen betroffen sind. Jeder im Gesundheitswesen Tätige sollte dieses Buch gelesen haben und seine eigenen Schlüsse daraus ziehen.

Scaer, R. C. (2007). *The body bears the burden. Trauma, dissociation and disease*. New York, NY: Haworth Press.
Dieses Buch bietet einen Durchbruch in Peter Levines Sinn (siehe Seite XIX in Scaers Buch). Es handelt sich um eine anspruchsvolle Lektüre, die es jedoch der Mühe wert ist, sie zu lesen. Ausgangspunkt ist, dass ein körperlich schmerzvolles Ereignis, das zum Zeitpunkt der Traumatisierung besteht, co-encodiert wird. Unabhängig davon, ob der begleitende Schmerz dabei nicht wahrgenommen oder bewusst erlebt wird, er wird in jedem Fall abgespeichert und später wiedererlebt. Der Autor beschreibt den Moment der Encodierung als einen Zustand der Erstarrung, der tonischen Immobilität. Solange er unaufgelöst bleibt, d. h. eine motorische Reaktion nicht ausgeführt wird, behält der Geist die Flucht- oder Kampfenergie inne. Sie bewirkt die Symptome der Traumatisierung. Wird sie entladen, kann das Ereignis verarbeitet, das Trauma gelöscht und der Schmerz eliminiert werden. Scaer beleuchtet auf glänzende Weise die Ursache für das verwirrende Erscheinungsbild somatischer Probleme als Folge eines traumatischen Ereignisses.

Gay, P. (1989). *The Freud reader*. New York, NY: W. W. Norton & Co. [Gay, P. (1995). *Freud. Eine Biographie für unsere Zeit*. Frankfurt/M.: Fischer.]
Die westliche Welt ist von den Freud´schen Anschauungen durchdrungen. Sein originellstes Konzept ist die Vorherrschaft des Unbewussten (was wir in diesem Buch hier das Unterbewusste nennen). Uns wird vermittelt, dass es sich mittels eines Versprechers, durch Verhaltensweisen oder Träume auf mehrfache Weise offenbart. Wenn wir es schaffen, in diese Welt einzudringen, um Unbewusstes ins Bewusstsein zu bringen, können wir einen Heilungsprozess in Gang setzen. Die Methode Freuds und anderer Wissenschaftler bestand im Führen von Gesprächen. Einige seiner Ansichten sind heute noch immer aktuell, andere sind in Ungnade gefallen, aber sein

gesamtes Anschauungsgebäude stellt nach wie vor eine beeindruckende Ergründung des menschlichen Geistes dar.

Es existieren wohl hunderte Gesprächstherapietechniken. Sie gründen auf verschiedenen Modellen zum Verständnis des Unbewussten und zur Interaktion zwischen Sprache und dem Gehirn. Die Ansätze lassen sich in Wikipedia nachlesen.

Dieses Online-Lexikon verfügt über eine hervorragende, kurze Darstellung zur ***Psychotherapie***, die sogenannte erste Säule der Therapie (http://en.wikipedia.org/wiki/Psychotherapy).

Des Weiteren ist Freuds Arbeit von entscheidender Bedeutung, um das zentrale Thema dieses Buchs, die Rolle des Unbewussten, zu verstehen. Wir haben uns entschieden, den Begriff *unbewusst* durch das Wort *unterbewusst* zu ersetzen; dies umfasst sowohl die durch bewusstes Denken zugänglichen als auch unzugänglichen Erinnerungen.

Wikipedia bietet auch eine hervorragende kurze Abhandlung zur ***Psychopharmakologie*** (Anm. d. Ü.: der Begriff *psychopharmacology* wurde mit ***Psychopharmakotherapie*** übersetzt, da er präziser ist; Erklärung siehe Fußnote in Kap. 1.4, S. 30), der zweiten Therapiesäule (http://en.wikipedia.org/wiki/Psychopharmacology). Abhandlungen über einzelne Wirkstoffe und darüber, wie diese im Gehirn wirken, finden sich in den zahlreichen Psychopharmakologie-Lehrbüchern der Online-Versandbuchhandlungen und medizinischen Bibliotheken.

Kapitel 2: Die Rolle der Emotionen

Wenn wir verstehen, welche Rolle Emotionen in unserem Leben spielen, können wir deren Kraft und Notwendigkeit wertschätzen.

Canon, W. B. (1929). *Bodily changes in pain, hunger, fear and rage*. New York, NY: Harper Torchbooks.

Dies ist *der* Buchklassiker zur Physiologie der Emotionen. „Angst, Wut und Schmerzen sowie beißender Hunger gehören zu den primitiven Erfahrungen, die Menschen und Tiere gemeinsam haben", so Canon in seinem Vorwort. Er führt danach weiter aus, wie man die körperliche Integrität aufrechterhält, wobei er das Prinzip der Homöostase einführt (aus dem Griechischen: Gleichstand, auch Selbstregulation), was bedeutet, „unser Inneres stabil zu halten." Canon erläutert, wie unser Körper die Eigentemperatur von 37° C bewahrt, den Blutzuckerspiegel wie auch unseren Blutdruck reguliert, unabhängig davon, ob wir stehen, liegen oder sitzen. Er beschreibt, was in unserem Körper geschieht, wenn die Homöostase gestört ist und wie dieser reagiert, um den Veränderungen entgegenzuwirken. Canon war der Erste, der die Auswirkungen von Angst und Hunger auf physiologische Funktionen sowie die Rolle von Epinephrin beschrieben hat. Dieses Buch, das vor nicht ganz 100 Jahren veröffentlich wurde, ist voller Einsichten, die uns erklären, was wir täglich erleben. Es hat eine große medizinhistorische Bedeutung, weswegen es sich lohnt, das ganze Buch zu lesen, aber auch ein Querlesen vermittelt uns einen Eindruck über frühe Arbeiten zum Thema Stress.

Selye, H. (1978). *The stress of life*. New York, NY: McGraw-Hill. [siehe auch: Selye, H. (1953). *Einführung in die Lehre vom Adaptationssyndrom*. Stuttgart: Thieme]

Dieses Buch führt den Begriff „Stress" in den Wortschatz der Biologie ein. Obwohl einige der Selye'schen Thesen nicht mehr aktuell sind, bietet es eine spannende Lektüre. Selye macht den Leser mit seiner frühen Forschungsarbeit bekannt: Er versucht herauszufinden, weshalb verschiedene Stressoren gleiche Reaktionen verursachten. Er war hinsichtlich der Auswirkungen, die Stress auf immunologisches, kardiovaskuläres, gastrointestinales, muskuloskelletales, neurologisches und psychiatrisches System hat, seiner Zeit voraus. Dieses Buch ist die Grundlage der Geist-Gehirn-Körper-orientierten Medizin, jeder, der sich für Psychologie interessiert, sollte es lesen.

Fellous, J.-M. & Arbib, M. A. (Eds.). (2005). *Who needs emotions? The brain meets the robot*. New York, NY: Oxford University Press.

Diese bemerkenswerte Zusammenstellung von Aufsätzen befasst sich mit der Frage, ob man Roboter bauen kann, die denken und Emotionen erleben können. Eines der wichtigen Konzepte, die hierin abgehandelt werden, ist, dass Emotionen viele überlebenswichtige Aufgaben besitzen. Ihre primäre Aufgabe ist die der Amplifizierung, d.h. sie vergrößern die Bedeutung eines Ereignisses für einen Menschen. Emotionen stellen grundsätzlich einen Schutz und einen Nutzen für unser Überleben dar. Sie haben auch viele weitere sekundäre Rollen, die wichtig sind.

Dieses Buch fasst eine Menge an Literatur über die Organisation und die Grundlagen emotionsauslösender Systeme zusammen. Es bietet auch Weltanschauungen aus dem Blickwinkel gesellschaftlichen Miteinanders. In ihrem Kapitel über emotionale Verarbeitung beschreiben Fellous und LeDoux (S. 87) die Reaktion auf Angst. Sie beinhaltet:

Defensives Verhalten
Erhöhung der Erregung
Angst $\Rightarrow$ Erhöhung der Schmerzschwelle
Freisetzung von Stresshormonen
Verminderung der Reflexzeit

All diese Reaktionen werden durch die Amygdala gesteuert.

Unter *Who Needs Emotions* werden reaktive, gewohnheitsmäßige und reflektierte Emotionen durch Ortony, Norman und Revelle auf Seite 179 abgehandelt. Ralph Adolphs beschreibt in seinem Beitrag (S. 9–28) *"Could a Robot Have Emotions?"* die verschiedenen Überlebensfunktionen, die Emotionen besitzen. Der Hauptteil dieses Buches befasst sich mit einigen dieser Vorstellungen. Eine Abhandlung zum Thema Emotionen als Teil unseres Motivationssystems wurde von Ann E. Kelly verfasst. Darin (S. 29–79) beschreibt sie die neurochemischen Netzwerke, die Motivation encodieren. Sowohl positive als auch negative Emotionen sind hier Teil des Systems. Das Buch ist erstaunlich gut lesbar und bietet eine Einführung in die Emotionen und ihre Funktion.

Gazzaniga, M. S., Ivry, R. B. & Mangun, G. R. (2002). *Cognitve neuroscience: The biology of the mind*. New York, NY: W. W. Norton & Co.

Dieses Buch zeigt das Gebiet der kognitiven Neurowissenschaften auf. Es beginnt mit den molekularen, zellulären und anatomischen Aspekten, bietet eine hervorragende Übersicht zu Wahrnehmung, Encodierung, Lernen, Erinnerung, Emotion und anderen Themen, die mittlerweile Gegenstand wissenschaftlicher Studien wurden. Die kognitiven Neurowissenschaften befassen sich mit Emotionen, indem die Wechselwirkungen zwischen Geist und Gehirn mit psychophysischen und bildgebenden Verfahren, wie z. B. fMRI, MRI, PET und ERPs (event-related potentials, ereigniskorrelierte Potentiale), untersucht werden. Im Wesentlichen wird erklärt, welche Teile des Gehirns aktiviert werden, sobald Emotionen ins Spiel kommen.

Lieberman, M. D. & Eisenberger, N. I. (2009). The pains and pleasures of social life. *Science, 323,* 890–891.

Diese Wissenschaftler beschreiben die neurologische Beziehung zwischen physischem (Hunger, Durst) und psychischem Schmerz (soziale Ausgrenzung, Verlust, Ungerechtigkeit, negativer sozialer Vergleich). Sie vertreten den Standpunkt, dass physische und psychische Schmerzen gemeinsame Leitbahnen im Gehirn beanspruchen.

Ruden, R. A. & Byalick, M. (2003). *The craving brain*. New York, NY: HarperCollins.

Dieses Buch beleuchtet in detaillierter Weise die Folgen chronischen, unentrinnbaren Stresses sowie seine Auswirkungen auf das System des appetitiven Antriebs. Die Autoren sind der Meinung, dass chronischer Stress die serotonerge Aktivität des Gehirns vermindert. Die niedrigen Serotoninspiegel sensibilisieren den Nucleus accumbens dahingehend, dass dieser auf nichtappetitive Reize, z. B. Zigaretten und Alkohol, zwanghaft reagiert. Sie verfügen über keinerlei Mechanismus, den Konsum einstellen zu können. Die Folge ist Suchtverhalten. Traumatisierung erzeugt chronisch unentrinnbaren Stress und kann Suchtverhalten begünstigen.

Kapitel 3: Ur-Emotionen und Überleben

Angst und Wut sind sowohl bei Tieren als auch bei Menschen untersucht worden. Einige der Quellen sind unten aufgeführt.

McFarland, D. (1987). *The Oxford companion to animal behavior*. New York, NY: Oxford University Press. [siehe auch: McFarland, D. (1999). *Biologie des Verhaltens: Evolution, Physiologie, Psychobiologie*. Heidelberg: Spektrum Akademischer Verlag.]

Der hierin enthaltene Informationsschatz bietet klare, für den Laien verständliche Einsichten zu Fragen tierischen Verhaltens. Das Buch wurde von einem internationalen Expertenteam verfasst, es enthält über 200 Einträge, die von Aggression über Balzverhalten bis zu Mimik, Flucht, Orientierungsverhalten, Partnerwahl und Angst reichen.

Gegenstand dieses Werks ist die Frage, wie Angst und physiologische Veränderungen durch sensorischen Input erzeugt werden. Es erklärt Angst als „einen Motivationszustand, der durch bestimmte Reize angeregt wird und normalerweise zu Verteidigungs- oder Fluchtverhalten führt." Beim Menschen erzeugt sie eine typische Gesichtsmimik, die sich in der Beanspruchung des Platysma-Hautmuskels und weit geöffneten Augen zeigt. Die Reaktion eines Hundes auf eine Bedrohung wird wie folgt beschrieben (S. 6):

> Wenn wir die drohende und die defensive Positur von Hunden miteinander vergleichen, scheinen diese vollständig entgegengesetzt zu sein. Der bedrohte Hund versucht, sich selbst so groß wie möglich zu präsentieren. Die Selbstverteidigungspositur hat die Aufgabe, die lebenswichtigen Körperteile zu schützen. Beim Menschen ist die defensive Wut nicht mit Aggression, sondern vielmehr mit der Bedrohtseinspositur gleichzusetzen; als letztes Mittel versuchen wir, unseren Gegner zu erschrecken und möchten dabei so bedrohlich wie möglich aussehen.

Jedes Sinnesorgan verfügt über eine eigene Leitbahn in die Amygdala, die eine Angstreaktion auslöst. Diese Leitbahnen sind hier ebenfalls beschrieben.

Darwin, C. (1898). *Expression of the emotions in man and animals*. New York, NY: D. Appleton & Co. [Darwin, C. (2000). Der Ausdruck der Gemütsbewegungen bei den Menschen und den Tieren. Frankfurt/M.: Eichborn.]

Darwin zeigte die folgende Abbildung (S. 294 seines Buches) 23 Probanden. Sie sollten den emotionalen Zustand der dargestellten Person beschreiben. 13 von ihnen gaben Entsetzen, große Schmerzen an; drei sprachen von extremer Angst; sechs von Zorn; einer von Ekel. Alle diese Gefühle stehen in engem Zusammenhang mit einem mentalen Zustand der

Angst. Dieses Buch gehört auch zu den Klassikern, die die Ähnlichkeit menschlichen und nichtmenschlichen emotionalen Ausdrucks herausstellen, und dass wir alle ihn erkennen.

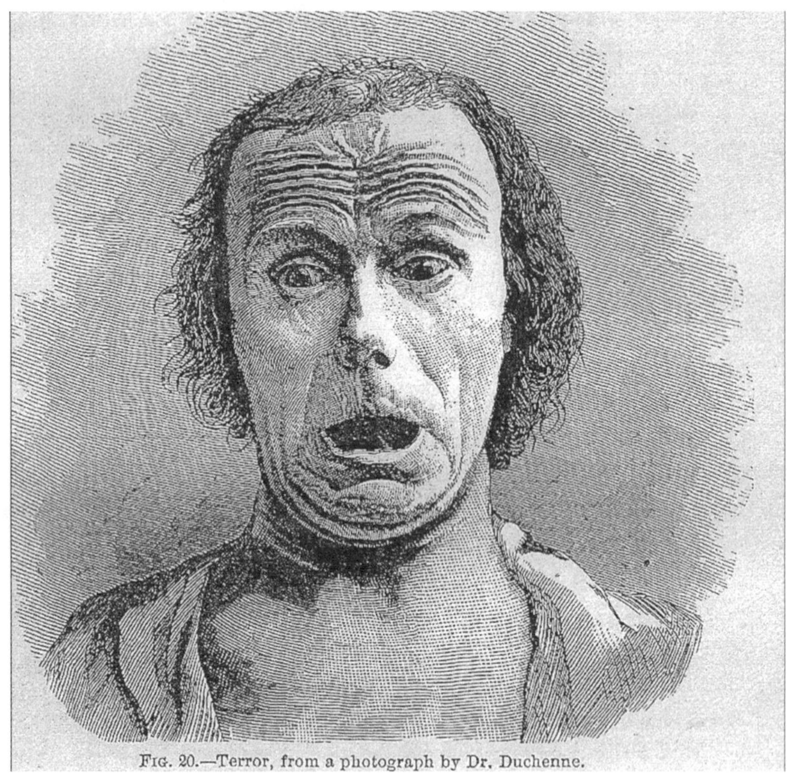

FIG. 20.—Terror, from a photograph by Dr. Duchenne.

Abbildung 23: *Charles Darwin zeigte dieses Bild 23 Probanden, die anschließend den emotionalen Zustand der abgebildeten Person beschreiben sollten (aus Darwin, C., Expression of the Emotions in Man and Animals, D. Appleton & Co., New York, NY, 1898, S. 294)*

De Becker, G. (1997). *The gift of fear. Survival signals that protect us from violence*. New York, NY: Little, Brown & Co. [siehe auch: De Becker, G. (2001). *Mut zur Angst*. Frankfurt/M.: Fischer.]
Echte Angst, so De Becker, ist ein Geschenk. Sie ist ein Überlebenssignal, das lediglich in Gegenwart einer Gefahr ertönt. Mittels Geschichten und Theorie beschreibt er, wie das Unterbewusstsein uns signalisiert, wann wir gut beraten sind, aufmerksam zu sein.

LeDoux J. (1996). *The emotional brain. The mysterious underpinnings of emotional life*. New York, NY: Simon & Schuster.

Dieses Buch, das bereits ein Klassiker ist, verbindet Forschungsergebnisse zur Physiologie der Emotionen mit der Rolle der Emotionen beim Lernen. LeDoux beschreibt ein Experiment, das Anfang des vergangenen Jahrhunderts vom französischen Arzt Edouard Claparède durchgeführt wurde. Seine Patientin hatte anscheinend die Fähigkeit verloren, sich Neues zu merken, und jedes Mal, wenn sie sich begegneten, musste er sich erneut vorstellen. Bei einem der Besuche legte Claparède eine Reißzwecke in seine Hand. Als sie sich bei der Begrüßung die Hände reichten, fühlte die Patientin einen schmerzhaften Stich. Beim nächsten Besuch weigerte sie sich, ihm die Hand zu schütteln. Sie konnte den Grund nicht benennen, aber offensichtlich stand der gute Arzt nun gleichbedeutend für Schmerzen, weshalb sie Angst hatte. LeDoux hat den Eindruck, dass diese Art des Lernens nicht von unserem Bewusstsein abhängt. Ist der Lernprozess einmal erfolgt, muss der Reiz nicht mehr bewusst wahrgenommen werden, um eine emotionale Reaktion auszulösen. Dieses Experiment stellt den theoretischen Hintergrund für unterbewusste Reize dar, welche die Amygdala aktivieren.

In einem anderen Teil des Buches beschreibt LeDoux (S. 258–261) das Abgleiten in Panik: „Bei zunehmender Aktivierung der Amygdala ist Dämpfung des denkenden Hirnbereiches sinnvoll. Vorprogrammierte Reaktionen auf Gefahren übernehmen die Steuerung, so dass Entscheidungen aufgrund des Denkens über verfügbare Optionen nicht verzögert werden. Das ist kein bewusster, sondern ein naturgegebener Prozess, um Überlebenswahrscheinlichkeit zu steigern.“

Als es 1996 veröffentlicht wurde, bewertete man das Buch als bahnbrechend. Es enthält Mutmaßungen, die teilweise revidiert wurden, aber deshalb ist Forschungstätigkeit auch so wichtig (vorangetrieben vor allem durch LeDoux und Mitarbeitern), da die theoretischen Modelle auf der jeweils besten verfügbaren Evidenzlage basieren. [siehe auch: LeDoux, J. E. (2004). *Das Netz der Gefühle. Wie Emotionen entstehen*. München: dtv.]

Shaikh, M. B. & Siegel, A. (1994). Neuroanatomical and neurochemical mechanisms underlying amygdaloid control of defensive rage behavior in the cat. *Braz. J. Med. Bio. Res., 27,* 2759–2779.

Es ist allgemein anerkannt, dass der Hypothalamus und das periaquäduktale Grau (PAG) beim Verhaltensausdruck defensiver Wut eine wichtige Rolle spielen. Defensive Wut wird zwar nicht in der Amygdala selbst hervorgerufen, trotzdem spielt dieser Teil des limbischen Systems eine wichtige Rolle bei der Modulierung des defensiven Wutverhaltens. Die experimentell gewonnenen Daten belegen, dass eine Aktivierung der basomedialen Region die defensive Wut steigert. Eine Aktivierung des zentralen Kerns hingegen unterdrückt sie. Die Unterdrückung defensiver Wut durch den Ce macht Sinn, da dieses Areal den Kampf- oder Fluchtmechanismus in Gang setzt.

Kapitel 4: Gedächtnis und Emotion

Wir erinnern uns an das, was uns aufregt. Ohne Emotionen wären unsere wichtigen Erinnerungen kaum abrufbar.

Harley, C. W. (2004). Norepinephrine and dopamine as learning signals. *Neural Plast., 11,* 191–204.

Dieser Artikel bietet eine Übersicht der Nachweise, dass Norepinephrin und Dopamin als Lernsignalstoffe wirken. Beide Substanzen sind in jenen Arealen weit verbreitet, die sowohl mit der Darstellung der Welt als auch mit der Verbindung zwischen sensorischen Inputs und motorischen Outputs zu tun haben. Sie werden im Moment der Neuartigkeit, Ungewissheit und der Emotionen der Angst und Wut ausgeschüttet, wodurch ein verständliches Signal gesetzt wird, das Darstellungen und Assoziationen aktualisiert. Diese Substanzen aktivieren die intrazelluläre Maschinerie, von der angenommen wird, dass sie der Gedächtnisbildungskaskade dient.

Phelps, E. A. (2004). Human emotion and memory: Interactions of the amygdala and the hippocampus. *Curr. Opin. Neurobiol., 14,* 198–204.

Die Amygdala und der hippokampale Komplex sind zwei Strukturen, die tief im mediotemporalen Cortex liegen. In emotional intensiven Situationen sind diese Systeme in subtiler, aber entscheidender Weise miteinander verknüpft. Insbesondere die Amygdala ist in der Lage, Encodierung, Speicherung und Abruf hippocampusabhängiger Erinnerungen zu modulieren. Der Hippocampus kann die richtige Reaktion der Amygdala beim Vorliegen emotionaler Stimuli beeinflussen, indem langfristige Repräsentationen der emotional bedeutsamen Ereignisse gebildet werden. Diese Systeme wirken konzertiert, wenn Emotion auf Erinnerung trifft.

Cahill, L. (1997). The neurobiology of emotionally influenced memory. Implications for understanding traumatic memory. *Ann. N. Y. Acad. Sci., 821,* 238–246.

Die Evidenz aus Studien (an Tieren und Menschen) stimmt maßgeblich darin überein, dass Erinnerungen emotional erregender Ereignisse über ein Netzwerk der Erinnerungen moduliert werden, das sich mindestens aus Stresshormonen, Hippocampus, Amygdala und dem medialen präfrontalen Cortex zusammensetzt. Innerhalb der normalen Bandbreite erlebter Emotionen wird dieses System als evolutionsbedingte Anpassung betrachtet, um die Intensität einer Erinnerung zu steuern. Die Stärke der Intensität ist dabei proportional zur Relevanz der Erinnerung. Extremer emotionaler Stress führt zu einer Dysfunktion dieses normalerweise adaptiven Systems, was zur Bildung ausgeprägter intrusiver Erinnerungen führen kann, die für PTBS charakteristisch sind.

McGaugh, J. L. (2004). The amygdala modulates the consolidation of memories of emotionally arousing experience. *Annu. Rev. Neurosci., 27,* 1–28.
Die Amygdala spielt eine entscheidende Rolle innerhalb unseres Vermögens, lang anhaltende Erinnerungen emotionaler Erfahrungen zu erzeugen und aufrechtzuerhalten. Dies geht in überzeugender Weise aus den übereinstimmenden Daten von Studien an Tieren und am Menschen hervor. Umfassende Daten aus Tierstudien weisen darauf hin, dass (1) die Amygdala die erinnerungsmodulierenden Wirkungen der Stresshormone vermittelt; (2) die Wirkungen selektiv durch den basolateralen Komplex der Amygdala (BLC) weitergeleitet werden; (3) der BLC das Encodieren von Erinnerungen mittels Efferenzen in andere Hirnregionen einschließlich des Nucleus caudatus, Nucleus accumbens und des Cortex moduliert; und (4) der BLC die Encodierung vieler verschiedener Arten von Information steuert. Die Ergebnisse aus bildgebenden Studien des menschlichen Gehirns stimmen mit jenen aus Tierstudien überein, was darauf hinweist, dass eine Aktivierung der Amygdala die Encodierung langfristiger emotionaler Erinnerungen beeinflusst; während der Encodierung korreliert der Aktivierungsgrad der Amygdala mit der Leichtigkeit nachfolgenden Abrufens einer Erinnerung aufgrund emotionaler Erregung. Die Aktivierung neuromodulatorischer Systeme, die den BLC und seine Projektionen in andere Hirnregionen beeinflussen und an der Verarbeitung unterschiedlicher Arten von Informationen beteiligt sind, spielt eine entscheidende Rolle dabei, emotional bedeutsame Erfahrungen gut in Erinnerung zu behalten.

Anderson, A. K. (2005). Affective influcences on the attentional dynamics supporting awareness. *J. Exp. Psychol. Gen., 134,* 258–281.
Reize, die zu einer emotionalen Erregung führen, verbessern die langfristige Erinnerung unmittelbar vorangegangener neuraler Stimuli. Die Daten stimmen mit der Hypothese der aufrechterhaltenden Konsolidierung überein. Diese Hypothese besagt, dass emotionale Erregung neurobiologische Prozesse anregt, welche die Konsolidierung von Erinnerungen zu rezenten Ereignissen moduliert. Diese erregungsinduzierte Modulierung der Erinnerung wird durch Norepinephrinaktivierung der Amygdala vermittelt.

McIntyre, C. K., Power, A. E., Roosendaal, B. & McGaugh, J. L. (2003). Role of basolateral amygdala in memory consolidation. *Ann. N. Y. Acad. Sci., 985,* 273–293.
Erinnerungen an emotional aufregende Erlebnisse sind tendenziell lebendiger und halten länger an als Erinnerungen an neutrale oder triviale Ereignisse. Darüber hinaus können Erinnerungen an emotional beeinflusste Informationen nach einer einzigen Erfahrung anhaltend lang sein. Neue Ergebnisse belegen, dass der Einfluss emotionaler Erregung auf die Konsolidierung einer Erinnerung durch die Freisetzung von Nebennierenstresshormonen (Epinephrin und Cortisol) sowie Neurotransmittern ver-

mittelt werden, die wiederum das noradrenerge System innerhalb der Amygdala aktivieren. Maßgebliche Evidenz weist darauf hin, dass die Aktivierung der Amygdala das Erinnerungsvermögen beeinflusst, indem die Konsolidierung in anderen Hirnregionen gesteuert wird. Diese Arbeit untermauert die Auffassung, dass der BLC als eine Art Leim für die Bestandteile einer traumatischen Erinnerung fungiert.

Morenson, G. J., Jones, D. L. & Yim, C. Y. (1980). From motivation to action: Functional interface between the limbic system and the motor system. *Progr. Neurobiol., 14,* 67–97.
Dieser Artikel beschreibt die Beziehung zwischen Emotion und Bewegung. Sie verbindet das limbische System mit dem Nucleus accumbens und anderen nachgeschalteten neuronalen Bestandteilen, die das Verhalten steuern und Motivationszustände aktivieren.

Ordway, G. A., Schwartz, M. A. & Frazer, A. (Eds.). (2007). *Brain norepinephrine*. Cambridge, UK: Cambridge University Press.
Dieses Buch richtet sich an Wissenschaftler und Studienabgänger. Benno Roozendaal, PhD, hat einen Beitrag über Norepinephrin und das Langzeitgedächtnis geschrieben. Gary S. Aston-Johns verfasste eine Abhandlung über den Locus caeruleus und die Regulierung behavioraler Flexibilität und Aufmerksamkeit. Petrovaara Antti erörtert das Thema Norepinephrin und Schmerz. Das Buch enthält auch viele andere hervorragende Beiträge. Sie bieten Lesern mit neurowissenschaftlichem Hintergrund starke Argumente für Norepinephrin als eine der Schlüsselsubstanzen der Trauma-Encodierung.

Kapitel 5: Das Encodieren einer traumatischen Erinnerung

Ein einziges Ereignis kann Ihr Leben verändern. Wie macht das Gehirn dies möglich?

Ferreira, T. L, Shammah-Lagnado, S. J., Bueno, O. F., Moreira, K. M., Fornari, R. V. & Oliviera, M. G. (2008). The indirect amygdala-striatum pathway mediates conditioned freezing: insights on emotional memory networks. *Neuroscience, 153* (1), 84–94.
Wo werden emotionale Ereignisse abgespeichert, bevor der Hippocampus arbeitet? Beim emotionalen Lernen spielt das dorsale Striatum (bestehend aus Nucleus caudatus und Putamen) eine Rolle. In einer früheren Studie (Ferreira, T. L., Moreira, K. M., Ikeda, D. C., Bueno, O. F. A. & Oliviera, M. G. M., 2003, Effects of dorsal striatum lesions in tone fear conditioning and contextual fear conditioning, *Brain Res., 987,* 17–24) zeigte eine Zerstörung des rechten und linken dorsalen Striatums die Störung der akusti-

schen Angstkonditionierung. Dieses Ergebnis belegt, dass eine Läsionierung sowohl des Ce der Amygdala als auch des dorsalen Striatums auf der anderen Seite des Gehirns die akustische Angstkonditionierung ebenso hemmt. Das weist darauf hin, dass das Striatum der Ort ist, an dem Angsterinnerungen in Abwesenheit eines funktionierenden Hippocampus abgespeichert werden. Ebenso zeigt es, dass bei intaktem dorsalen Striatum ein Ereignis über die gefühlte Wahrnehmung zugänglich und somit für die Aktivierung des BLC nützlich ist, um anschließend Havening anzuwenden.

Tully, K., Li, Y., Tsvetkov, E. & Bolshakov, V. Y. (2007). Norepinephrine enables the induction of associative long-term potentiation at thalamo-amygdala synapses. *Proceed. Nat. Acad. Sci., 104* (35), 14146–14150.
Dieser Artikel setzt sich für die Bedeutung von Norepinephrin bei der Entstehung langfristiger Verstärkung im lateralen Kern der Amygdala ein. Information, die unter Einfluss von Norepinephrin vom Thalamus hierhin gelangt, hebt die GABA-Hemmung der Neuronen auf, die aus dem lateralen Kern laufen und ermöglicht die Erzeugung von Leitbahnen.

Kapitel 6: Ursachen und Folgen der Traumatisierung

Saigh, P. A. (1991). The development of post-traumatic stress disorder following four different types of traumatization. *Behav. Res. Ther., 29,* 213–216.
Mit dem *Children's Post-Traumatic Stress Disorder Inventory* wurden 230 Fälle von Kindheits-PTBS diagnostiziert. 58 dieser Fälle wurden durch direkte Erlebnisse traumatisiert, 128 durch Beobachtung, 13 durch verbale Vermittlung und 31 durch Kombinationen der eben genannten Gründe.

van der Kolk, B. A. & Fisler, R. (1995). *Dissociation and the fragmentary nature of traumatic memories: Overview and exploratory studies.* Verfügbar unter http://www.trauma-pages.com/a/vanderk2.php [20.06.2012].
Die Art und Beständigkeit traumatischer Erinnerungen wie auch deren Funktion in der Manifestation einer PTBS sind in der Psychiatrie umstrittene Themen. Dieser Artikel gibt eine Übersicht der Aufzeichnungen, die aus Erinnerungen von Menschen nach hochgradig belastenden und traumatisierenden Ereignissen zusammengetragen wurden. Er bestätigt Janets klare Unterscheidung zwischen einer traumatischen und einer gewöhnlichen Erinnerung. Seiner Ansicht nach besteht eine traumatische Erinnerung aus Bildern, Empfindungen und affektiven wie verhaltensbezogenen Zuständen, die beständig sind und sich im Lauf der Zeit nicht verändern. Gewöhnliche Erinnerungen hingegen sind semantisch und symbolisch. Sie sind sozialer Art und an die Bedürfnisse sowohl des Erzählers als auch des Zuhörers angepasst, sie können entsprechend der gesellschaftlichen Anforderungen erweitert, zusammengefasst, ausgeschmückt oder geschmä-

lert werden. Während eine traumatische Erinnerung unauslöschbare sensorische und affektive Prägungen hinterlassen kann, können diese in eine vollständige persönliche Erzählung als nichttraumatische Erinnerung einbezogen werden (die Traumatisierung ist dann geheilt), abhängig vom Grad der Verzerrung ähnlich einer gewöhnlichen Erinnerung.

Ortiz, J. P., Close, L. N., Heinricher, M. M. & Selden, N. R. (2008). Alpha (2)-noradrenergic antagonist administration into the central nucleus of the amygdala blocks stress-induced hypoalgesia in awake behaving rats. *Neuroscience, 157,* 223–228.

In dieser Studie haben Wissenschaftler folgende Hypothese überprüft: Stressinduzierte Freisetzung von Norepinephrin in den zentralen Nukleus der Amygdala (Ce) vermittelt Analgesie. Die Injektion von Clonidin, einem Stoff der in seiner Wirkung Norepinephrin ähnelt, in den Ce einer Ratte erzeugte eine dosisabhängige Erhöhung der Schmerzlinderung. Als Kontrolle diente Kochsalzlösung. Gemessen wurde die Latetenzzeit des Tail-Flick-Tests – dieser gibt an, wie lange es dauert, bis eine Ratte ihren Schwanz bewegt, nachdem sie einem schmerzhaften Stimulus ausgesetzt wurde. Je mehr Zeit es beansprucht, desto größer ist die Latenzzeit, und somit ist auch die Analgesie stärker. Die analgetische Wirkung wurde durch Injektion des Norepinephrinantagonisten Idazoxan blockiert. Injektionen dieser Substanzen in eine andere Stelle der Amygdala, auch in den BLC, hatten keine Wirkung.

Otis, J. D., Keane, T. M. & Kerns, R. D. (2003). An examination of the relationship between chronic pain and post-traumatic stress disorder. *J. Rehab. Res. Dev., 40,* 397–406.

Es gibt umfangreiche Literatur, die den Zusammenhang zwischen chronischen Schmerzen, Substanzmissbrauch, Depression und Angststörungen belegt. Mehrere interessante Modelle werden vorgeschlagen, allerdings ist bisher keines vollständig entwickelt bzw. geprüft worden.

Ruden, R. A. (2008). Encoding states: A model for the origin and treatment of complex psychologenic pain. *Traumatology, 14,* 119–126.

Dieser Artikel verbindet die Ideen von Scaer und Sarno. Hierbei ist Schmerz mit traumabedingter defensiver Wut und Angst co-encodiert und die Ursache komplexer psychogener Schmerzen. Der Autor bietet eine Möglichkeit, die schmerzhaften Zustände des traumatisch encodierten Momentes mittels Havening zu behandeln.

Karen, R. (1998). *Becoming attached: First relationships and how they shape our capacity to love.* New York, NY: Oxford University Press.

Bindung gibt einer Erfahrung Bedeutung. Besteht keine Bindung, ist man von einer Erfahrung losgelöst, wodurch der Ausdruck von Emotionen und Traumatisierung vermieden wird. Wie entsteht Bindung und was kann dabei missglücken? Karens Buch ist für das Verständnis dieses Prozesses entscheidend.

Karen nimmt uns auf eine psychohistorische Reise mit: Sie reicht von den Anfängen der Bindungstheorie bis zu ihrer derzeitigen Ausformung. Der Autor bespricht Bowlbys und Ainsworths Arbeiten, die sich mit der Mutter-Kind-Beziehung befassen. Sein Buch führt den Leser zu den ersten Diskussionen über den Umgang mit kranken Kindern (meistens durch Isolation) bis zu den aktuellen Sichtweisen der wichtigen Rolle elterlicher Einbindung. Die Erfahrung in jungen Jahren verlassen worden zu sein, steckt häufig im Kern vieler psychischer Störungen, die sich im Erwachsenenalter manifestieren. Karen beschreibt die Schwierigkeiten, die Kinder erleben, wenn sie keinerlei Bindung entwickeln können, die ihnen ein Gefühl von Sicherheit gäbe. Der Autor hat historische und wissenschaftliche Entdeckungen zusammengetragen, die uns von der Wahrheit überzeugt haben, gemäß einem Zitat von Wordsworth: „Das Kind ist der Vater des Mannes.“ Hierin können wir Hinweise zur Ursache erkennen, warum ein Menschen gegenüber Traumatisierung empfänglich sein kann.

Dieses Buch ist angenehm zu lesen. Die hervorragende Organisation des Materials macht es zu einem ganz eigenen Führer durch eine Fülle an Material.

Stratheaern, L., Jian, L., Fongay, P. & Montague, P. R. (2008). What's in a smile? Maternal responses to infant facial cues. *Pediatrics, 122,* 40–51.

Die entscheidenden dopaminassoziierten Belohnungsareale des Gehirns wurden aktiviert, wenn Mütter das Gesicht ihres eigenen Kindes sahen im Vergleich zu einem unbekannten Kindergesicht. Diese beinhalten

1. das ventrale Tegmentum/Substantia nigra (Belohnungsareale des Gehirns),
2. das Striatum,
3. Areale des Frontallappens, die mit Emotionsverarbeitung zu tun haben (medialer Präfrontallappen, anteriorer Gyrus cinguli und Inselcortex),
4. Kognition (dorsolateraler Präfrontalcortex) sowie
5. motorisch-behaviorale Outputs (Motivation in Aktionsarealen des Gehirns).

Fröhliche (nicht aber neutrale oder gar traurige) Kindergesichter aktivieren über dopaminerge Neuronen miteinander verbundene nigrostratiale Hirnregionen, einschließlich Substantia nigra und dorsalem Putamen. Diese Daten bestätigen die belohnende und motivierende Wirkung eines Kinderlächelns.

Field, T. (2002). Infants' need for touch. *Hum. Dev., 45,* 100–103.

Signifikante Auswirkungen von Berührung auf das Wachstum, die Entwicklung und das emotionale Wohlbefinden können durch Extremfälle klar belegt werden. Solche Fälle konnte man in rumänischen Waisenhäusern sehen, in denen Kinder mit Berührungsdeprivation nur die Hälfte der zu erwartenden Körpergröße erreichten. Aufgrund des Mangels an körperlicher

Stimulierung war die kognitive und emotionale Entwicklung dieser Kinder ebenfalls beträchtlich zurückgeblieben. Andererseits kann die Anwendung von Massagetherapie das Wachstum von Frühgeborenen verbessern. Sie fördert Gewichtszunahme und Entwicklung. Bei normal entwickelten Kindern verbessert sie das Einschlafen, vermindert die Reizbarkeit und steigert die Leistungsfähigkeit (siehe auch *Trauma touch therapy*, www.csha.net).

Chemtob, C. M., Nomura, Y. & Abramovitz, R. A. (2008). Impact of conjoined exposure to the World Trade Center attacks and to other traumatic events on the behavioral problems of preschool children. *Arch. Pediatr. Adolesc. Med., 162,* 126–133.

Vorschulkinder, die Zeugen des Angriffs auf das World Trade Center am 11. September waren oder die Opfer dieser Katastrophe gesehen hatten, unterlagen einem hohen Risiko, bleibende emotionale und behaviorale Probleme zu manifestieren, jedoch nur, wenn sie zuvor furchtauslösende Erfahrungen gemacht hatten. Die Autoren folgern, dass die additive Wirkung einer Traumaexposition mit der Kindling-Hypothese übereinstimmt. Sie empfehlen eine intensivere mobile Betreuung traumaexponierter Vorschulkinder.

Kapitel 7: Auflösung einer Traumatisierung

Monfils, M.-H., Cowansage, K. K., Klann, E. & LeDoux, J. E. (2009). Extinction-reconsolidation boundaries: Key to persistent attenuation of fear memories. *Science, 324,* 951–955.

Im Laborversuch wurden zwei Paradigmen angewendet (eine Blockade der Rekonsolidierung und ihre Hemmung), um erworbene Angst zu vermindern. Leider ist die klinische Wirksamkeit aus zwei Gründen unzureichend: Zur Rekonsolidierungsblockade bedarf es potenziell toxischer Arzneimittel und die Hemmung ist nicht von Dauer. Innerhalb des Rekonsolidierungsfensters kam bei diesem Versuch das Extinktionstraining (die rasche Wiederholung des CS ohne UFS) zum Einsatz (nachdem also eine Erinnerung mittels eines isolierten Abrufversuches instabil gemacht wurde). Dieses Verfahren schwächte die Angsterinnerung in einer Art und Weise, die komplett anders war als beim normalen Extinktionstraining. Monfils Artikel stimmt mit der im vorliegenden Buch vertretenen Hypothese überein.

Levine, P. (1997). *Waking the tiger. Healing trauma.* Berkeley, CA: North Atlantic Books [Levine, P. (1999). *Trauma-Heilung: Das Erwachen des Tigers. Unsere Fähigkeit, traumatische Erfahrung zu transformieren.* Essen: Synthesis.].

Levine ist der Ansicht, dass traumatische Erinnerungen nicht durch das Ereignis allein ausgelöst werden, sondern eine Folge des eingefrorenen Energiestaus sind, der weder aufgelöst noch entladen werden konnte. Aus seiner

Sicht muss ein traumatisierter Mensch die gesamte Energie, die er mobilisiert hat, entladen, um mit der Bedrohung fertig zu werden, da er sonst Opfer des Traumas wird. Wie dies erreicht werden kann, wird hier beschrieben. Levine belegt, in welcher Weise seine Methode (somatic experiencing®) verwendet werden kann, um eine Traumatisierung zu behandeln.

Ogden, P., Minton, K. & Pain, C. (2006). *Trauma and the body: A sensorimotor approach to psychotherapy.* New York, NY: W. W. Norton & Co. [Ogden, P., Minton, K. & Pain, C. (2010). *Trauma und Körper. Ein sensumotorisch orientierter psychotherapeutischer Ansatz.* Paderborn: Junfermann.]
Ein Trauma bleibt nicht nur im Geist, sondern auch im Körper verhaftet. Ogden und seine Mitarbeiter zeigen auf, dass eine traumatische Erinnerung bereits durch die Nutzung von Körperempfindungen aktiviert werden kann. Die zentrale These dieses Buches lautet: Durch das Aufspüren körperzentrierter Erfahrungen zu einem Trauma können wir angstfrei unseren Geist erforschen und ihn von den scheinbar dauerhaft encodierten Momenten befreien. Das Buch ist gut durchdacht und strukturiert, es bietet sich als weiteres Instrument für Therapeuten jeglicher Ausrichtung an.

Baddeley, A. (1998). Recent developments in working memory. *Curr. Opin. Neurobiol., 8,* 234–238.
Das Baddeley-und-Hitch-Modell geht von einem Aufmerksamkeitskontrollsystem, also einer zentralen Exekutive, aus, die mit zwei untergeordneten Systemen zusammenarbeitet: der phonologischen Schleife und dem visuell-räumlichen Skizzenblock. Studien zu funktioneller Bildgebung weisen darauf hin, dass die Encodierung in der linken und das Abrufen in der rechten Hirnhälfte geschieht. Zur Erinnerung: die rechte Amygdala spielt bei Traumatisierung eine Rolle. Dieser Artikel stellt die Grundlage für die Ablenkungsprozesse dar, die verwendet werden, um auf das Arbeitsgedächtnis verstörend zu wirken. Hieraus abgeleitet müssen wir die Aufmerksamkeit umlenken und die visuellen wie auditiven Queues auflösen, die mit einem traumatischen Ereignis einhergehen.
Es ergibt sich die Frage, ob die gesamte Information, die in das Arbeitsgedächtnis eingebracht wird, auch der bewussten Wahrnehmung zur Verfügung steht. Das in diesem Buch beschriebene Modell geht davon aus, dass das Abrufen unterbewusster Reize auf dem Weg in die Amygdala in das Arbeitsgedächtnis eindringt, aber ohne dabei ins Bewusstsein zu geraten. Die Information aktiviert dennoch die Glutamatleitbahnen in der Amygdala, die an andere Bestandteile gebunden sind. Siehe auch *working memory* in Wikipedia (http://en.wikipedia.org/wiki/working_memory; deutsch: Arbeitsgedächtnis: http://de.wikipedia.org/wiki/Arbeitsged%C3%A4cht nis [20.06.2012]), hier werden Lokalisierung, ausführende Funktion sowie andere Details beschrieben.

Aston-Jones, G., Akaoka, H., Charlety, P. & Chouvet, G. (1991). Serotonin

selectively attenuates glutamate-evoked activation of noradrenergic locus coeruleus neurons. *J. Neurosci., 11,* 760–769.
Der Kern des Locus caeruleus enthält eine dichte Innervierung serotonerger Fasern. Durch Einwirkung auf GABA-freisetzende Neuronen scheinen Serotonin- (5HT2A) Rezeptoren die exzitatorischen Neuronen selektiv zu hemmen. Serotonin blockiert daher jene Neuronen, die durch Glutamat über freigesetztes Norepinephrin aktiviert werden.

Lake, D. (2008). *Acceptance tapping – A powerful EFT treatment for severe compulsive disorders and bulimia.* Verfügbar unter www.eftuniverse.com.
Dieser Artikel beschreibt die Anwendung des Selbstklopfens während der Aktivierung einer zwanghaften Handlung. Wir würden dies als Selbst-Havening bezeichnen. Das zu Grunde liegende Konzept sieht vor, dass man das Gehirn die Havening-Erfahrung immer dann machen lässt, wenn der Handlungszwang gegenwärtig ist. Es wird behauptet, dass der Trieb im Lauf der Zeit ausgelöscht wird. Wie beim Suchtverhalten, bei dem sich die Abstinenz gegen eine bestimmte Substanz auf die Sucht nach einer anderen Substanz verschieben kann, können Zwangshandlungen auch auf andere Handlungen verschoben werden. Die Lösung liegt in der Herunterregulierung des Gehirns, wodurch alle zwanghaften Handlungen eingestellt werden. Sofern der Stress, der dieses Verhalten motiviert, eine Folge von Trauma ist, kann sich ein Havening der Traumatisierung positiv auswirken.

Spoont, M. (1992). Modulatory role of serotonin in neural information processing: Implications for human psychopathology. *Psychol. Bull., 112,* 330–350.
Dieser Artikel erläutert die Anatomie und Physiologie des menschlichen Serotoninsystems und untersucht die Rolle von Serotonin als Modulierer der Dopaminwirkung. Im Falle der Amygdala gilt der gleiche Parameter für die Wechselwirkung von Serotonin, Norepinephrin und Dopamin. Im appetitiven System baut Serotonin das dopamingetriebene Nahrungssuchverhalten ab. Um es zu unterbinden, ist kein Lernprozess vonnöten, lediglich eine Erhöhung des Serotoninspiegels, die durch den Konsum von Nahrungsmitteln erreicht wird. Im aversiven System vermindern erhöhte Serotoninspiegel Salienz und Vigilanz.

Field, T., Hernandez-Reif, M., Diego, M., Schanberg, S. & Kuhn, C. (2005). Cortisol decreases and serotonin and dopamine increase following massage therapy. *Int. J. Neurosci., 115,* 1397–1413.

Field, T., Diego, M. & Hernandez-Reif, M. (2005). Massage therapy research. *Dev. Rev., 27,* 75–89.
Bisher wurde belegt, dass eine Stimulierung der Druckrezeptoren unter der Haut bei Depressionspatienten den Tonus des Vagusnervs erhöht, die Herzfrequenz vermindert und eine Veränderung der Stimme und des Gesichtsausdrucks bewirkt. Eine Stimulierung des Vagusnerven hilft nach-

weislich bei Depressionen und der Vorbeugung epileptischer Anfälle. Die Serotonin- und Dopaminspiegel sind während der Massage erhöht, der Cortisolspiegel hingegen ist vermindert.

Kapitel 8: Havening

Dietrich, A. M., Baranowsky, A. B., Devich-Navarro, M., Gentry, J. E., Harris, J. & Figley, C. R. (2000). A review of alternative approaches to the treatment of post-traumatic sequelae. *Traumatology, 6,* 251–271.

Dieser Artikel ist ein Meilenstein, auch wenn er manchmal kritisiert worden ist. Er stellt verschiedene alternative Ansätze zur Behandlung der PTBS dar und vergleicht sie miteinander. Hier findet man die Trauma-Recovery-Institute-Methode (TRI-Methode), TIR (trauma incident reduction), visuelle/kinaesthetische Dissoziation sowie TFT (Thought Field Therapy). Sämtliche Methoden, außer TFT, wurden validiert. Die Autoren kommen zu dem Schluss, dass alternative Therapien einer eingehenden Prüfung unterzogen und jene verworfen werden sollten, die nicht in der Lage sind, die Standards zur Sicherheit und Wirksamkeit zu erfüllen.

Callahan, R. & Callahan, J. (2000). *Stop the nightmares of trauma*. Chapel Hill, NC: Professional Press. [siehe auch: Callahn, R. & Callahan, J. (2001). *Den Spuk beenden. Klopfakupressur bei posttraumatischem Stress*. Kirchzarten: VAK Verlag.]

Callahan, R. & Turbo, R. (2002). *Tapping the healer within. Using Thought Field Therapy. to instantly conquer your fears, anxieties and emotional distress*. New York, NY: McGraw-Hill.

Wenngleich CT-TFT sowohl hinsichtlich seiner theoretischen als auch methodischen Grundlage schwer kritisiert worden ist, funktioniert es doch. In seinem Buch *Thought Field Therapy* stellt Roger Callahan zutreffend fest, dass der größte Teil menschlichen Leids, zumindest in den Industrieländern, eine Folge emotionaler Traumatisierung ist. Laut Callahan ist das Gedankenfeld eine Energie, die erzeugt wird, wenn man an ein selbst erlebtes traumatisches Ereignis denkt. Sie ist aufgrund von Blockaden des Energieflusses entlang der Meridiane gestört. Diese Analyse baut auf den Annahmen der traditionellen chinesischen Medizin auf, die den Körper als energiedurchströmt betrachtet. Diese Energie fließt entlang von Leitbahnen, die Meridiane genannt werden.

Meridiane verfügen entlang ihrer Leitbahnen über sogenannte Akupunkturpunkte, in die TCM-Ärzte Nadeln stechen, um einen gesunden Energiefluss zu ermöglichen. Gedankenfeldtherapie besteht aus dem Bewusstmachen eines Ereignisses und dem Beklopfen bestimmter, aber unterschiedlicher Akupunkturpunkte, die vom gegebenen Problem abhängen. So eigentümlich es scheinen mag, die Methode ist bei der Linderung vieler Probleme höchst erfolgreich, sofern sie eine Folge von Traumatisierung sind (z.B. Phobien, PTBS, krankhafte Emotionen u.a.). Man muss Dr. Callahan zubilligen, dass er trotz der gehäuften Kritik an seinem Ansatz vielen Menschen beharrlich dabei geholfen hat, ohne Stressbelastung zu leben. Einer der wesentlichen Kritikpunkte an seiner Methode ist, dass sie einen kostspieligen Fortbildungskurs beinhaltet, Voice Technology genannt (siehe Pignotti, M., 2004. Callahan ist seiner Beweispflicht zu den Behauptungen der Thought Field Therapy bisher nicht nachgekommen. *J. Clin. Psychol., 61,* 251–255 und http://www.integrative-clearing.com.au/tft_ split.html [20.06.2012]).

Church, D. (2010). The treatment of combat trauma using EFT (Emotional Freedom Techniques): A pilot protocol. *Traumatology*, *16* (1), 55–65.
Hierbei handelt es sich um ein Pilotprogramm an elf Veteranen und deren Familienmitgliedern, bei denen PTBS diagnostiziert wurde und die kurzzeitig (fünf Tage) mit EFT behandelt wurden. EFT ist eine Expositionstherapie, die sanften sensorischen Input verwendet. Die 12-monatige Nachsorge zeigte, dass sieben Teilnehmer die Diagnosekriterien der PTBS nicht mehr erfüllten, was darauf hinweist, dass EFT nach einem Militäreinsatz eine wirksame Intervention sein kann.

Craig, G. www.eftuniverse.com.
Diese Website bietet eine kostenlose Möglichkeit, Gary Craigs Ansatz zur Behandlung psychischer Probleme herunterzuladen. Obwohl er die Heilwirkung des Tappings den Meridianen und Energiefeldern zuschreibt, basieren seine Vorstellungen auf einem anspruchsvollen klinischen Ansatz. Diese Website sollte jeder lesen, der diese Form der Therapie anwenden möchte. Craig betreibt auch einen kostenlosen Newsletter mit Tipps und Fallstudien, um jene zu unterstützen, die das praktizieren, was er Emotional Freedom Techniques (EFT) nennt. Dieses Modell unterscheidet sich von TFT in verschiedenen Punkten (siehe http://www.integrative-clearing.com.au/eft/eft_ and_tft.html [20.06.2012] bezüglich einer detaillierten Analyse). Bei EFT wird das Problem durch einen Anfangssatz aktiviert, der einen Bestandteil des Ereignisses beinhaltet, wonach eine Reihe von Klopfpunkten stimuliert wird.
Das in unserem Buch beschriebene theoretische Modell bietet allerdings keine Erklärung zu den Fallstudien, die in seinem Newsletter dargestellt wurden. Tatsächlich sind einige davon regelrecht frappierend.
Craig behauptet, wir sollten diesen Ansatz bei jedem Problem anwenden, dem wir gegenüberstehen, da wir nichts zu verlieren hätten und möglicherweise eine Heilung erzielten. Er warnt mittels eines Haftungsausschlusses davor, „nicht dort hinzugehen, wo wir nicht hingehören", womit er meint, dass die Behandlung schwer kranker Menschen in die Hände von Ärzten gehört.

Kim, J., Lee, S., Park, K., Hong, I., Song, B., Son, G., Park, H., Kim, W. R., Park, E., Choe, H. K., Kim, H., Lee, C., Sun, W., Kim, K., Shin, K. S. & Choi, S. (2007). Amygdala depotentiation and fear extinction. *Proceed. Nat. Acad. Sci., 104* (52): 20.955–20.960.
Dieser Artikel ist von entscheidender Bedeutung für das Verständnis der Wirkung von Havening auf encodierte Erinnerungen. Er belegt, dass das Anlegen niederfrequenter Impulse an die in-vitro-Präparation einer Ratten-Amygdala – in der die Ratte auf einen auditiven Stimulus konditioniert war – eine Depotenzierung der AMPA-Rezeptoren in der Thalamus-Amygdala-Leitbahn bewirkte. Diese Depotenzierung führte dazu, dass der AMPA-Rezeptor innerhalb des postsynaptischen Amygdala-Neurons internalisiert wurde und eine weitere nachgeschaltete Aktivierung verhinderte.

Kapitel 9: Eine kurze Einführung in die psychosensorischen Therapien

Fellows, D., Barnes, K. & Wilkinson, S. (2004). Aromatherapy and massage for symptom relief in patients with cancer. *Cochrane Database Syst. Rev., 2,* CD00287.
Die beständigste Wirkung als Folge von Massage oder Aromatherapie konnte bei Angst festgestellt werden. In vier Studien (207 Patienten), in denen ihr Grad gemessen wurde, zeigten die Patienten eine postinterventionelle Angstverminderung mit einem berichteten Nutzen von 19 bis 32 %.

Cottingham, J. T. (1985). *Healing through touch. A history and review of the physiological evidence*. Boulder, CO: Rolf Institute.
Der Begriff „somatische (körperliche) Techniken“ wird verwendet, um eine Palette an Techniken zu beschreiben, die Berührungen des Körpers beinhalten. Behandlung mittels Berührung geht auf eine mehr als 5.000 Jahre alte Geschichte zurück. Prähistorische Höhlenmalereien stellen das Auflegen von Händen bei Kranken und Verletzten dar. Das Buch richtet sich an den wissbegierigen Leser und interessierten Studenten, der die historische und auch Cottinghams Sicht zur theoretischen Grundlage dieser Therapien verstehen möchte.

Eden, D. & Feinstein, D. (1998). *Energy medicine*. New York, NY: Tarcher/The Penguin Group USA.
Donna Eden betrachtet die Welt in einer außergewöhnlichen Weise. Sie vermag die Energiefelder zu visualisieren, von denen die Menschen umgeben sind. Durch ihre Sinne geleitet führt sie Heilungen durch, die als übernatürlich betrachtet werden könnten. Für sie ist der Körper von sicht-

barer Energie durchflutet. Sie muss ungehindert fließen, damit er normal funktionieren kann. Das von ihr beschriebene Behandlungssystem ist in sich logisch aufgebaut, wenngleich es – außer für ein paar gleich gestimmte Menschen – für die meisten unter uns unsichtbar, unberührbar und unergründbar ist.

Eden beschreibt viele Ansätze, welche die Energie zum Zweck der Gesunderhaltung einschließlich der Atmung, Körperhaltung, Bewegung, Massage und der nichtberührenden Behandlung verändern. Die Ansätze beinhalten die Wechselwirkung verschiedener Energiesysteme innerhalb unseres Körpers. Zusammengefasst ist es ein Buch über subtile Energien, den Rhythmus, der auf unser Leben einwirkt (z.B. die Jahreszeiten) und zur Frage, wie wir unser Bewusstsein für diese Energien öffnen können. Donna Eden weiß aus tiefster Seele, dass alle Dinge im Universum miteinander verbunden sind.

Feinstein, D., Eden, D. & Craig, G. (2005). *The promise of energy psychology.* New York, NY: Jeremy P. Tarcher/The Penguin Group USA. [Feinstein, D., Eden, D. & Craig, C. (2007). *Klopf die Sorgen weg! Emotionale Befreiung durch EFT und Energetische Psychologie*. Hamburg: rororo.]

Dieses Buch macht in phänomenaler Weise das derzeitige Denken im Bereich der Energiepsychologie für jene deutlich, die das östliche Modell wertschätzen und sich damit wohlfühlen.

Association for Comprehensive Energy Psychology (ACEP). www.Energy-Psych.org.

ACEP ist eine internationale gemeinnützige Organisation zugelassener Angehöriger der psychischen/psychiatrischen Heilberufe und Anwender energetischer Heilverfahren. Die Institution hat sich der Entwicklung und Anwendung von Energiepsychologiemethoden zur Behandlung von Patienten verschrieben, die unter emotionalen Herausforderungen leiden wie Süchten, Zwängen, Ängsten, Depressionen, einschränkenden Glaubenssätzen, Persönlichkeitsstörungen, Phobien, Stress und Traumata. Energiepsychologische Interventionen richten sich an die schwingende Matrix des Menschen und seine drei wichtigsten interagierenden Systeme:

- Energieleitbahnen: Meridiane und damit verbundene Akupunkturpunkte
- Energiezentren: Chakren
- Energiesystem: das menschliche Biofeld, das den Körper umhüllt

ACEP hat sich zum Ziel gesetzt, Glaubhaftigkeit und Wirksamkeit der Energiepsychologie durch Zertifizierungsprogramme, Lehrtätigkeit, Ethik, humanitäre Hilfe und Forschungsarbeiten zu etablieren.

Internationale Zielsetzung von ACEP: Die ACEP-Mitglieder kommen aus mehr als 50 Ländern der Welt, einschließlich der westlichen Hemisphäre, Europa, Afrika, Nahost, Australien und den pazifischen Inseln. 2008 waren 22 Länder auf der internationalen Jahreskonferenz in Albuquerque, New Mexico, vertreten.

Das ACEP-Zertifizierungsprogramm: ACEP sponsert ein zweigleisiges Zertifizierungsprogramm, das sich an Mitglieder der Heilberufe richtet, um deren Glaubhaftigkeit zu verbessern, ihre Fähigkeiten in Energiepsychologie zu optimieren und ihr maximales Potenzial auszuschöpfen. Die beiden Bereiche sind:

- ➢ DCEP (Diplomat, Comprehensive Energy Psychology) für approbierte Angehörige der psychotherapeutischen/psychiatrischen Heilberufe oder einem internationalen Äquivalent.
- ➢ CEHP (Certified Energy Health Practitioner) für Behandler in energetischer Gesundheit und nichtapprobierte Angehörige der psychotherapeutischen/psychiatrischen Heilberufe sowie Angehörige aus dem universitären Umfeld. Die Anwärter müssen unter Leitung eines ACEP-Zertifizierungsberaters von zu Hause aus Online-Lernmodule absolvieren, an Workshops teilnehmen, die fachliche und ethische Kompetenzen fokussieren, und natürlich auch therapeutische Fähigkeiten nachweisen.

Die Organisation veranstaltet Konferenzen und bietet dem interessierten Teilnehmer den Kontakt zu Anbietern verschiedener Systeme und Techniken zur Veränderung dieser Energiefelder. Ich habe zwei Konferenzen besucht und fand, dass die Anwesenden offen dafür waren, die Ansichten aus der traditionellen chinesischen Medizin zu diskutieren.

Benson, H. (1976). *The relaxation response*. New York, NY: HarperTorch.

Dieses Buch stellt einen Meilenstein dar, der die Wirkungen von Entspannungstechniken auf verschiedene physiologische Parameter beschreibt. Eine aktuelle Übersicht dieses Forschungsbereiches ist unter www.RelaxationResponse.org zu finden.

Anhang J:
Glossar

Ablenkung: Die Anwendung kognitiver, visueller und auditiver Inputs, um den gegenwärtigen Inhalt aus dem Arbeitsgedächtnis zu verdrängen.

Abspeicherung: Der Prozess, durch den ein Ereignisbestandteil im Gehirn konsolidiert wird, so dass ein späteres Abrufen möglich ist.

Afferenzen: Axone, die aus einem Hirnbereich kommend in einen anderen hineinlaufen. Siehe *Efferenzen*.

AMPA-Rezeptor: Eine Art von Glutamatrezeptor, der im Gedächtnis und beim Lernprozess eine Rolle spielt. Siehe http://en.Wikipedia.org/wiki/Gluatamate_Receptor, deutsch: http://de.wikipedia.org/wiki/Glutamatrezeptor [20.06.2012].

Amygdala: Eine paarig angelegte Gruppe an Kernen in den temporalen Lappen des Gehirns; sie beeinflussen verschiedene Aspekte des Gedächtnisses (z. B. Abspeicherung, Wiederabruf und Assoziationen), insbesondere jenen Teil, der bei emotionalen Zuständen eine Rolle spielt.

Angst: Ein Motivationszustand, der durch bestimmte spezifische Reize angeregt wird. Er erzeugt eine koordinierte physiologische Reaktion, um mit einer wahrgenommenen Bedrohung umgehen zu können. Angst führt in der Regel zu Erstarrung, Flucht oder Verteidigungsverhalten.

Angstkonditionierung: Ein Vorgang, bei dem ein neutraler Reiz mit einem unkonditionierten Angstreiz gekoppelt wird. Nach wiederholten Koppelungen führt das Präsentieren des neutralen Reizes zu einer Angstreaktion.

Arbeitsgedächtnis: Ein Areal im Frontalcortex, das Gedanken und Ideen festhält. Es erlaubt, sie zu handhaben und sich nach ihnen zu richten.

Bewusst: Information, die wir wissentlich wahrnehmen.

BLC: Der basolaterale Komplex (BLC) der Amygdala. Es ist nicht der Ort des Gedächtnisses selbst, sondern die Stelle, an der affektive Erinnerungen vermittelt werden. Er besteht aus dem lateralen Kern, dem basolateralen Kern (BLA) und dem akzessorischen Basalkern, dessen Efferenzen den zentralen Kern sowie andere Hirnareale, einschließlich des Hippocampus und des medialen Präfrontalcortex, aktivieren.

Cortisol: Ein Hormon, das durch die Nebenniere ausgeschüttet wird. Es beeinflusst das Immunsystem, die Körperelektrolyte, den Glukosespiegel und die Fähigkeit zum Lernen und Erinnern. Dabei unterliegt es einer tageszeitlichen Schwankung; seine Spitzenwerte werden etwa um 6.00 Uhr morgens erreicht, die niedrigsten Werte liegen bei 16.00 Uhr. Cortisol scheint für die traumatische Encodierung emotionaler Ereignisse notwendig zu sein.

Defensive Wut: Eine Reaktion auf Angst, wenn Kampf oder Flucht keine Option darstellt. Sie beinhaltet das Zusammenbeißen der Zähne, eine angespannte Nackenmuskulatur, aufgeblähte Nasenflügel, erweiterte Pupillen und einen gekrümmten Rücken.

Deklaratives Gedächtnis: Jenes Wissen, zu dem wir einen bewussten Zugang haben, wie z. B. zu Ereignissen aus unserem Leben und Fakten, die wir durch Lernen erworben haben.

Depotenzierung: Das Entfernen des Rezeptors (nach Aktivierung) durch Abrufen einer Erinnerung. Bei aktivierten Glutamatrezeptoren wird dies durch niederfrequente elektrische Stimulierung (1 bis 5 Hz) erreicht.

Dissoziation: Der Prozess, durch den ein Bestandteil einer Erinnerung in einer Weise abgespeichert wird, die verhindert, dass man bewusst einen Zugang zu ihr finden kann.

Dopamin: Eine Substanz, die durch Efferenzen aus dem ventral-tegmentären Areal übermittelt wird. Sie beeinflusst Salienz und Vigilanz, motiviert und treibt motorische Reaktionen an.

Dorsales Striatum: Infrakortikale Elemente, die den Nucleus caudatus, das Putamen und das Zwischenhirn umfassen.

Dysregulierung: Ein medizinischer Begriff für nicht funktionierende Regulierung eines homöostatischen Prozesses, die zu Krankheit führt.

Efferenzen: Axone, die ein Hirnareal verlassen, um sich mit einem anderen Areal zu verbinden. Siehe *Afferenzen*.

EFT: Emotional Freedom Techniques (Techniken emotionaler Befreiung, siehe www.eftuniverse.com). Eine psychosensorische Therapieform, die bei einer breiten Palette an Störungen anwendbar ist. Sie beinhaltet die Exposition eines psychischen oder körperlichen Problems, ihr folgt sanfte sensorische Stimulierung.

Empfindung: Aktivierung eines Rezeptororgans durch einen Reiz, der auch Gedanken miteinbezieht. Sie wird in eine gewöhnliche elektrochemische Sprache umgewandelt und weitergeleitet.

Encodierung: Der Prozess der Konsolidierung einer Erinnerung im Gehirn und all der Erlebnisse, die mit einem bestimmten Ereignis in Zusammenhang stehen.

Erstarrung: Ein Zustand der Angst, der das Individuum reglos macht. Ähnlich der Vigilanz ermöglicht er eine Einschätzung der Situation und Fokussierung.

Erstarrungslösung: Nachdem es von einem Raubtier verfolgt und erfasst worden ist, reagiert ein Tier manchmal mit der Erschlaffung seines Körpers. Dieser Moment ahmt den Todeszustand nach. Wenn das Tier überlebt, beginnt es in einigen Fällen in einer Weise zu zittern, die eher einem

Weglaufen entspricht. Peter Levine ist der Meinung, dass es sich dabei um die darin enthaltende Erinnerung an Flucht handelt und die entladen werden muss, um Traumatisierungen zu behandeln.

Extrasensorische Reaktion: Eine unfreiwillige, fest verschaltete oder erlernte Reaktion auf sensorischen Input, die für das Individuum von Bedeutung ist.

Fest verschaltet: Eine Reaktion, die nicht gelernt werden muss. Unter entsprechenden Bedingungen aktivieren fest verschaltete Reaktionsmuster Systeme, die für das Überleben entscheidend sind.

GABA: γ-Aminobuttersäure. Diese neurobiochemische Substanz hemmt andere Neuronen. Sie ist ein Gegenspieler des Glutamats.

Gamut-Verfahren: Verschiedene kognitive, auditive und körperliche Eingriffe, z.B. Klopfen, ein Lied summen, Zählen und Augenbewegungen; all dies soll die aktuellen Inhalte aus dem Arbeitsgedächtnis verdrängen.

Glutamat: Eine exzitatorische neurobiochemische Substanz. Es wird angenommen, dass sich die Auflösung (Depotenzierung) eines aktivierten AMPA-Rezeptors während EMDR (eye movement desensitization and reprocessing) sowie beim Havening ereignet.

Havening-Berührung: Eine Berührung, welche die Amplitude der niederfrequenten elektrischen Deltawelle erhöht. Es ist eine feste, jedoch sanfte Berührung, die fest verschaltet ist. Sie führt zur Beruhigung und vermittelt das Gefühl von Sicherheit.

Havening-Therapie: Eine Therapieform, deren Ziel es ist, die encodierte Beziehung zwischen dem emotionalen und kognitiven Teil einer traumatischen Erinnerung aufzulösen. Um zu therapieren, ist eine Aktivierung des BLC notwendig. Dies geschieht über einen „felt sense" („Bauchgefühl", gefühlte Wahrnehmung) oder bewusstes Denken, denen Havening-Berührungen, Augenbewegungen, Beklopfen und Ablenkung folgen.

Hippocampus: Ein benachbarter Bereich der Amygdala, der kontextuelle und andere kortikale Information verarbeitet und für die Abspeicherung wie auch das Abrufen deklarativer Erinnerungen entscheidend ist.

Homöostase: Dieser Begriff bezieht sich auf den Prozess, der das Gehirn auf die elektrische und neurobiochemische Landschaft eines zuvor bestimmten Niveaus zurückbringt.

Homöostatic: Betrifft die neurochemischen Ausgangswerte, auf die der Körper sich nach Einwirkung eines Stressors wieder einpendelt.

Kampf oder Flucht: Ein Angstmoment, der im Fall einer Bedrohung (z.B. durch ein Raubtier) zu erhöhten Dopamin-, Norepinephrin-, Cortisol- und Epinephrinspiegeln führt. Dies geht mit gesteigerten physiologischen Prozessen einher (z.B. vergrößerter Muskelstärke, erhöhtem Sauerstoffverbrauch), welche die Aufgabe haben, die Überlebenswahrscheinlichkeit zu erhöhen.

Kindling: Die Sensibilisierung des Gehirns durch frühere Erfahrungen, wodurch es gegenüber Traumatisierung empfänglicher wird. In der Neurologie definiert sich Kindling als eine Erniedrigung der Anfallsschwelle.

Komplexer Inhalt: Eine Kombination aus unimodalem sensorischem Input und anderen dazugehörenden Aspekten eines Ereignisses; dies kann Farbe, Größe, Geschwindigkeit, viszerale Empfindungen und Schmerz betreffen.

Konditionierte Reaktion: Die erlernte Reaktion auf einen neutralen Stimulus, wenn dieser an einen unkonditionierten Reiz gekoppelt ist.

Kontext: Die Umgebung, die mit dem Ereignis als solchem nichts zu tun hat, z. B. der Ort, an dem sich das Ereignis zuträgt.

Landschaft: Die Spiegel neurobiochemischer Substanzen im Gehirn, die sich infolge von Wechselwirkungen zwischen Inhärentem und Umweltbedingtem sowie zwischen Vergangenem und Gegenwärtigem bilden.

Limbisches System: Eine Gruppe miteinander verbundener Hirnstrukturen, deren Funktion es ist, unsere Überlebenswahrscheinlichkeit zu erhöhen. Motivation, Emotion und das Lernen werden hier moduliert.

Locus caeruleus: Im Hirnstamm lokalisiert, ist dieses Areal der Ursprung der Norepinephrinefferenzen.

Mammillarkörper: Am Ende des Fornix cerebri (Hirngewölbe) lokalisiert, sendet er Signale an den anterioren und dorsomedialen Kern im Thalamus. Er spielt eine Rolle bei der Verarbeitung des Erkennungsgedächtnisses.

Neuromodulatoren: Substanzen, die einen Steady-State (Gleichgewichtszustand) neuronaler Aktivität bewirken.

Neurotransmitter: Substanzen, wie z. B. Glutamat, die als Folge eines Reizes freigesetzt werden.

Nichtdeklaratives Gedächtnis: Gedächtnis, das Fähigkeiten, Gewohnheiten, konditionierte Reflexe und emotionale Assoziationen umfasst. Es wird auch als prozedurales Gedächtnis bezeichnet. Erinnerungen, die hier abgespeichert sind, können nicht in einer Erzählform wiedergegeben werden.

Norepinephrin: Wird durch Efferenzen aus dem Locus caeruleus übermittelt. Diese neurobiochemische Substanz beeinflusst nahezu die gesamten kortikalen und subkortikalen Strukturen und besitzt damit weitreichende physiologische und psychologische Funktionen.

Nucleus accumbens: Ein Areal des Gehirns, das eine Rolle beim Motivationsverhalten und bei motorischer Aktion spielt.

Panik: Ein extrem aufgeregter Geistes- und Körperzustand, der nicht der bewussten Kontrolle unterliegt.

Panikattacke: Eine grundlose Aktivierung des Gehirns, die zu extremer Angstreaktion führt.

Parasympathisches Nervensystem: Einer der Koordinatoren unseres Körpers. Es beeinflusst die Verdauung, den Blutdruck, die Herzfrequenz usw. Parasympathikus und Sympathikus wirken in der Regel in gegensätzliche Richtungen, was eine Modulierung der Körperfunktionen ermöglicht.

Phobie: Eine unangemessene Angstreaktion, die durch Assoziation eines unkonditionierten Angstreizes zusammen mit einem weiteren Reiz erzeugt wird.

Phonologische Schleife: Der Teil des Arbeitsgedächtnisses, der verbale Information bereithält.

Physikalismus: Der Glaube, dass körperliche Symptome eine physische Ursache haben.

Potenzierung: Sie bezieht sich auf die Erhöhung des Umfangs einer glutamatgetriebenen postsynaptischen Reaktion.

Präfrontalcortex: Der frontale Teil des Gehirns, der für die Bewertung und Beurteilung genutzt wird. Er ist eng mit dem emotionalen System einschließlich der Amygdala verbunden und besteht aus mehreren Unterbestandteilen, die unterschiedliche Funktionen vollbringen.
Siehe http://en.Wikipedia.org/wiki/Prefrontal_cortex, deutsch:
http://de.wikipedia.org/wiki/Pr%C3%A4frontaler_Cortex [20.06.2012].

Prozedurales Gedächtnis: Die früheste Form des Gedächtnisses. Es unterstützt uns dabei, Nahrung in unseren Mund aufzunehmen und laufen zu lernen. Auch beim emotionalen Lernen spielt es eine Rolle.

Psychopharmakotherapie: Die Anwendung von Arzneimitteln, um dysfunktionales Verhalten, die Gemütslage und das Denken zu verändern.

Psychosensorische Therapie: Die Anwendung eines sensorischen Inputs auf einen aktivierten oder ruhigen Geist zur Veränderung der Hirnfunktion. Psychosensorische Reize können das Gehirn vorübergehend oder nachhaltig verändern.

Psychosozial: Aspekte der Bindung, die mit Kultur und Gesellschaft zu tun haben, z. B. das Gefühl der Zugehörigkeit, der Akzeptanz und der Wertschätzung.

Psychotherapie: Die Behandlung einer geistigen oder emotionalen Störung und der damit in Zusammenhang stehenden körperlichen Leiden durch psychologische Maßnahmen.

Reaktive Emotionen: z. B. Angst und defensive Wut. Es sind fest verschaltete angeborene Emotionen, die durch bedrohliche Reize erzeugt werden.

Reflektierte Emotionen: z. B. Gefühle der Rache, Schuld oder des Hasses. Diese benötigen die Einschätzung unserer äußeren Umstände.

Reiz: Ein Ereignis, das eine sensorische Reaktion auslöst.

Resilienz: Die Fähigkeit eines Körpers, den ursprünglichen Zustand wiederherzustellen, nachdem ein Stressor diesen verändert hat.

Routinemäßige Emotionen: z. B. Glücksgefühle und Trauer. Sie entstehen als natürliche Folge unserer Begleitumstände.

Salienz: Ein Zustand, bei dem ein Objekt zu einem bestimmten Zeitpunkt große Bedeutung erhält.

Schlaffheit: Ein Zustand (skelett-)muskulärer Inaktivität. Ein Beispiel dafür ist, in Ohnmacht zu fallen wegen eines starken emotionalen Reizes.

Serotonin: Eine neurobiochemische Substanz, die durch Efferenzen aus den Raphe-Kernen des Hirnstammes weitergeleitet wird und sich auf bestimmte Areale verteilt, vor allem den Frontalcortex, die Amygdala, den Hippocampus, dem Locus caeruleus und dem Nucleus accumbens. Es wird angenommen, dass es die Freisetzung von GABA in der Amygdala bewirkt und eine niederfrequente Welle erzeugt.

Somatic Experiencing®: Eine therapeutische Intervention, die physiologische Erregung umfasst. Ihr folgt eine imaginierte Flucht an einen sicheren Ort.

Somatisierung: Die Encodierung eines somatosensorischen oder viszeralen Bestandteiles eines traumatisierenden Ereignisses, das erlebt wird, nachdem der traumatische Augenblick vorbei ist.

Somatosensorisch: im Körper empfunden.

Spiegelneuronen: Eine Neuronenart, die sowohl beim Beobachten als auch beim Erleben einer Reaktion oder Emotion aktiv ist.

Stimulus: *siehe* Reiz (pl. Stimuli)

Stress: Eine Veränderung unserer inneren oder äußeren Umwelt, welche die Homöostase beeinträchtigt.

SUD-Bewertung: Subjective unit of distress (SUD). Ein durch den Patienten eingeschätztes Gefühl des eigenen Belastungsgrads. Eine 11-Punkteskala von 0 bis 10, bei der 0 für keinerlei Stressbelastung und 10 für extreme Belastung steht.

TFT: Thought Field Therapy (siehe www.tftrx.com). Eine psychosensorische Therapie, die von Dr. Roger Callahan entwickelt wurde. Ähnlich wie bei Havening, EFT und EMDR handelt es sich hierbei um eine Expositionstherapie mit sanfter sensorischer Stimulierung mittels Berührung und anderen Handlungen.

Thalamus: Das Postamt des Gehirns, aus dem sensorischer Input in andere Teile des Gehirns befördert wird, in denen interpretiert und Wahrnehmung erzeugt wird.

Thanatose: Schreckstarre, Schlaffheit, Sich-tot-Stellen. Ein Zustand, bei dem sensorischer Input blockiert ist, so dass dieser nicht ins Bewusstsein dringt.

Traditionelle chinesische Medizin: Die Anwendung von Heilpflanzen, bestimmter Ernährung, Akupunktur und Meditation, damit der Körper gesunden kann.

Transduktion: Der Prozess der Umwandlung einer Signalart in eine andere.

Transduzierter Reiz: Die Folge der Transduktion. Sie entsteht durch Information, die in einem Reiz enthalten ist und in eine andere Form übergeführt wird.

Traumatische Erinnerung: Eine Erinnerung, die aus vier Bestandteilen zusammengesetzt ist: kognitiv, emotional, autonom und somatosensorisch. Diese Komponenten haben eine komplexe Beziehung untereinander. Der emotionale Bestandteil schweißt die Komponenten zusammen. Eine traumatische Erinnerung kann encodiert werden, wenn sich ein emotionales Ereignis mit der entsprechenden Bedeutung, Landschaft und wahrgenommenen Unentrinnbarkeit ereignet.

Traumatisiert: Als Traumatisierung encodiert.

Unentrinnbarer Stress: Ein Umstand, der nicht vermieden werden kann. Im Organismus wird eine adaptive Reaktion erzeugt, die maladaptiv werden kann.

Unimodaler Inhalt: Ein Objekt oder ein Gedanke in direkter Assoziation mit einem unkonditionierten Reiz, z.B. eine Pistole.

Unkonditionierter Angstreiz (UFS): Ein Reiz, der eine Angstreaktion erzeugt, die keinerlei Lernen benötigt, z.B. das Augenzwinkern, wenn ein Gegenstand unerwarteterweise in geringer Entfernung in das Sichtfeld auftaucht.

Unkonditionierte Reaktion: Eine automatische Reaktion auf einen unkonditionierten Reiz.

Unkonditionierter Reiz: Ein Muster, das ohne vorherigen Lernprozess eine Reaktion auslöst.

Unterbewusst: Mentale Inhalte, die durch interne oder externe Reize erzeugt werden. Sie werden nicht bewusst wahrgenommen, können jedoch körperliche Symptome stimulieren und den Erregungszustand beeinflussen.

Vasomotorisches System: Es steuert den Durchmesser der Blutgefäße und somit den Blutfluss. Erröten ist eine vasomotorische Reaktion, wenn die Blutgefäße im Gesicht dilatieren.

Vegetatives Nervensystem: Koordinator der Kampf- oder Flucht-Reaktion. Es beeinflusst jedes Organ, da die neurobiochemischen Substanzen (Epinephrin und Cortisol), die durch dieses System über die Nebenniere ausgeschüttet werden, in den Blutkreislauf gelangen.

Vigilanz: Ein gesteigerter Geistes- und Körperzustand, Aufmerksamkeit.

Visuell-räumlicher Skizzenblock: Teil des Arbeitsgedächtnisses, der zum Einsatz kommt, wenn raumbezogene (z.B. eine Entfernung abschätzen) oder visuelle (z.B. Münzen auf dem Tisch zählen) Aufgaben ausgeführt werden.

Zentrale Exekutive: Jener Bereich des Gehirns, der entscheidet, worauf wir uns konzentrieren.

Register

F

G

H

I

J

K

O

P

T

U